シリーズ編集
吉村長久 北野病院 病院長
後藤　浩 東京医科大学眼科学分野 教授
谷原秀信 熊本大学大学院生命科学研究部眼科学 教授

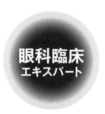
眼科臨床
エキスパート

画像診断から考える
病的近視診療

編集
大野京子
東京医科歯科大学眼科学 教授

前田直之
湖崎眼科 副院長

吉村長久
北野病院 病院長

医学書院

〈眼科臨床エキスパート〉
画像診断から考える病的近視診療

発　行　2017 年 4 月 1 日　第 1 版第 1 刷Ⓒ

シリーズ編集　吉村長久・後藤　浩・谷原秀信

編　集　大野京子・前田直之・吉村長久

発行者　株式会社　医学書院

　　　　代表取締役　金原　優

　　　　〒113-8719　東京都文京区本郷 1-28-23

　　　　電話　03-3817-5600(社内案内)

印刷・製本　三美印刷

本書の複製権・翻訳権・上映権・譲渡権・公衆送信権(送信可能化権を含む)
は株式会社医学書院が保有します.

ISBN978-4-260-03024-3

本書を無断で複製する行為(複写,スキャン,デジタルデータ化など)は,「私
的使用のための複製」など著作権法上の限られた例外を除き禁じられています.
大学,病院,診療所,企業などにおいて,業務上使用する目的(診療,研究活
動を含む)で上記の行為を行うことは,その使用範囲が内部的であっても,私的
使用には該当せず,違法です.また私的使用に該当する場合であっても,代行
業者等の第三者に依頼して上記の行為を行うことは違法となります.

JCOPY 〈出版者著作権管理機構　委託出版物〉
本書の無断複製は著作権法上での例外を除き禁じられています.
複製される場合は,そのつど事前に,出版者著作権管理機構
(電話 03-3513-6969, FAX 03-3513-6979, info@jcopy.or.jp)の
許諾を得てください.

執筆者一覧 （執筆順）

大野京子	東京医科歯科大学眼科学　教授
沖坂重邦	防衛医科大学校眼科学　名誉教授
川崎　良	山形大学大学院医学系研究科公衆衛生学講座　准教授
川崎有美子	山形大学大学院医学系研究科公衆衛生学講座
山城健児	大津赤十字病院　眼科部長
吉田武史	東京医科歯科大学眼科学　講師
森　隆三郎	日本大学医学部視覚科学系眼科学分野　診療准教授
森山無価	南城眼科　院長
金子祐一郎	東京医科歯科大学眼科学
植松　聡	大阪大学大学院医学系研究科脳神経感覚器外科学（眼科学）
生野恭司	医療法人恭青会いくの眼科　院長
石子智士	旭川医科大学医工連携総研講座　特任教授
三宅正裕	京都大学大学院医学研究科眼科学
笠原香織	東京医科歯科大学眼科学
大石明生	京都大学大学院医学研究科眼科学
篠原宏成	東京医科歯科大学眼科学
島田典明	赤羽しまだ眼科　院長
平形明人	杏林大学医学部眼科学　教授
井上　真	杏林アイセンター　教授
相原　一	東京大学大学院医学系研究科眼科学　教授
赤木忠道	京都大学大学院医学研究科眼科学　講師
辻川明孝	京都大学大学院医学研究科眼科学　教授
若倉雅登	井上眼科病院　名誉院長
横山　連	大阪市立総合医療センター　小児眼科部長
長岡奈都子	東京医科歯科大学眼科学
北澤世志博	神戸神奈川アイクリニック　診療部長
横井多恵	東京医科歯科大学眼科学

眼科臨床エキスパートシリーズ
刊行にあたって

　近年，眼科学の進歩には瞠目すべきものがあり，医用工学や基礎研究の発展に伴って，新しい検査機器や手術器具，薬剤が日進月歩の勢いで開発されている．眼科医は元来それぞれの専門領域を深く究める傾向にあるが，昨今の専門分化・多様化傾向は著しく，専門外の最新知識をアップデートするのは容易なことではない．一方で，quality of vision（QOV）の観点から眼科医療に寄せられる市民の期待や要望はかつてないほどの高まりをみせており，眼科医の総合的な臨床技能には高い水準が求められている．最善の診療を行うためには常に知識や技能をブラッシュアップし続けることが必要であり，巷間に溢れる情報の中から信頼に足る知識を効率的に得るツールが常に求められている．

　このような現状を踏まえ，我々は《眼科臨床エキスパート》という新シリーズを企画・刊行することになった．このシリーズの編集方針は，現在眼科診療の現場で知識・情報の更新が必要とされているテーマについて，その道のエキスパートが自らの経験・哲学とエビデンスに基づいた「新しいスタンダード」をわかりやすく解説し，明日からすぐに臨床の役に立つ書籍を目指すというものである．もちろんエビデンスは重要であるが，本シリーズで目指すのは，エビデンスを踏まえたエキスパートならではの臨床の知恵である．臨床家の多くが感じる日常診療の悩み・疑問へのヒントや，教科書やガイドラインには書ききれない現場でのノウハウがわかりやすく解説され，明日からすぐに臨床の役に立つ書籍シリーズを目指したい．

　各巻では，その道で超一流の診療・研究をされている先生をゲストエディターとしてお招きし，我々シリーズ編集者とともに企画編集にあたっていただいた．各巻冒頭に掲載するゲストエディターの総説は，当該テーマの「骨太な診療概論」として，エビデンスを踏まえた診療哲学を惜しみなく披露していただいている．また，企画趣旨からすると当然のことではあるが，本シリーズの執筆を担うのは第一線で活躍する"エキスパート"の先生方である．日々ご多忙ななか，快くご編集，ご執筆を引き受けていただいた先生方に御礼申し上げる次第である．

　本シリーズがエキスパートを目指す眼科医，眼科医療従事者にとって何らかの指針となり，目の前の患者さんのために役立てていただければ，シリーズ編者一同，これに勝る喜びはない．

2013 年 2 月

シリーズ編集者一同

序

　病的近視は近視の中で唯一矯正視力の低下（失明）の原因となる疾患である．岐阜県多治見市で行われた Tajimi study では，WHO の定義による失明の原因として，病的近視による黄斑変性は 20％を占め最多原因であった．

　病的近視による失明は眼底後極部の合併症により生じる．代表的なものが，近視性脈絡膜新生血管（近視性 CNV）などの近視性黄斑症，網膜分離・剥離などの近視性牽引黄斑症，緑内障・近視性視神経症である．最近，近視性 CNV に対する抗 VEGF 療法や，近視性牽引黄斑症に対する網膜硝子体手術など，治療法が適用されるようになってきたが，視機能が正常に回復することは難しく，また多くの萎縮性変化に至っては治療の手段すらない．したがって，病的近視患者を失明から救い，視機能を生涯良好に保つためにはこれらの合併病変を生じる前に予防治療を講じていく必要があろう．

　病的近視の診療を大きく進化させてきた原動力が画像診断の進歩である．本書では，まず第 1 章の総説において，画像研究を中心に病的近視研究の現状と診療の最前線につき，俯瞰的な概説を設けた．続いて第 2 章では，病的近視の病態について，豊富なヒト検体の所見に基づき沖坂名誉教授に解説していただいている．貴重な病理所見に基づく知見は画像診断が進歩してきた今，大きな示唆を与えてくれるはずである．さらに，病的近視の疫学と遺伝子について最新の知見が述べられている．学童近視は増加しているとされるが，それに伴い病的近視による失明は増えるのか？　それは現時点では不明であり，将来その答えが出るであろう．

　つぎに，第 3 章では近年進歩がめまぐるしい眼科画像診断について，病的近視眼における最新の画像所見が提示されている．技術が進歩することによって，これまで見えなかったものが見えるようになり，様々な新しい病態やメカニズムが明らかとなった．

　第 4 章では，合併病変の画像診断と治療について詳述されている．まず黄斑病変については，抗 VEGF 療法の応用により予後が改善された近視性 CNV を中心に，その鑑別診断として重要な単純型黄斑部出血について，また病的近視の線状病変として鑑別が難しい lacquer crack と myopic stretch line について詳細に解説されている．近視性牽引黄斑症，黄斑円孔網膜剥離に対する手術も最新の知見や手術手技について解説が加えられている．また，緑内障・近視性視神経症については，病的近視の緑内障をいかに診断，治療するべきか，メカニカルな病因にも言及しながら書かれている．さらには，病的近視の特徴である後部ぶどう腫や，新しい病変である dome-shaped macula について紹介されており，最後に，第 5 章として，病的近視の斜視や屈折矯正手術，QOL にも十分なページを割いて言及されている．

vii

まさに，最新のアップデートな知見を第一人者の先生方が惜しみなく執筆された貴重な書である．病的近視とは何か，どのように診断し，治療すべきか，本書をご一読いただけると幸甚である．

2017 年 3 月

編集　大野京子，前田直之，吉村長久

目次

第1章 総説

病的近視の診療概論 ————————————————————（大野京子） 2

- I. 近視人口の世界的な増加 ———————————————————— 2
- II. 一般的な近視と「病的近視」は異なる疾患か？ ———————————— 2
- III. ほかの近視と病的近視の相違点 —————————————————— 3
- IV. 病的近視における合併病変のメカニズム ——————————————— 4
- V. 病的近視の新しい定義 —————————————————————— 5
- VI. 病的近視に対する現行の治療 ——————————————————— 7
- VII. 病的近視に対する画像診断の有用性：OCT ————————————— 8
- VIII. 画像診断の進歩により得られた新知見 ——————————————— 9
- IX. 病的近視で得られた知見の有用性 ————————————————— 15
- X. 病的近視に対する理想的な治療とは ———————————————— 16

第2章 病的近視を理解するための基礎知識

I 病的近視の病理学 ————————————————————（沖坂重邦） 20

- I. マクロ病理学 —————————————————————————— 20
- II. ミクロ病理学 —————————————————————————— 23

II 病的近視の疫学 ————————————————（川崎　良, 川崎有美子） 29

- I. 近視が今なお重要な課題である理由 ———————————————— 29
- II. 近視・病的近視の定義 —————————————————————— 29
- III. 単純近視と病的近視の連続性と予防可能性 ————————————— 31
- IV. 近視の有病率 —————————————————————————— 33
- V. 強度近視の有病率 ———————————————————————— 34
- VI. 近視性黄斑症の有病率 —————————————————————— 35
- VII. 近視性脈絡膜新生血管の予後 ——————————————————— 36
- VIII. 病的近視に伴う近視性黄斑症は予防できるか？ ——————————— 36

ix

Ⅲ 病的近視の遺伝子 ……………………………………………………………（山城健児）38

- Ⅰ. 連鎖解析 …………………………………………………………………………… 38
- Ⅱ. 強度近視に対するゲノムワイド関連解析 ……………………………………… 40
- Ⅲ. 近視に関する GWAS …………………………………………………………… 41
- Ⅳ. 脈絡膜新生血管の発症に関わる遺伝子 ………………………………………… 42
- Ⅴ. 脈絡膜新生血管のサイズや治療結果に関わる遺伝子 ………………………… 43

第3章 画像診断を用いた病的近視へのアプローチ

Ⅰ 眼底画像診断 ………………………………………………………………………… 46

A 眼底自発蛍光検査 …………………………………………………………（吉田武史）46
- Ⅰ. 概説 ………………………………………………………………………………… 46
- Ⅱ. 各論 ………………………………………………………………………………… 47

B フルオレセイン蛍光眼底造影 …………………………………………（森　隆三郎）52
- Ⅰ. 網膜脈絡膜萎縮病変 ……………………………………………………………… 52
- Ⅱ. 黄斑部出血 ………………………………………………………………………… 54
- Ⅲ. 周辺部網膜 ………………………………………………………………………… 58

C インドシアニングリーン蛍光眼底造影 ………………………………（森山無価）59
- Ⅰ. 病的近視眼の脈絡膜血管の変化 ………………………………………………… 59
- Ⅱ. 病的近視合併症の ICGA 所見 …………………………………………………… 61

D 超広角眼底撮影 ……………………………………………（金子祐一郎，森山無価）66
- Ⅰ. 原理 ………………………………………………………………………………… 66
- Ⅱ. 後極部の変化 ……………………………………………………………………… 67
- Ⅲ. 周辺部の病変 ……………………………………………………………………… 69
- Ⅳ. 病的近視眼の網膜血管の変化 …………………………………………………… 70

E 光干渉断層計 ………………………………………………………（植松　聡，生野恭司）73
- Ⅰ. OCT の種類 ……………………………………………………………………… 73
- Ⅱ. OCT を用いた特殊な撮影方法 ………………………………………………… 74
- Ⅲ. 正常所見と近視眼の特徴 ………………………………………………………… 76
- Ⅳ. 代表的疾患の OCT 所見 ………………………………………………………… 76

F 微小視野検査 …………………………………………………………………（石子智士）81
- Ⅰ. 測定方法 …………………………………………………………………………… 82
- Ⅱ. 強度近視の microperimetry 所見 ……………………………………………… 85

Ⅱ 眼球形状診断 ………………………………………………………………………… 88

A 3D MRI …………………………………………………………………………（森山無価）88
- Ⅰ. 3D MRI による眼球の画像化 …………………………………………………… 88
- Ⅱ. 3D MRI の撮影方法 ……………………………………………………………… 89

Ⅲ. 病的近視眼の眼球形状解析 90

B OCT を用いた形状解析 93

　1　強膜形状解析 ....（大野京子）93

　　Ⅰ. 強膜および強膜内血管の観察 93

　　Ⅱ. その他の黄斑部病変(黄斑部 ICC，黄斑ピット，強膜全層離解など) 96

　2　強膜曲率を用いた眼底形状解析 ....（三宅正裕）98

　　Ⅰ. 解析の方法 98

　　Ⅱ. 曲率マップの実例 99

　　Ⅲ. 本手法の長所および課題 102

　　Ⅳ. 関連する報告 102

　　Ⅴ. 今後の方向性 105

Ⅲ　前眼部画像診断 ....（笠原香織，大野京子）106

　　Ⅰ. 角膜厚 106

　　Ⅱ. 角膜形状測定装置 107

　　Ⅲ. 波面センサー 109

　　Ⅳ. 前眼部光干渉断層計(OCT) 112

　　Ⅴ. 強度近視眼の前眼部画像診断と屈折矯正手術 113

　　Ⅵ. 強度近視眼の前眼部画像診断と白内障手術 114

第4章　病的近視の合併病変の画像診断と治療

Ⅰ　病的近視の黄斑部病変 118

A 総論と進行過程 ....（大野京子）118

　　Ⅰ. 総論 118

　　Ⅱ. 長期自然経過に基づいた進行過程 121

B lacquer crack と単純型黄斑部出血 ....（大石明生）123

　　Ⅰ. lacquer crack 123

　　Ⅱ. 単純型黄斑出血 127

C myopic stretch line ....（篠原宏成）131

　　Ⅰ. lacquer crack 131

　　Ⅱ. myopic stretch line 133

　　Ⅲ. ほかの臨床的特徴 134

　　Ⅳ. 視力と視力予後 135

D 近視性脈絡膜新生血管 ....（植松　聡，生野恭司）136

　　Ⅰ. 特徴 136

　　Ⅱ. 画像診断 136

　　Ⅲ. 鑑別診断 140

　　Ⅳ. 治療 143

E **近視性網膜脈絡膜萎縮**……………………………（吉田武史，大野京子）145
  I．近視性網膜脈絡膜萎縮の種類………………………………………………145
  II．網膜脈絡膜萎縮病変の進行パターン………………………………………151
  III．近視性網膜脈絡膜萎縮の視力と視力予後………………………………152

F **近視性牽引黄斑症**………………………………………………（島田典明）154
  I．診断まで………………………………………………………………………154
  II．診断後〜治療まで……………………………………………………………156
  III．治療…………………………………………………………………………159

G **黄斑円孔網膜剥離**………………………………………………（平形明人）162
  I．診断……………………………………………………………………………162
  II．治療……………………………………………………………………………167

Topics
ICC を伴った網膜剥離……………………………………………（井上　真）174

II 緑内障，近視性視神経症 ……177

A **病的近視の緑内障**………………………………………………（相原　一）177
  I．視神経乳頭への圧ストレスと病態…………………………………………178
  II．近視眼の視神経乳頭へのストレスと病態…………………………………179
  III．近視と緑内障の複雑な関係…………………………………………………182
  IV．病的近視の緑内障診断の問題点……………………………………………183
  V．病的近視の緑内障の治療方針………………………………………………185

B **病的近視の視神経周囲構造異常**………………………………………………188
  1 **くも膜下腔拡大，後天ピット形成，ICC**……………………（大野京子）188
   I．視神経周囲くも膜下腔とは…………………………………………………188
   II．視神経周囲くも膜下腔の観察………………………………………………188
   III．強度近視の後天性視神経ピット……………………………………………190
   IV．intrachoroidal cavitation（ICC）…………………………………………194
  2 **強度近視眼の強膜変形と網膜神経線維障害**………………（赤木忠道）197
   I．なぜ視神経乳頭耳側の ridge が重要なのか………………………………197
   II．視神経乳頭耳側に ridge を伴う強度近視眼症例…………………………197
   III．ridge のある症例における網膜神経線維障害の機序……………………199
   IV．強度近視眼と高眼圧…………………………………………………………200
   V．強度近視に伴う血管周囲の網膜内層欠損…………………………………201

III 後部ぶどう腫と関連病態 ……203

A **Curtin 分類と，Optos®＋MRI の新分類**…………………（大野京子）203
  I．後部ぶどう腫とは……………………………………………………………203
  II．Curtin 分類…………………………………………………………………204
  III．3D MRI による眼球形状解析………………………………………………205
  IV．3D MRI と Optos®を用いた新分類………………………………………206

B **傾斜乳頭症候群**…………………………………………………（篠原宏成）210
  I．画像所見………………………………………………………………………210

Ⅱ. 検査 ·· 213
Ⅲ. 黄斑部合併症 ······································· 213

Topics
dome-shaped macula ··· （辻川明孝） 215

第5章 病的近視診療に必要な その他の知識

Ⅰ 病的近視の眼位異常 ································· （若倉雅登） 220
Ⅰ. 眼窩窮屈病とは ·· 220
Ⅱ. 眼窩窮屈病のバリエーション ······················· 223
Ⅲ. 治療 ·· 225

Ⅱ 固定内斜視に対する手術 ······················· （横山　連） 228
Ⅰ. 診断 ·· 228
Ⅱ. 手術 ·· 230
Ⅲ. 術後の長期経過 ······································· 235
Ⅳ. 近視性斜視と両眼視機能 ····························· 235

Ⅲ 病的近視に対する白内障手術 ················ （長岡奈都子） 237
Ⅰ. 術前評価の注意点 ····································· 237
Ⅱ. 白内障手術時の問題点および注意事項 ················ 238
Ⅲ. 術後管理の注意点 ····································· 240
Ⅳ. 病的近視患者における眼内レンズの選択方法 ········· 240
Ⅴ. 術後屈折誤差について ································· 241

Ⅳ 病的近視に対する有水晶体眼内レンズ （北澤世志博） 244
Ⅰ. Artisan®とICL®の規格およびレンズの度数決定 ······· 245
Ⅱ. 適応選択と術前検査 ··································· 246
Ⅲ. 手術の実際 ··· 248
Ⅳ. Artisan®とICL®の臨床成績 ························· 249

Ⅴ 病的近視のQOL ·································· （横井多恵, 大野京子） 256
Ⅰ. 健康関連QOLとは ··································· 256
Ⅱ. 近視とQOLに関するこれまでの報告 ················ 257
Ⅲ. QOLを政策決定に生かす指標 ······················· 259
Ⅳ. 世界における近視の疾病負担 ························· 260
Ⅴ. 総括 ··· 261

和文索引 ··· 263
欧文・数字索引 ·· 267

第1章

総説

病的近視の診療概論

I. 近視人口の世界的な増加

全世界的な近視人口の増加が注目されている[1,2]. 60年前には中国の人口の10～20%が近視であったが，今は若年者の90%にものぼる. ソウルでも19歳の人口の96.5%が近視である. ほかの国でも同様の現象が顕著であり，これらの近視の増加により，将来には病的近視による失明が増えるのではないかと推測する研究者もいるが，これを示すエビデンスはいまだない.

II. 一般的な近視と「病的近視」は異なる疾患か？

しかし，強度の近視性屈折異常の増加に伴い，失明原因となる「病的近視」が増えるのかどうかは不明である. そもそも，学童近視を含む一般的な近視と，病的近視が同一スペクトラム上の疾患であるのか，病的近視は学童近視と異なる変性疾患であるのか，明らかでない.

これまで，病的近視の明確な定義が存在せず，多くの研究でこの2つの用語，「強度近視と病的近視」もしくは「high myopia と pathologic myopia」がほぼ同義的に使われていたことが，強度近視の人口の増加，イコール，病的近視の増加につながるという考えにつながったのではないか.

近年の眼科画像診断の進歩に伴い，病的近視特有の眼底病変が，必ずしも強度の近視性屈折異常を有さない眼にも起こることが明らかとなってきた. 特に，後部ぶどう腫に代表される眼球形状の異常は病的近視の本質となる病態である. 古くは Curtin も，眼軸長25 mm（近視度数に換算すると約-3 D）の眼にもタイプ1の広範囲のぶどう腫が起きることを報告しているが，台湾の Nan-Kai Wang, Chi-Chun Lai のグループも眼軸長26.5 mm未満の非強度近視眼にみられる後部ぶどう腫の特徴を 3D MRI を用いて詳細に検討し報告した（図1）[3]. 超広角眼底画像と 3D MRI を組み合わせた Ohno-Matsui らの検討でも，片眼性強度近視の症例では，多くの症例で非強度近視眼のほうにも後部ぶどう腫がみられることを報告している[4]. これらの結果は，病的近視が，必ずしも軽度近視→強度近視→

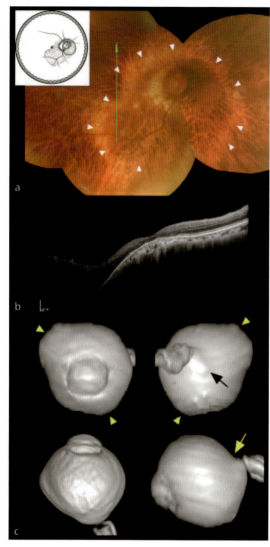

図1　非強度近視眼にみられる後部ぶどう腫
屈折度 −0.88 D，眼軸長 24.95 mm の軽度近視の78歳の症例．眼底写真（a）では後部ぶどう腫がみられる．光干渉断層計 OCT 画像（b）では，網膜分離症もみられる．3D MRI 画像（c）においても，後部ぶどう腫による眼球の変形と局所的な突出が明瞭である．
(Wang NK, Wu YM, Wang JP, et al：Clinical characteristics of posterior staphylomas in myopic eyes with axial length shorter than 26.5 millimeters. Am J Ophthalmol 162：180-190, 2016)

病的近視という直線状の現象でない可能性を示唆する．近視度数の強弱により定義される強度近視と，近視度数や眼軸長と関係なく後部ぶどう腫を主体とする眼球変形により特徴づけられる病的近視とは，対象となる患者は必ずしも一致しないと考えられる（図2a, b）．

III. ほかの近視と病的近視の相違点

　強度近視を含むほかの近視と病的近視との違いは，矯正視力の低下を起こすか起こさないかという点にある．病的近視は，近視のなかで唯一，矯正視力の低下（すなわち失明）をきたす疾患である．日本で行われた Tajimi Study では，近視性黄斑症は WHO の基準の失明の最多原因であった．同様に，中国の Beijing Eye Study でも失明原因の首位であり，また台湾の Shihpai Eye Study でも，病的近視が主要な失明原因であることが報告されている．種々の疫学研究をメタ解析したシンガポールの Tien Wong らの総説でも，病的近

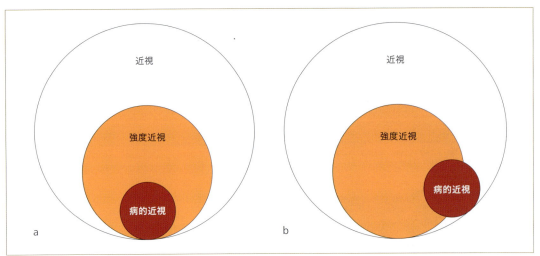

図2 近視，強度近視，病的近視の関係
a：従来の概念図
近視が進行すると強度近視となり，その結果，最終的に病的近視になると考えられていた．
b：最近の研究から示唆される，近視，強度近視，病的近視の関係の概念図
近視度数の強弱により定義される強度近視は，近視の中に含有されているが，後部ぶどう腫を主体とする眼球変形を特徴とする病的近視は，必ずしも強度の近視を伴わない症例にもみられ，独立した疾患概念である．

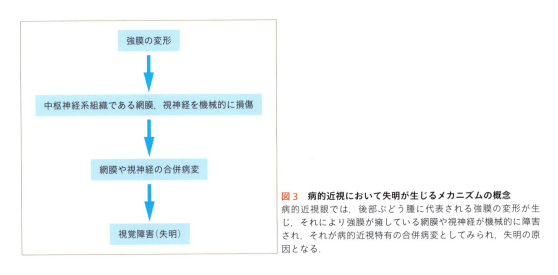

図3 病的近視において失明が生じるメカニズムの概念
病的近視眼では，後部ぶどう腫に代表される強膜の変形が生じ，それにより強膜が擁している網膜や視神経が機械的に障害され，それが病的近視特有の合併病変としてみられ，失明の原因となる．

視は白人では第2位から第5位の失明原因(原因の6.0～9.1%)であることも報告されている．

IV. 病的近視における合併病変のメカニズム

　病的近視において，失明の直接的な原因となる病変は，近視性黄斑症，近視性牽引黄斑症，近視性視神経症(緑内障)などの，黄斑部網膜や視神経に生じる合併病変である．そして，これらの合併病変を生じる原因は，後部ぶどう腫に代表される眼球の変形にある(図3)．
　病的近視において眼球変形がなぜ合併病変を生じて失明に至るのかは，脳と頭蓋骨の関

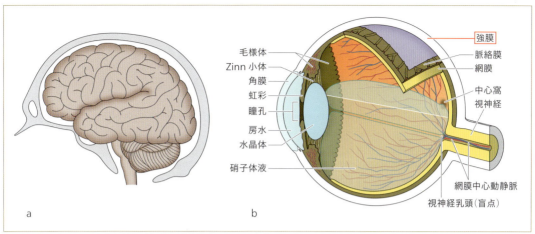

図4 病的近視における中枢神経系組織の障害機序における考察
強膜と頭蓋骨は，ともにその中に中枢神経系組織を擁し，外的損傷から保護する．頭蓋骨に比べ強膜は線維性組織であるため脆弱であり，強膜の変形はその中にある中枢神経組織の機械的障害につながる．病的近視の疾患としての重要性はこのポイントにある．

係を例にすると理解しやすい(図4)．強膜と頭蓋骨は，ともにその中に中枢神経系組織を擁し，外的損傷から保護する役割をもつ．脳を保護する頭蓋骨は骨組織であるため頑丈であり，頭蓋骨の変形は生命に関わるような重症外傷でしか起こりえない．しかし，同じ中枢神経系組織である網膜，視神経を擁する強膜は線維性組織であるため脆弱であり，強膜の変形はその中にある中枢神経組織の機械的障害につながることは容易に想像できる．そして，強膜の後天的変形を起こす代表的な疾患が「病的近視」であり，病的近視の疾患としての重要性はこのポイントにあると考えられる．

V. 病的近視の新しい定義

上述のごとく，病的近視の本質は眼球変形にあると考えられるが，日常臨床で全例に3D MRI により眼球形状を解析することは難しい．最も頻度が高くみられる後部ぶどう腫は眼底後極部の広範囲を含むものであり，現在市販されている光干渉断層計(optical coherence tomography：OCT)ではその全貌を収めることはできない(近い将来には可能となると期待される)．したがって，通常の50°画角の眼底写真から病的近視を診断できないか，試みがなされてきた．

さまざまな疫学研究において，病的近視に伴う黄斑部病変の頻度が報告されており，オーストラリアで施行された Blue Mountains Eye Study，中国の Beijing Eye Study，日本で施行された Hisayama Study や Tajimi Study がその代表である．しかし，特に海外の研究では，50°画角に収まることがない後部ぶどう腫も判定されているなど，判定基準にやや疑問が残る．

そこでこれらの問題を克服し，国際的に統一された病的近視の診断基準を確立するために，アジア諸国，欧米諸国，オーストラリアの疫学研究を率いる primary investigator と

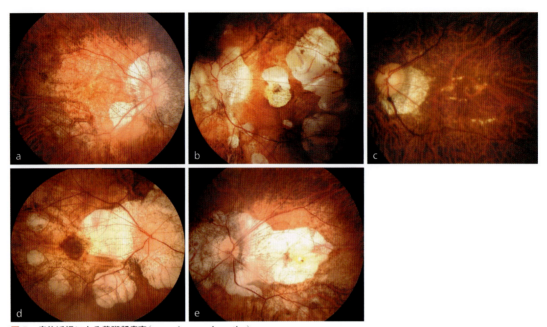

図5 病的近視による黄斑部病変（myopic maculopathy）
a：びまん性萎縮病変, b：限局性萎縮病変, c：lacquer crack, d：近視性脈絡膜新生血管（近視性CNV）, e：CNV-関連黄斑部萎縮

表1 病的近視の診断基準に関するメタ解析研究（META-PM study）による診断指針

	myopic maculopathy		"plus" lesions
Category 0	黄斑症なし		
Category 1	紋理眼底		lacquer cracks（Lc）
Category 2	びまん性萎縮病変	＋	近視性CNV
Category 3	限局性萎縮病変		Fuchs斑
Category 4	黄斑部萎縮		

病的近視の黄斑部病変をカテゴリー別に程度分類し, category 2以上の病変を有する眼を, 病的近視と定義している.

ともに立ち上げたのが病的近視の国際診断基準に関するメタ解析研究（META-PM study）である[5]．

META-PM studyでは, 病的近視の黄斑部病変（図5）の自然経過での長期の進行過程に基づき, 近視性黄斑症をcategory 0；黄斑症なし, category 1；紋理眼底のみ, category 2；びまん性萎縮病変, category 3；限局性萎縮病変, category 4；黄斑部萎縮に分類した（表1）. さらに, 背景となる病変の進行過程に関係なく生じる病変として, lacquer cracksと近視性脈絡膜新生血管（myopic choroidal neovascularization：mCNV）を取り上げ, これをplus lesionとして位置づけている.

この分類に基づき,「びまん性萎縮病変以上の黄斑部病変を有することをもって, 病的近視とする」という診断基準を同スタディグループが提唱した[5,6]．この定義に基づいてMETA-PMのすべての疫学研究の眼底写真判定が始まっており, その成果により, 病的近視がどの程度の屈折異常眼に分布するのか, また病的近視の人種間の差, それに関わる危険因子の違いなどさまざまな知見が得られると期待される.

VI. 病的近視に対する現行の治療

　病的近視に対する現在の治療は，合併病変が生じたときにそれに対して行う治療が主体である．その代表が近視性CNVに対する抗VEGF療法である．ラニビズマブ，アフリベルセプトの2つの薬剤が保険認可され，多数の症例に治療が行われている．近視性CNVに対する治療が多数の施設で多く行われるに伴い，必ずしも病的近視診療を専門とする眼科医でない人が治療するケースが増えている．特に，病的近視の人が黄斑部出血を生じた場合には，単純型黄斑部出血という別の出血との鑑別が必要であり，単純型出血では治療はいらないため注意を要する．加齢黄斑変性と異なり，活動性は低いことが多く，3回の導入注射は不要であり，約半数は1回で活動性が消失する．上記の特性を踏まえ，安全に治療していきたい．

　特に中心窩下以外の小型のCNVのなかには，抗VEGF療法による治療後に完全に消失し，長期的にみても，近視性CNVの長期合併症であるCNV関連黄斑部萎縮が生じず，永久的に予後を改善できる症例も少なくない．その一方で中心窩下CNVでは完全に消失することは稀であり，少しでも残るとその周囲に黄斑部萎縮が生じてしまい長期的にどんどん拡大する(図6)．

　したがって近視性CNVの予後を真に改善するには，長期的な黄斑部萎縮をターゲットとする必要がある．特に，加齢黄斑変性より若く40歳代，50歳代で発症することが多い近視性CNVでは5年後，10年後の長期予後は，社会的経済的により重要であると考えられる．

　次が，近視性牽引黄斑症(myopic traction maculopathy：MTM)に対する硝子体手術である．MTMの病態はOCTの進歩により解明され，本邦の岸 章治，生野恭司，平形明人らにより精力的な研究がなされてきた．治療法としては，台湾のHo，島田典明ら[7, 8]を中心に脆弱な黄斑部網膜を保護して治療するfovea-sparing ILM peeling(FSIP)の有用性が報告

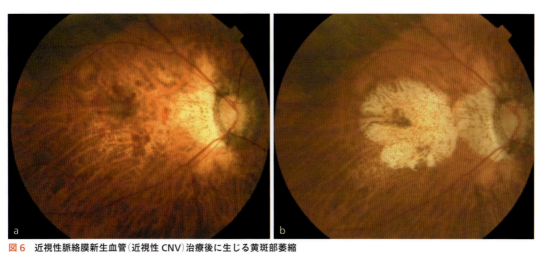

図6 近視性脈絡膜新生血管(近視性CNV)治療後に生じる黄斑部萎縮
a：発症時の眼底写真では黄斑部に出血を伴うCNVがみられる．b：ベバシズマブ硝子体内注射6年後．CNV自体は小さな色素沈着となり瘢痕化したが，その周囲に広範囲の黄斑部萎縮が生じた．

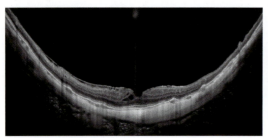

図7 びまん性萎縮病変を有する眼の OCT 画像
脈絡膜はところどころに残存する大血管以外はほぼ全層が消失している．

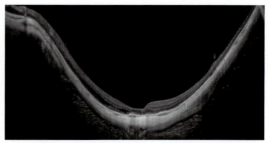

図8 菲薄化した網膜，脈絡膜を透かして観察できる強膜の全層
強膜は均一な反射を有する構造として観察される．強膜の後方に Tenon 嚢，眼球後方の血管野断面図が観察される．

され，手術成績の向上，合併症の低下が可能となった．さらに手術手技が向上し閉じにくい病的近視の黄斑円孔に対する inverted flap，水晶体嚢移植などが行われ，手術成績が向上している．今後，さらに手術適応や選択する術式などコンセンサスが確立され，ガイドラインが作成されるとよりよいと思われる．

　病的近視の合併症は黄斑部網膜にとどまらない．実は視神経障害（近視性視神経症，緑内障）も大きな問題である．実臨床の現場でも，黄斑部病変の治療に気を取られているうちに，気がついたら視野が高度に障害されていたということも稀ではない．頻度は明らかではないが，視神経障害は病的近視において最も見過ごされやすい重要な病態である．病的近視患者では，常に視神経障害のリスクが高いこと，さらに病的近視による変形により乳頭所見が判定しづらいことを鑑み，定期的な視野検査（できれば動的量的視野検査）が望まれる．

VII. 病的近視に対する画像診断の有用性；OCT

　近年特に OCT の進歩により，深部構造をより鮮明に観察できるようになった．特に swept-source(ss)OCT は病的近視眼の画像診断に有用であり，病態解明に大いに貢献してきた．

　enhanced depth imaging(EDI)-OCT や swept-source OCT により，病的近視眼の脈絡膜を観察すると，高度に菲薄化していることが Ikuno ら[9]，Spaide[10]らにより報告されている．びまん性萎縮病変が検眼鏡的にみられるような症例では，脈絡膜は散在性に残る大血管以外はほとんど消失している（図7）．さらに菲薄化した網膜や脈絡膜を通して強膜の全層を観察することができる（図8）．眼球後方の脂肪組織も観察できる．その結果，黄斑部の強膜が局所的に肥厚した dome-shaped macula という特殊な病態の発見につながった（図9）．dome-shaped macula はさまざまな黄斑部合併病変を起こすため，その診断は重要である．病的近視眼では高度に強膜が菲薄化するとそれがピット状に後方に大きく突出する例もみられる（図10）．

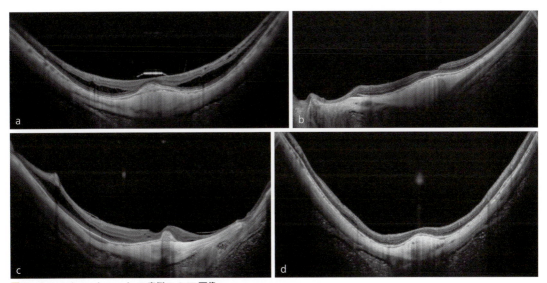

図9　dome-shaped macula の症例の OCT 画像
黄斑部の強膜がさまざまな形状で肥厚していることが，強膜の可視化によりよくわかる．

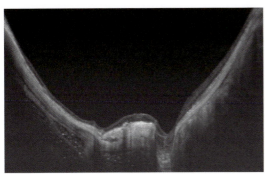

図10　強膜の局所的な菲薄化
強膜の高度の菲薄化に伴い，一部の強膜が後方におちくぼんでいる．

VIII. 画像診断の進歩により得られた新知見

1. 萎縮と思われていた病変が Bruch 膜の孔であった

　近視性 CNV の長期合併症である CNV 関連黄斑部萎縮は，蛍光眼底造影でいわゆる脈絡膜充盈欠損を呈し，脈絡膜毛細血管の閉塞による網膜色素上皮および視細胞の消失がその本態と考えられてきた．しかし，swept-source OCT を用いて，CNV 関連黄斑部萎縮を観察すると，単なる網膜脈絡膜萎縮ではなく，Bruch 膜の機械的な孔であることが示された（図 11）[11]．

　なぜ病的近視の眼では黄斑部にこのような Bruch 膜の孔があいているのかを考えてみたい．CNV 自体はもともと Bruch 膜を貫く孔である．後部ぶどう腫などにより機械的にテンションがかかった病的近視眼では，Bruch 膜の孔が跡形もなくきれいに修復されなければ，拡大し続け，それが黄斑部萎縮＝拡大した Bruch 膜の孔になると推察される．

　Jonas ら[12]は，病的近視眼のコーヌス内には，Bruch 膜が欠損した領域があり，これが従来の乳頭周囲萎縮の alpha zone とも beta zone とも異なるということから，gamma zone

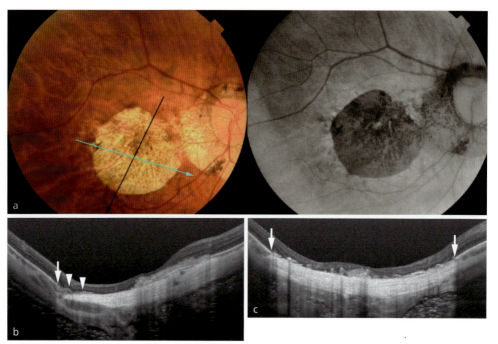

図11　近視性CNVに伴う黄斑部萎縮 Bruch膜の孔
a：近視性CNVによる抗VEGF療法長期経過後の黄斑部萎縮の症例の眼底写真．b：黄斑部萎縮のところでは網膜色素上皮の断端がみられる（矢印）．さらに内側にはBruch膜の断端がみられ（矢頭），断裂に伴いよれたようになっている．c：色素上皮の消失部位内のBruch膜はずたずたになり残骸がところどころ残っている．

と名づけた．つまり，近視性CNVの眼には2つの孔があいている．1つは視神経が眼球を貫く孔であり，もう1つはCNVがBruch膜を貫く孔である．CNV関連黄斑部萎縮が拡大していく際にはしばしばコーヌスも同時に拡大していく．おそらく，後部ぶどう腫が形成されることによる眼球後極部のexpansionによって，視神経と黄斑部に空いた2つのBruch膜の孔が拡大していく．それがgamma zoneの拡大とパラレルに生じていくCNV関連黄斑部萎縮の本態ではないかと考えられる．

さらに，近視性CNV関連黄斑部萎縮だけでなく，近視性黄斑症のほかの萎縮病変；限局性病変も，単なる萎縮ではなくBruch膜の孔であることがごく最近明らかになった[13]．上記の発見は，今まで萎縮だと思われていたものが，萎縮ではなく実は機械的なBruch膜の孔であったという全く新しい発見である．したがって，これらの病変に対しては，循環改善が治療になるのではなく，機械的なBruch膜の補強や再生が必要なアプローチとなろう．

2. 3D MRIによる眼球の形状解析

筆者は以前から病的近視でぶどう腫の高度な眼では，眼球周辺部を撮影するときにプラス補正しないとピントが合わないことが気になっており，深いぶどう腫を有する眼では周辺部の眼球形状が前方に平坦化しているのではないかと考えていた（図12）．さらに，ぶどう腫が発生，進行する際にあまり眼軸長が顕著に伸びないことからも，ぶどう腫発生は眼軸延長の連続したスペクトラムではなく，眼球形状のリモデリングが起きているのでは

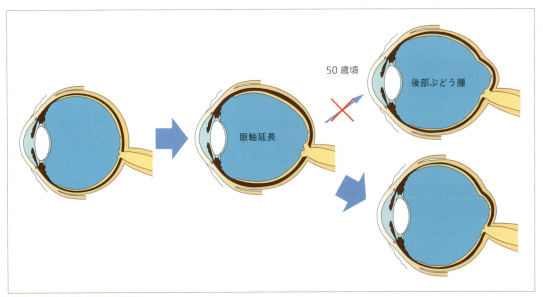

図 12　後部ぶどう腫の形成過程
軸性近視→後部ぶどう腫形成は連続した眼軸延長ではなく，眼球全体の形状が大きく変化することによる可能性がある．

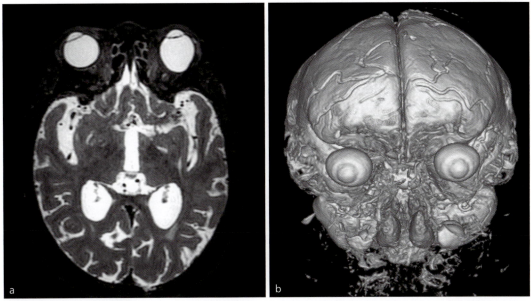

図 13　3D MRI のコンセプト
a に示す 2D MRI の T2 強調画像をもとに，volume rendering により b のように 3 次元構築し，そこから眼球部分のみを抽出する．

ないかと考えた．傾斜乳頭症候群に伴う下方ぶどう腫の症例の CT 画像の報告でも，ぶどう腫の周囲の眼球壁は平坦化していることが報告されている．

　この仮説を証明するために Moriyama らが用いた手法が 3D MRI である（図 13）．これは 2D で撮影した T2 強調画像を三次元構築し，眼球部分のみを抽出する技術である．これにより，眼球全体の形状を初めて三次元的に評価することが可能となった[1, 14, 15]．図 14 に強度近視眼の眼球を下から見た図を示すように，鼻側偏位型，耳側偏位型，紡錘型，

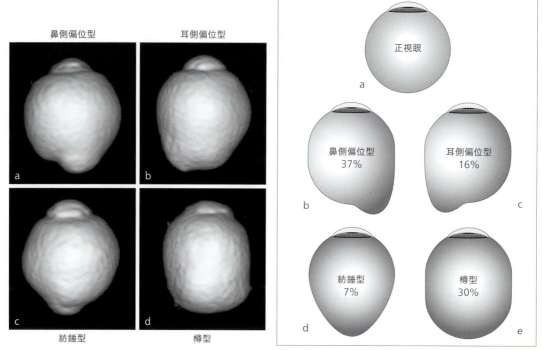

図14 強度近視眼の眼球の4つの形状
鼻側偏位型，耳側偏位型，紡錘型，樽型である．右図にはイラストと，強度近視眼における各タイプの頻度を示す．鼻側変位型と樽型が多く，紡錘型が最も少ない．

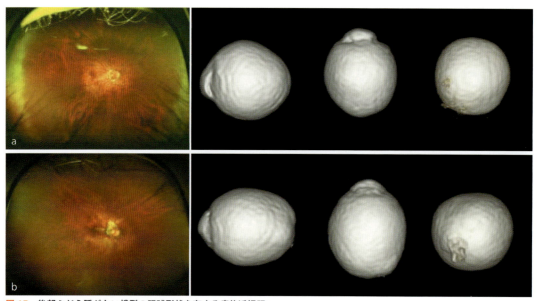

図15 後部ぶどう腫がない樽型の眼球形状を有する病的近視眼
a，b の症例とも，超広角眼底撮影では，黄斑部を中心にびまん性萎縮病変があり，後部ぶどう腫を有するように見える．しかし，眼球を鼻側，下方，後方から観察した3D MRI 画像では眼球は全体的に前後に伸長しているものの，第2の突出はない．b の症例では dome-shaped macula に伴う黄斑付近の軽度の凹凸がみられる．

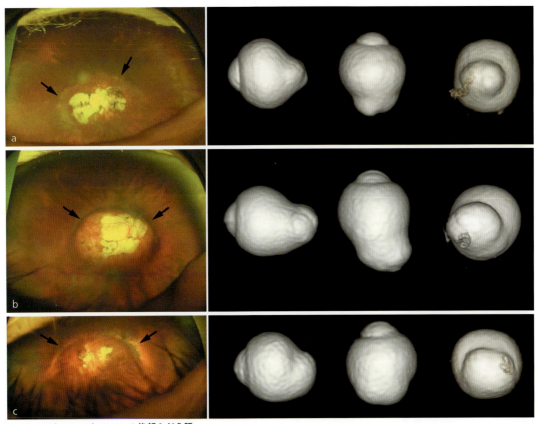

図 16 wide, macular type の後部ぶどう腫
超広角眼底撮影の画像でも，特に上方のぶどう腫縁が明瞭にみられる．眼球を鼻側，下方，後方から観察した 3D MRI 画像では 3 症例とも，眼球後部の広範囲が境界をもって後方に突出している．ぶどう腫縁には明瞭なノッチが観察される．鼻側からみた画像では a の症例では最も突出している部位が中心軸上にあるが，b，c の 2 症例では中心軸よりやや下方に最も突出した部位がみられる．

樽型の 4 つに分けられた．

後部ぶどう腫は，周囲の眼球の曲率半径よりも小さい曲率を有する第 2 の突出であると定義されている（図 15）[16]（p.203 参照）．したがって，樽型眼球は後部ぶどう腫を有さない軸性近視眼ということになる．Ohno-Matsui の 3D MRI と超広角眼底撮影を組み合わせた研究では，平均眼軸長 30 mm の病的近視患者でも約半数は樽型の形状を示し，後部ぶどう腫はないことが報告された（図 15）[17]．ぶどう腫があった症例では最も高頻度であったのは，広範囲の黄斑ぶどう腫であった（図 16）．次に多いのは狭い範囲の黄斑ぶどう腫である．下方ぶどう腫の例を図 17 に示す．

Curtin の研究でも，Ohno-Matsui の研究でも，ぶどう腫のある病的近視眼は，ない症例に比較し有意に視力が悪く，有意に合併病変の頻度が高いことが報告されている．これはなぜか？ Spaide はわかりやすく解説している（図 18）．つまり眼軸延長だけでは，黄斑部や視神経を含む眼球後極部は伸展はされるものの，倍になることはない．しかし，ぶどう腫が生じると，眼球後極部は 2 倍にも伸展され，その機械的負荷は比較にならないほどである．また，dome-shaped macula や乳頭耳側 ridge など眼底後極部の凹凸は，眼球

病的近視の診療概論　13

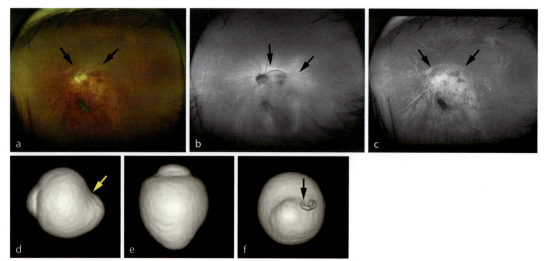

図 17 下方ぶどう腫の症例
超広角眼底撮影の画像では乳頭は傾斜し，ぶどう腫の上方縁が明瞭にみられる．3D MRI 画像では眼球の下半分全体が後方に突出し，視神経はその境界あたりに付着している．

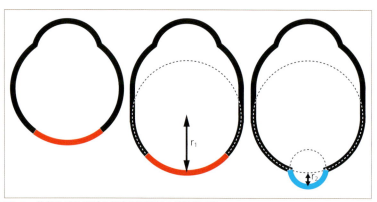

図 18 後部ぶどう腫がある病的近視眼の視機能予後
眼軸延長だけでは，黄斑部や視神経を含む眼球後極部は伸展はされるものの，倍になることはない（赤い部分）．しかし，ぶどう腫が生じると，眼球後極部は 2 倍にも伸展され（水色部分），その機械的負荷は比較にならないほどである．

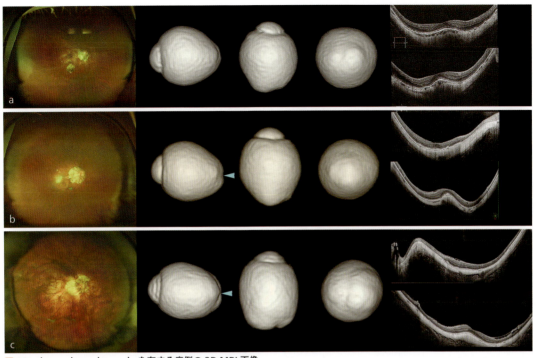

図 19 dome-shaped macula を有する症例の 3D MRI 画像
光干渉断層計 OCT では水平方向もしくは垂直方向，もしくはその両方向のスキャンで dome-shaped macula が観察される．
3D MRI では 3 症例とも明確なぶどう腫はなく，眼球形状は樽型を呈する．

全体の形状変化である後部ぶどう腫に先行して生じる（図 19）．

IX. 病的近視で得られた知見の有用性

　病的近視では乳頭部位や篩状板の機械的な伸展や変形により，さまざまな解剖学的異常が生じる（図 20）．視神経および周囲組織の機械的な変形に伴い，くも膜下腔の拡大，視神経乳頭内およびコーヌス内のピット形成，intrachoroidal cavitation などさまざまな病態が生じ，これらの部位では神経網膜の連続性の破綻も観察される．さらに篩状板部位の視神経を栄養している Zinn-Haller 動脈輪も gamma zone の拡大とともに乳頭から大きく離開している．緑内障の first insult は篩状板部位で生じるといわれている．このような篩状板の欠損や変形，さらに篩状板を栄養する血管の離開が，篩状板部位で視神経を障害することは想像に難くない．

　病的近視眼にみられるような乳頭ピットもしくは篩状板欠損は，病的近視以外の緑内障でもみられることが OCT を用いた研究により明らかとなっている．篩状板欠損の数は緑内障性視野障害と関連するという報告も近年みられる．病的近視では，高度の視神経および周囲組織の機械的変形がみられ，極端な所見と考えられるが，もしかしたら同様の異常のマイルドなものが病的近視以外の緑内障でも起きている可能性もあるのではないか．極端な例を観察することにより，よりマイルドな病態の解明に結びつく可能性も否定できないと期待している．

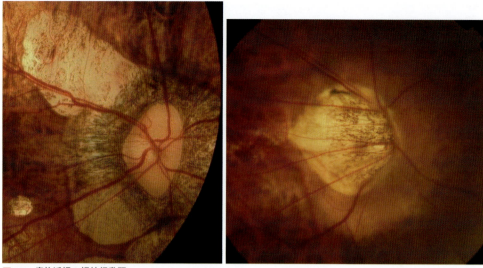

図 20　病的近視の視神経乳頭
眼球の変形に伴い，乳頭は機械的に伸展や傾斜し，不整な形状を呈する．

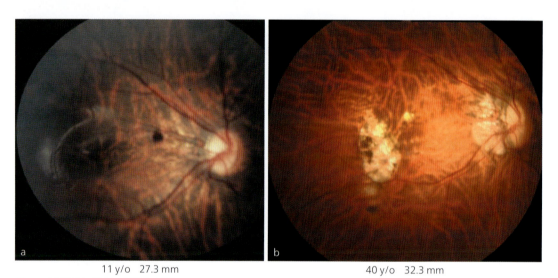

図 21　病的近視の患者の小児期の所見
40 歳でびまん性病変を呈する症例（b），11 歳のとき（a）にすでにびまん性病変が乳頭周囲にみられる．

X.　病的近視に対する理想的な治療とは

　最後に，病的近視による失明をなくすために理想的なアプローチを考えたい．
　Yokoi らは，病的近視患者において小児期の眼底写真を解析したところ，ほとんどの症例ですでに小児期に病的近視の眼底病変がみられることを報告し，病的近視患者は小児期にすでに病的近視の特徴をもつことを示した（図 21）．学童近視と病的近視が一直線上にない疾患であれば，学童近視に対する治療方法によっても病的近視による失明が減ることはない．
　現在の治療は，合併症を起こした後にそれに対して行う治療であるため，視機能が完全

に回復することはなく，特に視神経障害では完全に光をなくす症例も少なくない．後天的な強膜の変形により，中に入っている網膜，視神経を機械的に障害することが病的近視の本態であるとすれば，中枢神経系組織の機械的障害を起こす前に，入れ物である強膜の変形を予防，是正することしか真に失明を防げる方法はない．

　現在，これを目指してさまざまな研究が進められている．病的近視の根幹となる，眼球変形を予防，是正する治療が確立されることにより，病的近視による失明が真に撲滅される日を願って，今後の研究の発展を願うばかりである．

参考文献

1）Morgan IG, Ohno-Matsui K, Saw SM：Myopia. Lancet 379：1739-1748, 2012
2）Dolgin E：The myopia boom. Nature 519：276-278, 2015
3）Wang NK, Wu YM, Wang JP, et al：Clinical characteristics of posterior staphylomas in myopic eyes with axial length shorter than 26.5 millimeters. Am J Ophthalmol 162：180-190, 2016
4）Ohno-Matsui K, Alkabes M, Salinas C, et al：Features of posterior staphylomas analyzed in wide-field fundus images in patients with unilateral and bilateral pathologic myopia. Retina 2016［Epub ahead of print］
5）Ohno-Matsui K, Kawasaki R, Jonas JB, et al：International photographic classification and grading system for myopic maculopathy. Am J Ophthalmol 159：877-883 e7, 2015
6）Ohno-Matsui K, Lai TY, Lai CC, et al：Updates of pathologic myopia. Prog Retin Eye Res 52：156-187, 2016
7）Shimada N, Sugamoto Y, Ogawa M, et al：Fovea-sparing internal limiting membrane peeling for myopic traction maculopathy. Am J Ophthalmol 154：693-701, 2012
8）Ho TC, Chen MS, Huang JS, et al：nonpeeling technique in internal limiting membrane peeling of myopic foveoschisis surgery. Retina 32：631-634, 2012
9）Ikuno Y, Tano Y：Retinal and choroidal biometry in highly myopic eyes with spectral-domain optical coherence tomography. Invest Ophthalmol Vis Sci 50：3876-3880, 2009
10）Spaide RF：The choroid. In：Spaide RF, Ohno-Matsui K, Yannuzzi LA（ed）：Pathologic Myopia. pp113-132, Springer, 2014
11）Ohno-Matsui K, Jonas JB, Spaide RF：Macular Bruch membrane holes in choroidal neovascularization-related myopic macular atrophy by swept-source optical coherence tomography. Am J Ophthalmol 162：133-139, 2016
12）Jonas JB, Jonas SB, Jonas RA, et al：Parapapillary atrophy：histological gamma zone and delta zone. PLoS One 7：e47237, 2012
13）Ohno-Matsui K, Jonas JB, Spaide RF：Macular Bruch's membrane holes in highly myopic patchy chorioretinal atrophy. Am J Ophthalmol 166：22-28, 2016
14）Moriyama M, Ohno-Matsui K, Hayashi K, et al：Topographic analyses of shape of eyes with pathologic myopia by high-resolution three-dimensional magnetic resonance imaging. Ophthalmology 118：1626-1637, 2011
15）Moriyama M, Ohno-Matsui K, Modegi T, et al：Quantitative analyses of high-resolution 3D MR images of highly myopic eyes to determine their shapes. Invest Ophthalmol Vis Sci 53：4510-4518, 2012
16）Spaide RF：Staphyloma：Part 1. pp167-176, Springer, New York, 2013
17）Ohno-Matsui K：Proposed classification of posterior staphylomas based on analyses of eye shape by three-dimensional magnetic resonance imaging. Ophthalmology 121：1798-1809, 2014

（大野京子）

第 2 章

病的近視を
理解するための
基礎知識

I 病的近視の病理学

　病的近視に伴う眼組織の病変は眼軸長の延長に比例して増悪する．病的近視の前眼部の変化は，後眼部の変化と比較すると著しく軽度である．したがって病的近視眼の形状は楕円球を呈し，後部ぶどう腫（posterior staphyloma）では卵型となる．強膜の膠原線維は細くて大小不同となり，強膜は菲薄化する．網膜脈絡膜の変化は，脈絡膜血管の閉塞消失から始まり，次いで網膜色素上皮，網膜外層に及んでくる．強膜・脈絡膜・網膜の菲薄化とBruch膜断裂・消失のない網膜脈絡膜の病態がびまん性萎縮病変であり，Bruch膜断裂・消失を伴うものがひび割れ（lacquer cracks），Fuchs斑，斑状病巣である．後極部の病変は網膜外層の障害を主とするが，格子状変性のような周辺部の変化は網膜内層にも病変が著しい．病的近視眼の視神経乳頭の変化は，鼻側網膜および乳頭組織が耳側牽引によって耳側方向に移動して生じる．病的近視では硝子体融解，後部硝子体剥離が増強し，網膜との境界面に異常が起こることが多い．水晶体の混濁としては，核白内障，後嚢下白内障が目立つ．

I. マクロ病理学

　正視眼では眼球の形状は球形であるが，病的近視眼では眼球の前後径（眼軸長）が最も長くなり，次いで水平面（赤道）の直径（水平軸長）で，最も変化の少ないのは垂直面（赤道）の直径（垂直軸長）である．近視性屈折異常の眼底の変化は眼軸長の延長に比例して増強する．前眼部（角膜・虹彩・毛様体・水晶体）の形状は，眼底の変化と比較すると，正視眼と近視眼で著しい差異を認めない．したがって病的近視眼の形状は楕円球を呈し，後極部の前後径が特に大きくなったもの（後部ぶどう腫）では卵型となる．後部ぶどう腫の部分の眼球壁は著しく菲薄化し，外側からみると脈絡膜が透けてみえるために濃青色を呈している．

　病的近視に伴う眼軸長の延長は，基本的には後眼部強膜・脈絡膜の菲薄化によって惹起されると考えられている．眼軸長26.5 mm以上の病的近視眼では，後部ぶどう腫が19%にみられ，年齢では高齢者ほど出現頻度が増加している．Curtinは後部ぶどう腫を基本5型と混合5型に分けている．基本型には眼球壁の拡張部位によって，I型〔後部ぶどう腫基本型（posterior staphyloma）〕，II型〔黄斑ぶどう腫（macular staphyloma）〕，III型〔乳頭周囲ぶどう腫

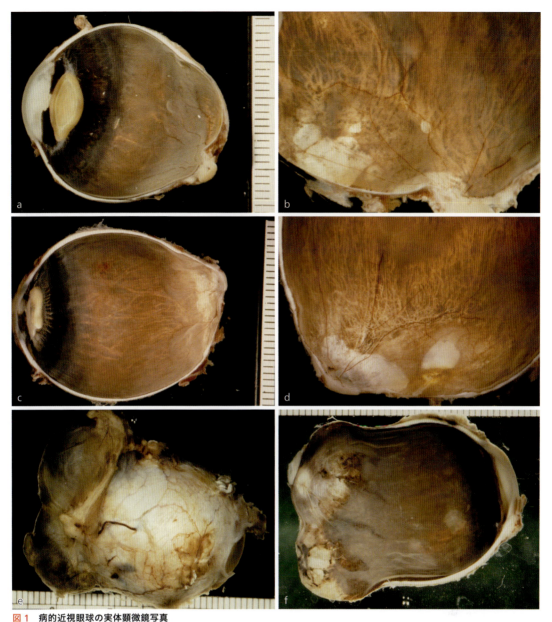

図1 病的近視眼球の実体顕微鏡写真
a, b：眼軸長 29 mm の黄斑ぶどう腫を伴う病的近視眼球．c, d：眼軸長 33 mm の後部ぶどう腫を伴う病的近視眼球．e, f：眼軸長 39 mm の黄斑ぶどう腫と鼻側ぶどう腫を合併した病的近視眼球．

(peripapillary staphyloma)〕，Ⅳ型〔鼻側ぶどう腫(nasal staphyloma)〕，Ⅴ型〔下方ぶどう腫(inferior staphyloma)〕がある．混合型は，Ⅵ型(Ⅰ型とⅡ型の混合)，Ⅶ型(Ⅰ型とⅢ型の混合)，Ⅷ型〔階段状ぶどう腫(tiered staphyloma)〕，Ⅸ型〔隔壁ぶどう腫(septal staphyloma)〕，Ⅹ型〔皺襞ぶどう腫(plicated staphyloma)〕に分けられる．

　病的近視眼の後極部は，眼軸長の延長によって紋理眼底から境界不鮮明なびまん性病変ないし境界明瞭な斑状病巣に進展していく．これらの病変は別々に存在することもあるし，びまん性病変中に斑状病巣が混在していることもある．眼軸長が長くなり，高齢化す

ると，ぶどう腫と網膜脈絡膜萎縮の出現頻度が増加してくる．

びまん性病変は以下の3型に分けられる．

① 紋理状を呈し，主として乳頭耳側縁から黄斑部にかけての領域に黄色の点状・線状の病変を呈する：この病変には脈絡膜の大血管の走行と交差するものと，平行に走るものとがあり，両者が同時に混在していることもある．

② 乳頭耳側縁のコーヌスから黄斑部領域にかけてびまん性の黄色病変を呈し，紋理状の形態が失われている：時にこの黄色病変に黒色の色素沈着がみられ，さらに病変部を走行する脈絡膜大血管が一部に明瞭に認められる場合もある．

③ 一見原田病末期にみられる「夕焼け様眼底」を呈する：黄斑部を中心としたコーヌス周囲から黄斑部の耳側へ向かって横径4〜6乳頭径，縦径3〜5乳頭径の範囲に波及している．

斑状病巣の大きさは0.2〜4乳頭径のものまで種々で，形は円形が多いが，不整形を呈するものもある．色調は白色〜灰白色が多いが，時に暗青緑色調を呈することもあり，多彩でその周辺部や中心部に黒色色素沈着・黒色塊を呈するようにみえることもある．大きな病巣内では脈絡膜の大血管が明瞭に観察される．この病変の出現部位としては，後極部に散在するもの，黄斑を中心とするもの，コーヌスに連なってみられるものなどがある．

これらの眼底病変とともに，微細な不規則な黄色線を呈し，分岐したり十文字を形成したりする病変もみられる．これはひび割れ（lacquer cracks）と呼ばれる変化で，眼軸長26.5 mm以上の病的近視眼の4.3%に出現し，高齢者より若年者に多く認められる．これらのすべての例に後部ぶどう腫と耳側コーヌスを合併している．

病的近視におけるぶどう腫形成は近視性黄斑症に関連するスペクトラムの一部分であるとみなされている．網膜分離症，網膜円孔，網膜剥離，脈絡膜新生血管，網膜脈絡膜萎縮のような多様な特徴は，ぶどう腫を伴う黄斑病変によく発生する．黄斑分離症，血管牽引，網膜前膜形成のような病的近視に伴う黄斑病変の頻度は，後部ぶどう腫の存在する場合はさらに高頻度（ほぼ54%）に認められる．Ⅱ型黄斑ぶどう腫では，黄斑円孔，網膜剥離の発生頻度が著明に高い．

病的近視眼の眼底周辺部の網膜脈絡膜の変化としては，white without pressure（WWP），格子状変性（lattice degeneration），敷石状変性（paving stone degeneration），色素変性（pigmentary degeneration）が含まれる．WWPは青年期の病的近視眼によくみられる．ほかの変性は加齢に伴っても起こってくる．

視神経乳頭は，正視眼では円形であるが，眼軸長の延長に従って病的近視眼では楕円形になってくる．乳頭縁の耳側の白色コーヌス，その外側の色素沈着に縁取られた黄褐色のコーヌスは大きさを増し，最終的には乳頭全周に及ぶ輪状コーヌスに拡大し，耳側は黄斑にまで達する．乳頭陥凹と乳頭径の比（C/D比）も眼軸長の延長に比例して大きくなる．乳頭の鼻側縁から乳頭中央にわたって隆起があるが，乳頭境界は比較的明瞭である．

病的近視の角膜は眼軸長の延長に伴って平坦化し，角膜厚も薄くなる傾向がある．屈折度が強くなれば前房深度も深くなる．

病的近視では水晶体の混濁を発現する機会が明らかに高い．水晶体の混濁としては，核白内障あるいは後嚢下白内障がよくみられる．

硝子体の融解は病的近視ではよくみられる．後部硝子体剥離が病的近視の進行とともに増加する傾向が強い．

II. ミクロ病理学

Grossniklaus, Green による病的近視 308 眼の組織病理学的観察（1992 年）によれば，異常な組織病理像として，視神経乳頭の形態異常（37.7%），ぶどう腫（35.4%），硝子体液化・硝子体剥離（35.1%），敷石状変性（14.3%），網膜変性（11.4%），網膜剥離（11.4%），網膜裂孔・円孔・ピット（8.1%），網膜下新生血管（5.2%），格子状変性（4.9%），Fuchs 斑（3.2%），lacquer cracks（0.6%）が報告されている．

1. 強膜

後部ぶどう腫の菲薄化した強膜の経線上の膠原線維束を光学顕微鏡でみると，重屈折性の減少，縦走線維の暗染色性の消失，線維束の解離がみられ，配列は疎である．赤道部の横断面では，膠原線維の直径が細くなり，線維間の分離がみられる．また線維束は角膜のように層状に配列したり，線維束として染まらず無構造のようにみられることもある．強膜実質細胞・メラノサイトの減少もみられ，基質のムコ多糖類の染色性も低下している．

正視眼の強膜膠原線維を電子顕微鏡で観察すると，直径は 40〜180 nm に分布している．これに反し病的近視眼のそれは 10〜250 nm で，大部分は 40〜120 nm である．膠原線維の横断面は独特な星形構造を呈している．これらの配列は，線維間にプロテオグリカンの異常蓄積が起こると中断される．

これらの光学顕微鏡・電子顕微鏡所見は，病的近視眼の強膜では膠原線維の発育と構成に障害が起こっていることを示している．また，これらの所見は強膜の異化作用，加速された破壊作用の存在下における異常線維の形成に対応しているものと推定される．強膜膠原線維の発達のコントロールは膠原線維基質間の酸性ムコ多糖類の構成成分によって決定されると考えられている．したがって近視眼の強膜には膠原線維の破壊・再生・発育をコントロールする生化学的・酵素学的物質が不均衡に存在することにより，このような病的変化が惹起されるものと考えられる．動物モデルでは，これらの変化はコラーゲン代謝の転換の加速化，コラーゲン合成の減速化により形成されると推定される．

2. 脈絡膜・網膜

脈絡膜は全体的に薄くなっているが，後部ぶどう腫の部分では特に著しく，完全に消失していることもある．脈絡膜の初期変化は，小血管に認められ，血管腔の閉塞・消失は加齢とともに増加する．血管腔の開放しているところでも，そのなかに白血球が多数認められ，血管周囲にリンパ球・形質細胞・マクロファージも浸潤しているので，慢性炎症が惹起されていると考える．次いで脈絡膜毛細血管が閉塞し，大血管のみが開放している状態にまで至る．最終的には，大血管も閉塞し，脈絡膜が消失したようにみえるようになる．血管性変化と同時に，メラノサイトはそのメラニン顆粒を失い，細動脈壁の弾性線維も認められなくなる．

I 病的近視の病理学 　23

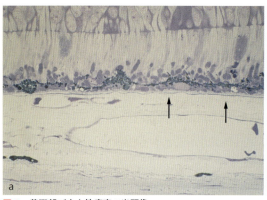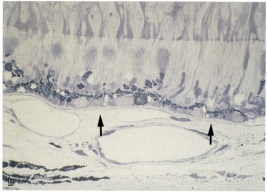

図2　黄斑部びまん性病変の光顕像
a：脈絡膜毛細血管は消失している（細矢印）が，細静脈は開放している．b：Bruch 膜が菲薄化し，断裂しているところがある（矢印）．

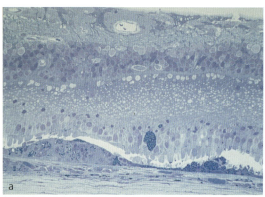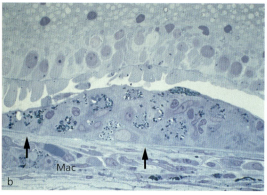

図3　Fuchs 斑の光顕像
a：脈絡膜血管の閉塞が目立ち，網膜色素上皮細胞が増殖し，視細胞外節が消失している．b：矢印間で Bruch 膜が消失し，マクロファージ（Mac）が脈絡膜に多数浸潤している．

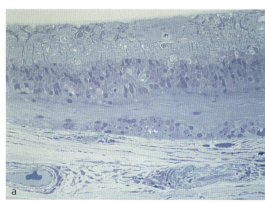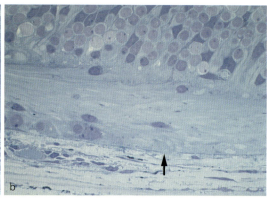

図4　黄斑部斑状病巣の光顕像
a：脈絡膜毛細血管は閉塞し，網膜色素上皮細胞も消失している．b：矢印部で Bruch 膜が断裂し，Müller 細胞が接している．

　　　Bruch 膜の弾性線維の消失により，Bruch 膜に断裂を起こし，線状・分岐状に断裂すれば臨床的に「ひび割れ」（lacquer cracks）と呼ばれる状態となり，面状に消失すれば斑状病巣に進展する．lacquer cracks の部分に色素沈着を伴うことがあるが，これは組織病理学

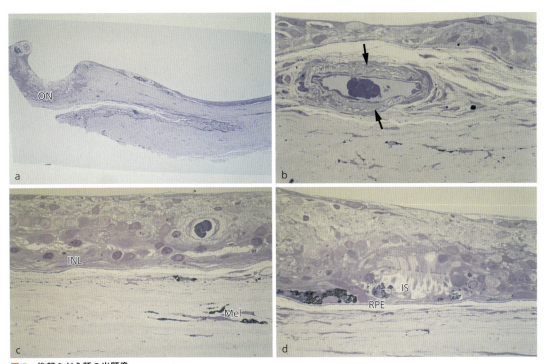

図5 後部ぶどう腫の光顕像
a:視神経乳頭(ON)と黄斑を通る面では,網膜・脈絡膜とも著しく菲薄化している. b:脈絡膜血管の弾性線維は断裂し(矢印),網膜にはMüller細胞のみが残っている. c:脈絡膜血管は消失し,メラノサイト(Mel)はわずかに残っている.網膜内顆粒層(INL)は残っているが,網膜外層は消失している. d:脈絡膜血管,メラノサイトは消失しているが,網膜色素上皮細胞(RPE),視細胞内節(IS)は一部残っている.

には網膜色素上皮細胞の増殖部に相当する.眼球後極部にかかる機械的伸展力によるBruch膜の弾性線維が引き伸ばされ断裂すると,炎症反応も併発し脈絡膜血管から新生血管が発芽し,この血管から出血を生じると網膜色素上皮が引き伸ばされると考えられている.一方網膜下出血を認めてから数か月後にlacquer cracksの発生が臨床的観察により確認されることもある.

脈絡膜の変化と同時に網膜にも変化が進行してくる.視神経の変性および網膜脈絡膜の斑状病巣が発現する前に,網膜色素上皮を含んだ後極部全体にわたるびまん性病変がみられる.正常な六角形の網膜色素上皮の構造は,大小不同・形の不正なものとなる.Bruch膜の断裂のある部分では,特に網膜色素上皮は増殖し,網膜下腔に向かって分岐したような形をとったり,ひと塊りとなって存在したりする.この色素上皮細胞の病変および脈絡膜毛細血管の閉塞に引き続いて視細胞の変性が目立ってくる.しかし網膜血管の分布からうかがえるように,内顆粒層より内側の網膜の変性は軽度である.視細胞および色素上皮細胞が消失すると,Müller細胞が直接にBruch膜あるいは脈絡膜に接するようになる.

黄斑部における脈絡膜新生血管とその末期病変としてのFuchs斑は病的近視眼の5～10%に発生する.Fuchs斑の多くは,Bruch膜の断裂部を通って脈絡膜新生血管が色素上皮下に侵入し,漿液性・出血性色素上皮剝離を起こしたものである.組織学的には,色素上皮細胞下に線維血管組織の形成がみられる.またFuchs斑には,網膜-脈絡膜の血管吻合により生じるものもある.網膜下新生血管は蛍光眼底造影でフルオレセイン・インドシ

Ⅰ 病的近視の病理学　25

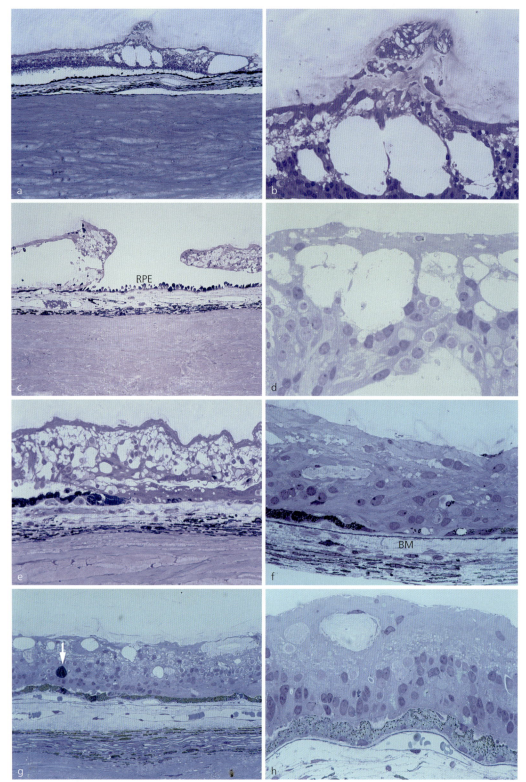

図6 周辺部眼底病変の光顕像
a, b：WWP. 囊胞様変性部で，網膜内層が硝子体皮質中に牽引されている．c, d：格子状変性．網膜内層には囊胞様変性があり，円孔部では色素上皮細胞（RPE）が増殖している．e, f：敷石状変性．中心部では脈絡膜毛細血管・網膜色素上皮細胞が消失し，Müller細胞がBruch膜（BM）に接している．周辺部では，毛細血管は存在し，色素上皮は増殖している．g, h：色素変性．網膜色素上皮は増殖し，外顆粒層に遊走している（矢印）．

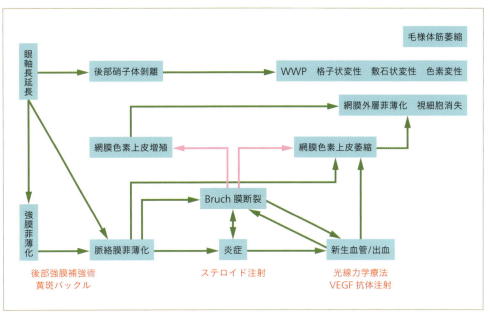

図7 病的近視の病態と治療の模式図

アニングリーン漏出，組織染色を呈するが，色素上皮細胞の増殖が著しいとフルオレセイン・インドシアニングリーン漏出も組織染色も認められなくなる．

WWPでは，硝子体基底部で厚い硝子体皮質が網膜内境界膜と強く接合しているため，網膜内層が硝子体によって牽引されている．

格子状変性の網膜は全層，特に内層の細胞の消失によって菲薄化し，病巣内では網膜内境界膜および網膜-硝子体接着装置の消失を伴った硝子体融解，病巣辺縁部では網膜-硝子体の強固な癒着，著しい血管異常，無構造なPAS陽性顆粒の蓄積を伴ったグリア細胞の反応性増殖，網膜色素上皮細胞の異常などが認められる．著しく進行した病巣では，健全な硝子体と融解を起こし始めた硝子体の境界部に沿って網膜から硝子体へのMüller細胞・硝子体細胞の増殖が著しく，網膜血管の閉塞を伴った網膜前線維性増殖も認められる．網膜全層の細胞成分の消失により網膜円孔ないし網膜裂孔が形成される．

敷石状変性の中心部では，脈絡膜毛細血管・網膜色素上皮は消失し，Müller細胞がBruch膜に接着している．変性部辺縁では，脈絡膜毛細血管は存在し，網膜色素上皮は増殖している．

色素変性では，網膜色素上皮が増殖し，外顆粒層に遊走している．

3. 視神経乳頭

病的近視の乳頭は鼻側と耳側で著しく非対称性を示すが，これは組織学的に鼻側の網膜および乳頭組織が耳側方向よりの牽引により耳側方向に隆起状に移動することによって惹起される．これを鼻側乳頭の過剰牽引（supertraction）という．視神経乳頭の耳側寄りで篩状板より硝子体側の乳頭組織の萎縮が著明である．耳側の乳頭縁に接する白色のコーヌスでは，脈絡膜と網膜色素上皮細胞を欠き，神経線維とMüller細胞が強膜に直接接している．

I 病的近視の病理学 27

隣接する黄褐色のコーヌスには薄い脈絡膜組織はみられるが，色素上皮細胞は消失している．コーヌスに接する色素沈着部には Bruch 膜の断裂・消失，視細胞内節・外節の消失がみられ，色素上皮細胞が増殖し，脈絡膜は萎縮している．耳側縁の網膜神経線維はまず乳頭の中心に向かって進み，網膜組織の消失するところで下耳側方向に向きを変え，次いで乳頭縁方向に進む．このような S 字状走行を Weiss の神経線維係蹄という．また乳頭の耳側網膜・脈絡膜は平面状に拡張しており，これを耳側乳頭の伸展(distraction)という．このように網膜神経線維は視神経の強膜管(scleral canal)に耳側から鼻側に向かって 60°の傾斜角をもつまでに至る．網膜内面と篩状板との間隔は眼軸長延長に伴って接近してくる．

　正視眼ではくも膜下腔は狭く，篩状板の高さで終わり，硬膜は篩状板に接して強膜に付着している．これに対して，病的近視眼の篩状板部でのくも下腔は眼軸長延長とともに拡大し，中枢側にもその拡大が波及し，視神経の縦断面ではくも膜下腔は厚さの著しく薄い強膜部を底面とする逆三角形を呈している．したがって硬膜の強膜への付着部も篩状板より著しく離れたところにある．

4. 前眼部

　病的近視の隅角部では虹彩突起のような中胚葉組織がみられることが多い．毛様体筋は病的近視の進行とともに後方に引き伸ばされて扁平で長くなる傾向が強いが，肥厚するという報告もある．しかし，これは毛様体筋の発達に個人差があるためとも考えられる．

参考文献

1) 沖坂重邦：図説眼組織病理学. pp96-97，金原出版，1991
2) 沖坂重邦：眼病理アトラス. pp45-51，文光堂，1992
3) Grossniklaus HE, Green WR：Pathologic findings in pathologic myopia. Retina 12：127-133, 1992
4) Spencer WH：Ophthalmic Pathology, An atlas and textbook, 4th Edition. pp964-973, WB Saunders, 1996
5) Sehu KW, Lee WR：Ophthalmic Pathology, An illustrated guide for clinicians. pp231-235, Blackwell, 2005

（沖坂重邦）

II 病的近視の疫学

I. 近視が今なお重要な課題である理由

　われわれ眼科医が日々の診療で接する患者に最も多いと感じているのは「近視」ではないだろうか．日頃の診療のなかでの近視は，眼鏡やコンタクトレンズ，あるいは屈折矯正手術で屈折異常を「矯正することができる視力障害」であり，とりたてて重要な疾患とは感じないかもしれない．しかし，近年改めて重要な視力障害の原因疾患として近視が再認識されている．その理由として Morgan らは，①世界的に，特に日本を含む東アジアにおいて近視の有病率が過去半世紀にわたり上昇していること，②屈折矯正が可能であるにもかかわらず十分な屈折矯正を受けないまま生活している人が多いという現状，そして，③単なる屈折矯正では対応できない不可逆的な視覚障害に至る危険の高い強度近視の増加を挙げている．

　実際に強度近視に伴う近視性黄斑症，あるいは眼軸の延長に伴う周辺部網膜変化からの網膜裂孔と網膜剝離，さらに視神経変化などは不可逆的な視覚障害をきたす．現実の問題として視覚障害の主要な原因となる病的近視・近視性黄斑症は重要である．

　わが国の疫学研究である多治見研究では片眼性失明の原因疾患として第 1 位に挙げられたのが近視性黄斑症であり，片眼性低視力の原因としても第 3 位であった．海外においても中国，台湾などのアジアだけでなく，デンマーク，オランダ，イタリア，また米国ロサンゼルスのヒスパニックの疫学研究でも失明，低視力の原因の上位に近視および近視性黄斑変性が挙げられている．逆に，低視力者や失明者における屈折状態を見ると正視者に比べて軽度〜中等度近視，強度近視となるにつれ低視力者，失明者，特に両眼性の割合が高い（図 1）．

II. 近視・病的近視の定義

　近視にはさまざまな分類がある．よく使われるのは屈折度数に基づくものであるが，眼底所見や視機能障害に基づくものなどさまざまある．屈折に基づく分類では庄司らによる分類が知られている．すなわち，屈折度数が−3.0 D（ジオプター）までの近視を弱度近視，

29

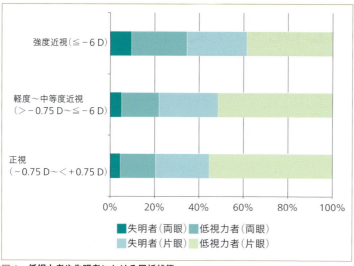

図1　低視力者や失明者における屈折状態
低視力者，失明者における屈折状態はより近視であるほど失明者・低視力者が多く両眼性も多い．
(Verhoeven VJ, Wong KT, Buitendijk GH, et al：Visual consequences of refractive errors in the general population. Ophthalmology 122：101–109, 2015 を基に作成)

−3.0 D〜−6.0 D までを中等度近視，−6.0 D〜−10.0 D を強度近視，−10.0 D〜−15.0 D を最強度近視，−15.0 D より強い近視を極度近視とするものである．視機能障害の観点からは，屈折度が比較的軽度で生物学的個体差の分布範囲にあり，眼鏡などの屈折矯正によって良好な視機能が得られるものを「単純近視」と呼び，それに対して極度の近視と近視性黄斑部病変あるいは後部ぶどう腫を伴う近視を「病的近視」とする考えもある．病的近視は変性近視あるいは悪性近視とも呼ばれる．所らは眼軸が異常に長く，正視眼の眼軸長の平均値から3標準偏差以上眼軸が長く，視力に障害をきたしているものを病的近視と定義し，それに対応する屈折度数を年齢別に定義した．すなわち，5歳以下では−4.0 D を超える近視で矯正視力は 0.4 以下，6〜8歳では−6.0 D を超える近視で視力 0.6 以下，9歳以上では−8.0 D を超える近視で矯正視力 0.6 以下としている(所敬，他ら．1987)．

このように，強度近視や病的近視にはさまざまな定義や分類が存在しており，また，近視性黄斑症の病変定義や重症度分類にも統一されたものはなかった．それゆえ研究間での比較やメタ研究などが困難な現状がある．The META-analysis for Pathologic Myopia (META-PM) Study では近視性黄斑症の統一した分類法を提唱し，屈折度数や眼軸との関連からより多数例での定義および分類を試みている(図2)．今後，共通の定義によって病変を判定することが研究同士の比較可能性を高めることが期待される．

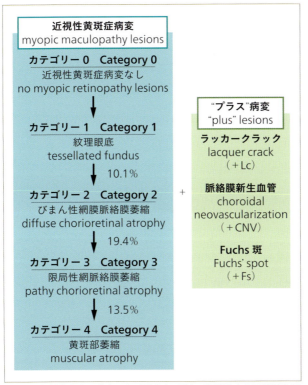

図2 近視性黄斑症の病変および重症度に関して提唱された国際新分類
(Ohno-Matsui K, Kawasaki R, Jonas JB, et al：International photographic classification and grading system for myopic maculopathy. Am J Ophthalmol 159：877-883, e877, 2015 を基に作成)

III. 単純近視と病的近視の連続性と予防可能性

Thornら（2005）は近視の進行様式を調査した小児を対象としたコホート研究を基に，ある年齢における屈折度数はGompertz関数と呼ばれる以下の式で表現できるとした（図3）．

$$R = Re + Rc(0.07295)^{a(x-t_0)}$$

R：ある年齢における屈折度数（等価球面）(D)，Re：近視発症前の安定している時期の屈折度数(D)，Rc：近視になる前から近視になった後の屈折度数の変化幅(D)，a：曲線を規定する係数で，近視進行の期間を決定する係数，t_0：屈折度数の変化が最も強くみられる年齢で，近視発症年齢にあたる，x：年齢

この式を用いると，個々の近視の発症パターン，屈折度数の変化が「早期発症型」「典型発症型」「後期発症型」などさまざまな進行様式をとっているとしてもこれらのパラメータを変化させることによって実際の屈折変化とよく一致するという（図3）．このことが必ずしも単純近視と病的近視が同じ機序によって規定されていることを示す根拠にはならないが，軽度近視であっても強度近視であっても，また，発症の時期が比較的早くても遅くても，共通の式でその進行様式が説明できるとすれば，単純近視と病的近視とは連続性をもった延長線上にあることを示唆する大変興味深い考え方である．

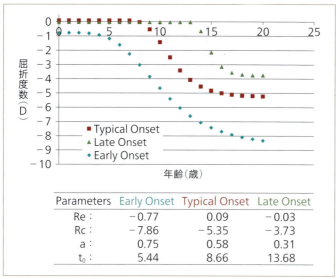

図3　小児における屈折度数を示した Gompertz 関数
Thorn らが報告した近視の進行様式を説明する式を基に再現して作成．
(Thorn F, et al：Myopia progression is specified by a double exponential growth function. optom Vis Sci 82：e286, 2005 より)

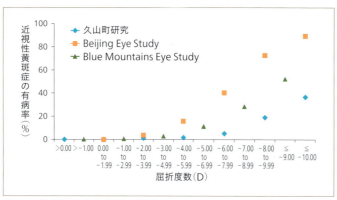

図4　屈折度数と近視性黄斑症の有病率

　一方，屈折度数と近視性黄斑症の関連はどのようになっているだろうか？　図4には3つの一般住民を対象とした疫学研究における屈折度数と近視性黄斑症の有病率をプロットした．この関係はこれまである閾値となる屈折度数（例えば−6Dや−8D）を超えると急峻に有病率が上昇すると考えられてきた．しかし，実際には疫学調査からは−6Dや−8Dを境に急激に近視性黄斑症の有病率が上昇するというよりも，連続的に上昇していることが示唆される．現在，近視発症や進行に関連する介入・修正可能な危険因子の同定に基づきさまざまな介入研究が行われている．そのなかで注目されている低濃度アトロピン点眼による近視進行抑制には期待が集まるが，それでも屈折度数における進行抑制効果は＜1D/年程度である．個々の症例において＜1D程度の屈折度数の変化ではあまり近視進行抑制の恩恵を受けるとは思えないかもしれない．しかし，個人レベルでは少ない近視抑制効果であっても，集団として屈折度数の平均が軽減されることで全体の近視性黄斑症の発症者

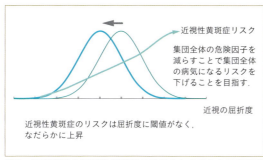
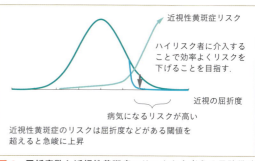

図5 屈折度数と近視性黄斑症のリスクから考える予防戦略（ポピュレーション・アプローチが有効な場合）
はっきりした閾値がなく徐々にリスクが上がる場合．

図6 屈折度数と近視性黄斑症のリスクから考える予防戦略（ハイリスク・アプローチが有効な場合）
ある閾値を超えて急峻にリスクが上がる場合．

を減少させる効果が期待される．いわゆるポピュレーションアプローチと呼ばれる予防戦略にしたがって，屈折度と近視性黄斑症の関連が明らかな閾値をもたずに近視性黄斑症の危険が上昇する場合に全体としての近視性黄斑症の発症予防効果が期待できる（図5）．

一方で，特に近視性黄斑症のなかでも脈絡膜新生血管のように非常に重篤でより頻度が少なく，特に強い屈折値や長眼軸においてのみ急峻に有病率が増加する閾値が存在するような場合にはハイリスク群を同定し，その群に対してアプローチをするハイリスクアプローチが有用となる（図6）．

IV. 近視の有病率

図7は1980年代から2000年代まで台湾の先住民族を対象として繰り返し行われてきた学童期の年齢別近視有病率である．これをみると近視の有病率が増えつつある傾向が見て取れる．同研究で12歳時の屈折分布をみると，1990年までは0Dを頂点とした一峰性の分布であったものが，1995年以降では頂点がやや0～−3Dと近視の方向にシフトしつつあり，より早期に近視になっている人が増えていることが示唆される．

図8は文部科学省が公表している学校保健統計を基に作成した出生年別1993（平成5）年～2008（平成20）年生まれに見た6～17歳それぞれの視力1.0未満者の割合の推移である．この推移からみてとれるのは，6～14歳までは横ばいからやや上昇傾向（おおよそ5%/9年），そして，15～17歳ではより高くなっていることがわかる（おおよそ10%/9年）．視力1.0未満者は必ずしも近視とは限らないが，小学生では約46%，中学生では約73%，高校生では約91%が近視もしくは近視性乱視であるという報告がある．図9にはMatsumuraらによる1984年と1996年の学童期の年代別の近視の有病率をまとめた．これによればこの約10年の間に各年齢で10～20%近視の有病率が増加していることが示唆される．別の見方をすれば同じ近視の頻度となる年齢が約2歳若くなっているともいえる．

学童期の近視の発症，進行に関連する因子として，①遺伝的素因，②戸外活動時間，③近業，④IQ，教育歴などの報告がある．戸外活動時間に関しては，スポーツやレジャーなど活動内容にかかわらず屋外で活動する時間が長いことが近視の抑制に関連することが

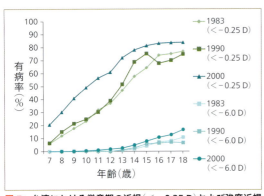

図7 台湾における学童期の近視（<－0.25 D）および強度近視（<－6.0 D）の有病率の時代比較
(Lin LLK, et al：Prevalence of Myopia in Taiwanese Schoolchildren：1983 to 2000. Ann Acad Med Singapore 33：27-33, 2004 を基に作成)

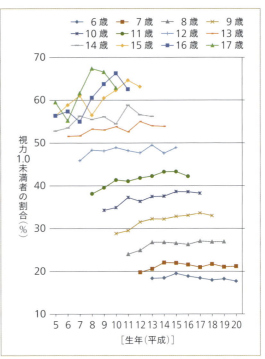

図8 出生年別にみた年齢別視力1.0未満者の割合の推移
(文部科学省学校保健統計を基に作成)

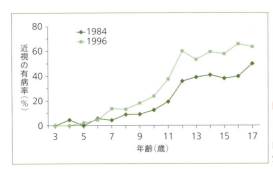

図9 Matsumuraらによる1984年と1996年の学童期の近視の時代比較
(Matsumura H, Hirai H：Prevalence of Myopia and Refractive Changes in Students From 3 to 17 Years of Age. Surv Ophthalmol 44：S109-S115, 1999を基に作成)

報告されている．学校において屋外活動時間を増加させることで近視の予防を目指す介入研究も行われている．台湾では休み時間を屋外で過ごすプログラムを学校に導入し，1年後に屈折度数の近視化を抑制することができたと報告がある．介入効果をいかに長期間継続して提供するかは課題がある．長時間の近業についても近視化との関連が知られ，30 cm未満の距離で読書する児童は30 cm以上離して読書する児童に比べ有意に近視が多く，また，30分以上連続して読書する児童は30分未満の児童に比べて近視が多いという報告もある．

V. 強度近視の有病率

近視全体だけでなく強度近視も増えている可能性が高いがそのことを示す疫学資料は乏

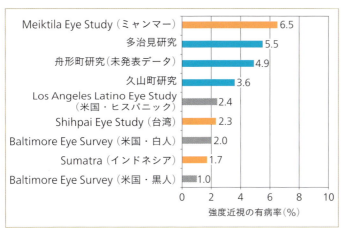

図 10　一般住民を対象とした疫学研究における強度近視（＜−6.0 D）の有病率
(Morgan I, Rose K : How genetic is school myopia? Prog Retin Eye Res 24 : 1-38, 2005. Pan CW, Ramamurthy D, Saw SM : Worldwide prevalence and risk factors for myopia. Ophthalmic Physiol Opt 32 : 3-16, 2012 を基に作成)

しい．一般成人における強度近視の有病率を図10にまとめた．強度近視の頻度には，人種差があり，白人に比べ黒人に少なく，アジア人に多いといわれている．多治見研究，久山町研究，舟形町研究などわが国の疫学研究では＜−6 Dの近視は5％前後の有病率である．正確な年齢調整を行ったものではなく，直接比較はできないが，一般にわが国の有病率はほかのアジア諸国と比較しても高いことがうかがわれる．

病的近視に関連する因子は久山町研究（Asakuma, et al. 2012）において，高齢（調整済みオッズ比1歳あたり1.12），女性（男性に対して調整済みオッズ比3.29），長眼軸（調整済みオッズ比1 mmあたり4.20）が挙げられている．

VI. 近視性黄斑症の有病率

一般住民を対象とした疫学研究における近視性黄斑症の有病率を表1に挙げた．成人における近視性黄斑症の有病率はオーストラリアの白人を対象とした Blue Mountains Eye Study（Vongphanit J, et al. 2002）では1.2％，アジア圏の中国（Liu HH, et al. 2010 ; Gao LQ, et al. 2011），台湾（Chen CJ, et al. 2012），シンガポール（Chang L, et al. 2013）そしてわが国の久山町研究（Asakuma, et al. 2012）では0.9〜3.1％であった．病変別の有病率では，頻度が多い順に網膜脈絡膜萎縮，lacquer cracks，Fuchs 斑，そして脈絡膜新生血管となっている．近視性黄斑症は男性に比べ女性に多く，その比は Blue Mountains Eye Study では1：6.7だったが，アジア圏ではおおよそ1：2程度である．近視性黄斑症に関連する因子はほかに年齢，長眼軸が知られている．

表1 一般住民対象疫学研究における近視性黄斑症の有病率，男女比，および病変内訳

研究名	年齢(歳)	対象者(人)	近視性黄斑症有病率(%)	病変別有病率			
				網膜脈絡膜萎縮(%)	lacquer crack(%)	脈絡膜新生血管(%)	Fuchs斑(%)
Blue Mountains Eye Study (豪州［白人］，2002)	49≧	3,583	1.2	0.2	0.2	0.03	0.1
Beijing Eye Study(中国，2010)	40≧	4,319	3.1	3.1	0.2	—	0.1
Handan Study(中国，2011)	30≧	6,603	0.9	0.5	0.3	—	0.1
久山町研究(日本，2012)	40≧	1,892	1.7	1.7	0.2	—	—
Shihpai study(台湾，2012)	65≧	1,058	3.0	—	—	—	—
Singapore 多人種研究 (シンガポール，2013)	40≧	6,680	—	19.3	1.8	0.9	0

VII. 近視性脈絡膜新生血管の予後

　　Yoshida ら(2003)は近視性脈絡膜新生血管の 10 年間の追跡調査から，その長期予後は非常に悪いことを報告している．すなわち，発症時には視力が 0.1 よりよいものが 29.6% であったのに対し，5 年後，10 年後には 0.1 未満の視力者がそれぞれ 88.9%，96.3% となった．原因として，退縮した近視性脈絡膜新生血管周囲の網膜脈絡膜萎縮が 96.3% にみられた．Wong らのメタ解析によれば，強度近視者の 5.2〜11.3% に近視性脈絡膜新生血管が認められ，うち 15% が両眼性であった．病的近視に起因する視覚障害はヨーロッパにおいては 0.1〜0.5%，アジアにおいては 0.2〜1.4% であった．高齢，中心窩下の脈絡膜新生血管，脈絡膜新生血管の大きさなどが視力予後不良に関連する因子だった．ロッテルダム研究では屈折異常別に 55 歳以上の成人をおおよそ 10 年間追跡し視覚障害をきたした累積割合を比較したところ，正視では 9.5% であったのに対し，強度近視では 33.7% と高率であった．正視眼に比べ−6 D までの近視では視覚障害のリスクは 3.4 倍に，−10 D を超える近視では実に 22 倍にも上ったという．強度近視者の失明原因の 7 割を近視性黄斑変性が占め，失明，低視力者の 3 人に 1 人は両眼性の失明もしくは低視力であった．

VIII. 病的近視に伴う近視性黄斑症は予防できるか？

　　疫学研究からは，近視が増加傾向にあることが示唆されているが，10 年程度の比較的短期間でも近視が増加傾向にあることから，その背景には遺伝的素因にまして環境要因や生活習慣因子など比較的短期間に変化する因子が影響を及ぼしていることが示唆される．逆にいえば，疫学研究によって明らかにされた環境因子や生活習慣因子に対して介入を行うことで病的近視の予防が期待される可能性があると思われる．わが国の近視，病的近視に関連した疫学資料は十分であるとはいえず，今後，わが国の地理環境，生活習慣などを包括的に考慮して調査する疫学研究を重ねることが必要であろう．

参考文献

1) Morgan I, Rose K：How genetic is school myopia? Prog Retin Eye Res 24：1-38, 2005
2) Verhoeven VJ, Wong KT, Buitendijk GH, et al：Visual consequences of refractive errors in the general population. Ophthalmology 122：101-109, 2015
3) Ohno-Matsui K, Kawasaki R, Jonas JB, et al：International photographic classification and grading system for myopic maculopathy. Am J Ophthalmol 159：877-883 e877, 2015
4) Wong TY, Ferreira A, Hughes R, et al：Epidemiology and disease burden of pathologic myopia and myopic choroidal neovascularization：an evidence-based systematic review. Am J Ophthalmol 157：9-25, e12, 2014
5) Pan CW, Ramamurthy D, Saw SM：Worldwide prevalence and risk factors for myopia. Ophthalmic Physiol Opt 32：3-16, 2012

（川崎　良，川崎有美子）

Ⅲ 病的近視の遺伝子

I. 連鎖解析

　近視の発症に遺伝的な背景がありそうだということは，眼科医に限らず一般人でも感じているはずである．1998年から10年程度の期間には，近視や強度近視が遺伝性の疾患であるという前提で連鎖解析がさかんに行われ，原因遺伝子の発見が試みられた．その結果，19か所の遺伝子領域がMYP lociとして報告された（**表1**）が，これらの領域内に近視や強度近視の原因遺伝子は発見されなかった．

1. MYP locus

1）MYP1

　1990年にはSchwartzらがX染色体連鎖性疾患で強度近視を伴うBornholm eye disease（BED）の家系を用いて連鎖解析を行い，MYP1 locus（Xq28）が有意な連鎖を示すことを発見した．その再現性は追試で確認されており，BEDなどの症候群を伴わない強度近視でもMYP1 locusとの関係を示す研究結果も報告されている．しかし，この領域からは強度近視の原因遺伝子はみつからなかった．

2）MYP2

　1998〜2010年までの間には数多くの連鎖解析結果が報告されている．Youngらは強度近視を含む家系を用いて，常染色体優性遺伝モデルに基づいて連鎖解析を行い，MYP2 locus（18p11.31）とMYP3 locus（12q21-q23）が強度近視に有意な連鎖を示すことを報告した．この2つの領域についてはその再現性を支持する追試の結果が複数報告されている．しかしこの2領域からも強度近視の原因遺伝子は発見されなかった．

3）MYP4，MYP5

　2002年にはNaiglinらが，2003年にはPaluruらが強度近視を含む家系を用いた常染色体優性遺伝モデル連鎖解析を行い，それぞれMYP4 locus（7q36）とMYP5 locus（17q21-q22）

表 1 MYP loci

MYP	領域	遺伝形式	文献
MYP1	Xq28	X-linked high myopia	1990 Schwartz
MYP2	18p11.31	High myopia（AD）	1998 Young
MYP3	12q21-q23	High myopia（AD）	1998 Young
MYP4	7q36	High myopia（AD）	2002 Naiglin
MYP5	17q21-q22	High myopia（AD）	2003 Paluru
MYP6	22q12	Common myopia	2004 Stambolian
MYP7	11p13	Common myopia	2004 Hammond
MYP8	3q26	Common myopia	
MYP9	4q12	Common myopia	
MYP10	8p23	Common myopia	
MYP11	4q22-q27	High myopia（AD）	2005 Zhang
MYP12	2q37.1	High myopia（AD）	2005 Paluru
MYP13	Xq23-q25	X-linked high myopia	2006 Zhang
MYP14	1p36	Common myopia	2006 Wojciechowski
MYP15	10q21.1	High myopia（AD）	2007 Nallasamy
MYP16	5p15.33-p15.2	High myopia（AD）	2008 Lam
MYP17	7p15	Common myopia	2008 Ciner
		High myopia（AD）	2008 Paget
MYP18	14q22.1-q24.2	High myopia（AR）	2009 Yang
MYP19	5p13.3-15.1	High myopia（AD）	2010 Ma

を報告した．MYP4 locus については軽度の近視でも連鎖が確認されており，MYP5 については強度近視との連鎖が再確認されている．しかしこの 2 領域からも強度近視や近視の原因遺伝子は発見されなかった．

4）MYP6，MYP7～10

2004 年には－1.0D 程度の弱い近視も対象にした家系研究や双生児研究が行われ，Stambolian らが MYP6（22q12）を，Hammond らが MYP7～10 を報告した．MYP7 領域には眼の発生を司る *PAX6* が存在しており，*PAX6* は強度近視の発症に関連がある感受性遺伝子かもしれないと考えられている．

5）MYP11～19

2005 年から 2010 年の間には軽度近視と強度近視について優性遺伝，劣性遺伝，X 染色体連鎖性遺伝モデルを用いた連鎖解析が行われ，MYP11～19 が報告された．その一部については追試で再現性の確認もできたが，これらの領域内にも近視や強度近視の原因遺伝子は発見されていない．

III　病的近視の遺伝子　39

II. 強度近視に対するゲノムワイド関連解析

1) *BLID/LOC399959*

　2000 年以降にはヒトゲノム計画や国際ハップマッププロジェクトが完了し，ゲノム研究の手法も急速に進歩したため，一塩基多型(single nucleotide polymorphism：SNP)を活用したゲノムワイド関連解析(genome-wide association study：GWAS)が現実的なものとなった．GWAS では多因子疾患の発症に影響を与えている感受性遺伝子の発見が可能で，近視に関する GWAS としては 2009 年に強度近視を対象にした研究結果が日本から世界初の GWAS として報告された．この研究では 11q24.1 領域にある *BLID/LOC399959* が強度近視の感受性遺伝子として報告されたが，その後に行われた追試では 2 報がその関連を否定しており，2 報がその関連を支持している．

2) *CTNND2*

　強度近視はアジア人に多いことから，強度近視の感受性遺伝子を発見するための GWAS はアジアを中心に行われてきた．2011 年にはシンガポールと日本の共同研究によって，カテニンデルタ 2 遺伝子(*CTNND2*)が強度近視の感受性遺伝子であることが報告された．このカテニンデルタ 2 はカドヘリンを介した細胞の接着接合・シグナル伝達に関わる分子で，WNT-catenin 経路にも関与していることから注目を集めている．*CTNND2* と強度近視発症との関連については他施設からもその関与が支持されているが，関連を否定する研究結果も報告されており，さらに検討が必要だと考えられる．

3) *ZC3H11A*

　2011 年にはシンガポールと日本の共同研究によって 1q41 の *ZC3H11A* も強度近視の感受性遺伝子であることが発表された．*ZC3H11A* については，その後の多施設研究でも近視の発症と関連していることが支持されている．

4) 4q25，13q12.12

　中国からも複数の施設で GWAS が行われており，2011 年には 4q25 領域と 13q12.12 領域が強度近視の感受性遺伝子として発表されている．4q25 については近視との関連を支持する再現性確認実験の結果も 1 つ報告されている．

5) *VIPR2*，*SNTB1*，*ZFHX1B*

　2013 年には中国の研究チームが *VIPR2* と *SNTB1* を強度近視の感受性遺伝子として報告し，さらにシンガポール，日本，中国の共同研究によって *SNTB1* と *ZFHX1B* が強度近視の感受性遺伝子であることが発表された．*SNTB1* はこの 2 つの研究で強度近視との関連が報告されており，*VIPR2* については香港からも強度近視との関連が報告されていることから，*VIPR2* と *SNTB1* は強度近視の感受性遺伝子と考えてもよさそうである．一方，*ZFHX1B* についてはまだ追試の結果が報告されていない．

6) *WNT7B*

2015 年には滋賀県長浜市で行われているながはま研究によって *WNT7B* が近視・強度近視の感受性遺伝子であることが発見された．この研究ではまず *WNT7B* がアジア人と白人の近視発症に関与していることが示されており，さらにアジア人では *WNT7B* が強度近視の発症にも関与していることが示されている．またアジア人では *WNT7B* が近視発症に与える影響について後述する *GJD2* との相乗効果が示されているのに対して，白人ではその相乗効果が明らかではなく，これがアジア人に近視が多い原因なのかもしれない．

III.　近視に関する GWAS

白人では強度近視が少ないために，遠視～近視のサンプルをすべて用いて，屈折度数に関係する遺伝子を発見しようという GWAS が主に行われてきた．2010 年には 1 万人以上のサンプルを用いた大規模な GWAS が行われ，*GJD2* と *RASGRF1* が強度近視の感受性遺伝子であることが発表された．この 2 つの遺伝子については複数の施設で再現性が確認できており，さらに強度近視にも関連があることが報告されている．

2013 年にはさらに大規模な GWAS の結果が 23andMe 社と CREAM（Consortium for Refractive Error and Myopia）から報告された．23andMe 社は白人の近視発症年齢と遺伝子情報との関係を解析し，*GJD2* と *RASGRF1* 以外に，*LAMA2*, *LRRC4C*, *RDH5*, *TOX*, *PRSS56*, *SHISA6*, *BMP3*, *DLG2*, *PDE11A*, *ZIC2*, *SETMAR*, *QKI*, *MPLOC4* が近視の感受性遺伝子であること報告した．一方，CREAM は白人とアジア人のコホートをメタ解析することで，*GJD2* と *RASGRF1* 以外に，*CD55*, *PRSS56*, *CACNA1D*, *BMP3*, *KCNQ5*, *LAMA2*, *ZMAT4*, *TOX*, *RORB*, *CYP26A1*, *BICC1*, *GRIA4*, *RDH5*, *PCCA*, *ZIC2*, *MYO1D*, *KCNJ2*, *CNDP2* が近視の感受性遺伝子であることを発表し，さらに *LOC100506035*, *KCNQ5*, *TJP2*, *PTPRR*, *SIX6*, *RBFOX1*, *SHISA6*, *BMP2* が感受性遺伝子であるかもしれない可能性を示した．両方の研究である程度以上に強い関連が報告された遺伝子については，少なくとも白人では間違いなく近視の発症に関与していると考えられるため，表 2 にまとめた．さらにこの 2 つの研究で報告された遺伝子について日本人のコホートで関連が確認できた遺伝子を表 3 にまとめる．

CREAM からは眼軸長に着目した GWAS の結果も報告されている．この研究では以前指摘されていた *ZC3H11B* のほかに *RSPO1*, *CMSS1*, *LAMA2*, *GJD2*, *CD55*, *MIP*, *ALPPL2* が眼軸長の延長に関わる遺伝子であることが発表され，さらに *ZNRF3* も感受性遺伝子である可能性が示された．また，これらの遺伝子のうち，*LAMA2*, *GJD2*, *CD55*, *ALPPL2*, *ZC3H11B* については屈折度数にも関連があると報告している．

表2 白人の近視発症に関わる遺伝子	
染色体	遺伝子
2	*PRSS56*
6	*LAMA2*
8	*TOX*
12	*RDH5*
15	*GJD2*
15	*RASGRF1*
17	*SHISA6*
6	*KCNQ5*
16	*RBFOX1*
9	*TJP2*
10	*BICC1*
13	*ZIC2*
4	*BMP3*
17	*MYO1D*

表3 日本人の近視発症に関わる遺伝子	
染色体	遺伝子
1	*CD55*
6	*KCNQ5*
6	*QKI*
8	*SFRP1*
9	*SH3GL2*(*ADAMTSL1*)
10	*BICC1*
10	*CYP26A1*
11	*LRRC4C*
11	*EHBP1L1*
11	*GRIA4*
14	*BMP4*
15	*GJD2*
15	*RASGRF1*
17	*B4GALNT2*
20	*BMP2*

IV. 脈絡膜新生血管の発症に関わる遺伝子

近視や強度近視の発症に関わる遺伝子研究が進めば，将来的に近視や強度近視の予防が可能となるかもしれないが，強度近視に伴う合併症による失明を防ぐためには，合併症が生じた強度近視患者と合併症が生じなかった強度近視患者とを比較することで，合併症が生じる機序を研究していく必要がある．特に近視性脈絡膜新生血管（近視性CNV）については，強度近視眼の10％程度にしか生じないが，中心窩に出現すると患者の視力予後を大きく損ねることになるために数多くの研究が行われている．

滲出型加齢黄斑変性の発症に関わる遺伝子の研究は2005年以降に急速に進み，特に *CFH* と *ARMS2/HTRA1* の2つの遺伝子領域が発症に強く関与していることがわかっている．滲出型加齢黄斑変性にも強度近視眼にも脈絡膜新生血管が生じることから，滲出型加齢黄斑変性の感受性遺伝子と近視性CNV発症との関連については複数の研究結果が報告されている．*CFH* と *ARMS2/HTRA1* については近視性CNV発症とは関連がないことがわかっており，*CFI* については近視性CNVの発症に関係するという報告がある．しかし，日本人のサンプルを用いた追試では *CFI* と近視性CNV発症との関連は否定されている．

近視や強度近視の感受性遺伝子が近視性CNVの発症に関与しているかどうかについても検討がなされているが，*GJD2*，*RASGRF1*，*TOX*，*RDH5*，*ZIC2*，*SHISA6* については近視性CNVの発症に有意な関連は示されていない．さらに，血管新生を促進する作用を持つ *VEGF* や抑制する作用をもつ *PEDF* についても研究結果が発表されており，*VEGF* は近視性CNVの発症に関連をもっておらず，一方 *PEDF* は近視性CNVの発症に関連しているかもしれないと考えられている．

V. 脈絡膜新生血管のサイズや治療結果に関わる遺伝子

　*VEGF*遺伝子の多型は近視性 CNV の発症には有意な関連を示さないが，近視性 CNV の大きさには有意な関連を持っている．*VEGF*遺伝子の rs2010963 の遺伝子型が CC 型の患者では CG 型や GG 型の患者に比べて有意に病変サイズが大きいということが示されており，CC 型では VEGF の分泌量が多いことが関係しているのかもしれない．また，この遺伝子多型は病変サイズとは独立して，VEGF 阻害薬治療後の視力予後にも影響を与えており，CC 型の患者では CG 型や GG 型の患者に比べて治療後の視力予後が悪いこともわかっている．さらにほかの遺伝子の多型と治療予後との関連を研究していくことで，治療を開始する前から治療結果を予測することができるようになるのかもしれない．

参考文献

1) Nakanishi H, Yamada R, Gotoh N, et al：A genome-wide association analysis identified a novel susceptible locus for pathological myopia at 11q24.1. PLoS Genet 5：e1000660, 2009
2) Miyake M, Yamashiro K, Tabara Y, et al：Identification of myopia-associated WNT7B polymorphisms provides insights into the mechanism underlying the development of myopia. Nat Commun 6：6689, 2015
3) Kiefer AK, Tung JY, Do CB, et al：Genome-wide analysis points to roles for extracellular matrix remodeling, the visual cycle, and neuronal development in myopia. PLoS Genet 9：e1003299, 2013
4) Verhoeven VJ, Hysi PG, Wojciechowski R, et al：Genome-wide meta-analyses of multiancestry cohorts identify multiple new susceptibility loci for refractive error and myopia. Nat Genet 45：314-318, 2013
5) Cheng CY, Schache M, Ikram MK, et al：Nine loci for ocular axial length identified through genome-wide association studies, including shared loci with refractive error. Am J Hum Genet 93：264-277, 2013

（山城健児）

第3章

画像診断を用いた病的近視へのアプローチ

I 眼底画像診断

A 眼底自発蛍光検査

I. 概説

　眼底自発蛍光検査(fundus autofluorescence：FAF)は蛍光物質を体内に注入することなく非侵襲的に網膜の蛍光物質を画像化する検査である．青色の励起光を用いる自発蛍光主体は網膜色素上皮(retinal pigment epithelium：RPE)におけるリポフスチンの分布を描出していると考えられている．リポフスチンは視細胞外節に含まれるレチナールの代謝産物であるA2Eを主成分としており，RPEが視細胞外節を貪食した後の最終産物であり，加齢とともに蓄積されていくといわれている．よってリポフスチンの過剰蓄積は過蛍光を示すため，FAFにて過蛍光を示せばRPE内に蓄積したリポフスチンを反映しており，信号の強さは網膜色素上皮細胞層におけるリポフスチンの量と分布により変化する．一方，RPEが機能低下を起こせば外節の貪食能が低下するため低蛍光を呈するようになる．すなわちRPEが萎縮している状態では低蛍光を示す．また，網膜下出血が存在する場合には出血による蛍光ブロックを示す．

　RPEは網膜の代謝調節と網膜機能の維持に重要な役割をもち，網膜の恒常性維持を行っており，RPEの機能異常は視細胞の変性すなわち視機能の低下をもたらす．強度近視眼では眼軸の過度な延長に伴い，網膜にストレッチが加わることで，近視性脈絡膜新生血管(近視性CNV)，近視性牽引黄斑症，網膜脈絡膜萎縮，lacquer crackなどさまざまな眼合併症を生じることが知られている．これらの病変は眼軸延長に伴う網膜のみならずRPEの変化に密接に関与していることから，RPEの病態を把握することは各病態における視機能や視力予後を考慮するうえで重要であろう．

　本項ではこれらの眼底病変においてFAFの所見とその診断治療における有用性について述べる．

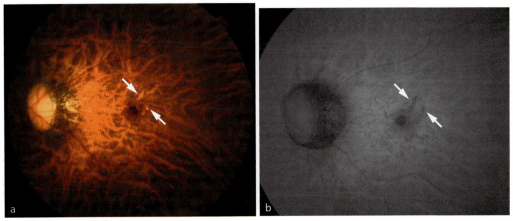

図1 lacquer crack（Lc）
カラー眼底写真（a）でみられるLc（矢印）はFAF（b）において低蛍光病変として写る（矢印）．

II. 各論

1. lacquer crack（Lc）

　Lcは眼軸延長に伴う網膜伸展の結果生じたBruch膜の断裂と考えられており，検眼鏡的には黄斑部近傍に黄白色の単独もしくは交差する線状病変として観察される（図1a）．FAFではLcのラインに一致する線状の低蛍光病変として検出される（図1b）．これはLc上のRPEが萎縮しているために生じるものである．Lcの新鮮例や拡大例では，後述する単純型出血や近視性CNVの発症原因になるため，Lcの発症を検出することは臨床上重要である．しかしながら検眼鏡的にLcの発症や拡大を正確にとらえることは近視性のびまん性網膜脈絡膜萎縮の強い症例ではしばしば困難である．FAFによるLcの描出は比較的容易にできるため，Lcの変化を見るために有用な手段といえる．

2. びまん性網膜脈絡膜萎縮

　びまん性網膜脈絡膜萎縮は境界不明瞭な近視眼の後極部に生じる黄色病変である（図2a）．近視の進行や加齢によっても進行し，後部ぶどう腫を伴う症例では後極部全体に広がる例も珍しくない．びまん性網膜脈絡膜萎縮のみでは重篤な視力低下は生じず，視力は保たれる症例が多い．FAFではびまん性病変に一致して小さい点状の低蛍光を示すことが多い（図2b）．局所的なRPEの萎縮を示しているものと思われる．

3. 斑状網膜脈絡膜萎縮

　斑状網膜脈絡膜萎縮は灰色から黄白色の境界明瞭な萎縮病変である（図3a）．RPEと脈絡膜はほとんど欠損しているため網膜を通して強膜が透けて見えている．FAFではRPEが欠損しているため，斑状網膜脈絡膜萎縮部位と一致する境界明瞭な明らかな低蛍光を示す（図3b）．脈絡膜新生血管退縮後にその周囲に斑状網膜脈絡膜萎縮が発生することが多

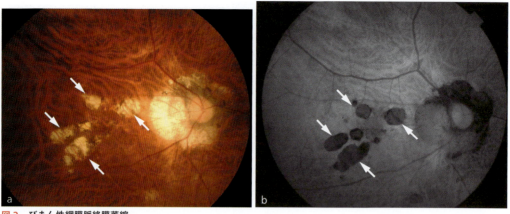

図2　びまん性網膜脈絡膜萎縮
カラー眼底写真(a)で後極部にみられるびまん性網膜脈絡膜萎縮はFAF(b)においてびまん性病変に一致して小さい点状の低蛍光を示す(矢印).

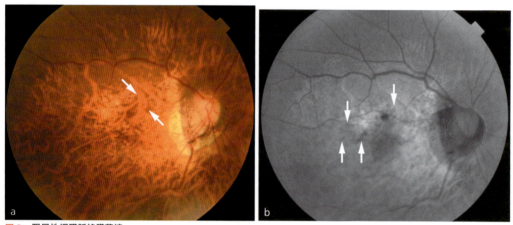

図3　限局性網膜脈絡膜萎縮
カラー眼底写真(a)で後極部にみられる斑状網膜脈絡膜萎縮(矢印)はFAF(b)において病変に一致する境界明瞭な低蛍光を示す(矢印).

く長期的には深刻な視力障害の原因となりうるが，この斑状網膜脈絡膜萎縮の拡大の評価にはFAFは有用である．

4. 単純型黄斑部出血

　単純型黄斑部出血は前述したLcが新たに形成される際に，Bruch膜の断裂に伴う脈絡膜毛細血管の障害により生じる(図4a)．FAFでは出血によるブロックによる低蛍光を示す(図4b)．出血の消退に伴い低蛍光は消失していく．単純型黄斑部出血のほとんどの症例は視力予後良好であるが，稀に視力低下をきたす症例があり，そういった症例にFAFを施行すると出血消退部に斑状の低蛍光を示すことがあり，出血による二次的なRPEの萎縮を示唆しており，回復しないことが多い．そのため筆者は単純型黄斑部出血消退後には必ずFAFを行い，評価を行うようにしている．

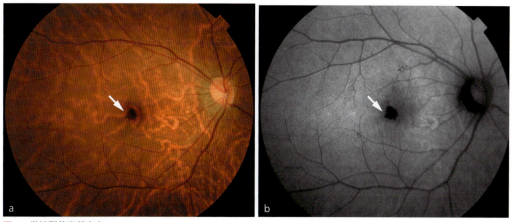

図4 単純型黄斑部出血
カラー眼底写真(a)で黄斑部に単純型黄斑部出血(矢印)がみられ，FAF(b)においては出血によるブロックで低蛍光を示す(矢印).

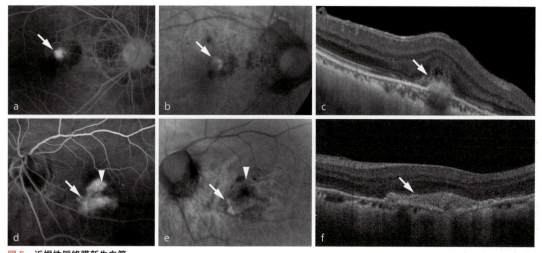

図5 近視性脈絡膜新生血管
過蛍光FAFパターン(a〜c)ではFAG(a)とOCT(c)で描出される近視性CNV(矢印)はFAFでは過蛍光部位(矢印)として描出される(b). 一方，斑状FAFパターン(d〜f)ではFAG(d)とOCT(f)で描出される近視性CNV(矢印)はFAFでは過蛍光部位(矢印)と低蛍光部位(矢頭)が混在する所見として描出されている(e).

5. 近視性脈絡膜新生血管

　強度近視に生じる合併症のなかでも最も深刻なものの1つがほとんどの症例でtype2の脈絡膜新生血管である近視性CNVである．近視性CNVのFAFパターンは大きく分けて2つに分類される．一般的に近視性CNVは高自発蛍光に描出される場合が多いが，実際にはCNV領域に一致して高自発蛍光を示す過蛍光FAFパターンと，高自発蛍光部位と低自発蛍光部位が時にCNV領域を超え混在する斑状FAFパターンである．

　近視性CNVは通常，FAFにおいては過蛍光として描出されることが多い(図5a〜c)．これは，近視性CNVは感覚網膜とRPEの間に生じるtype2 CNVであるため，CNVがRPEを突き破る際にRPEが折り重なりdouble layerになっていることに由来するといわ

I 眼底画像診断　49

れている．しかしながら，CNV に一致する FAF 過蛍光の部位に，部分的に低蛍光の斑状
パターンを示す部分が存在する症例を見ることが多々ある（図 5d〜f）．CNV 中に低蛍光斑
状パターンを呈する病態は今のところ解明されていないが，RPE に何らかの機能障害が
生じているためであると考えられている．頻度としては Parodi らによれば近視性 CNV
の症例中 63％が過蛍光パターン，37％が斑状パターンであったと報告している．同じく
Parodi らによれば，近視性 CNV に対して VEGF 阻害薬治療を行う場合，最終的な視力
改善は近視性 CNV が FAF にて過蛍光パターンを示す症例のほうが，斑状パターン症例
より顕著であり，さらには長期的な視力予後を左右する近視性 CNV 消褪後に生じる網膜
脈絡膜萎縮の形成拡大も FAF 過蛍光パターンを呈する症例で有意に小さかったと報告し
ており，FAF にて CNV 過蛍光パターンは予後良好因子であるといえるかもしれない．こ
れら 2 つの FAF パターンで VEGF 阻害薬療法の視力予後が異なる理由については，近視
性 CNV が過蛍光パターンを示す例では RPE の機能が残存し，結果的に視細胞の機能を
保持できることから視力は保たれる可能性がある一方，低蛍光が存在する斑状パターン症
例では，低蛍光部位の RPE では RPE の機能が障害されている可能性があることから視細
胞の代謝に異常が生じることで，視細胞の機能不全を生じるため視力予後が悪いのであろ
うと推察される．また，近視性 CNV 新鮮例の FAF ではしばしば CNV 周囲に境界明瞭
な過蛍光病変を観察できることがあるが，これは CNV 創傷治癒の過程で生じる CNV 周
囲での RPE の増殖を示していると考えられている．

　このように近視性 CNV の FAF は多様な所見を呈することがわかっているが，それら
の病態について完全解明はされていない．しかしながら上記したように，近視性 CNV の
視力予後をある程度予測できる可能性があることから，近視性 CNV 診察時の評価には有
用である可能性がある．現在のところ近視性 CNV の診断と活動性の評価にはフルオレセ
インやインドシアニングリーンを用いた造影検査が最も有用な検査法であるが，侵襲的な
検査法であり，造影剤に対するアレルギーの問題で検査が困難である症例も存在すること
から，簡便な検査とはいえない．FAF は CNV そのものを観察しているわけではないの
で，造影検査に取って代わることはないものの，FAF は非侵襲的な検査であり，非常に
簡便な検査法であることから，FAF 画像の理解について今後の研究が進めば，さらに有
用な検査法になりうると考えられる．

　今回，強度近視眼診察における FAF の有用性について解説したが，FAF は非侵襲的か
つ簡便に RPE の機能評価ができる検査であり，長期間にわたる経過観察を必要とする強
度近視眼においては，非常に有用な検査であるといえる．今後 FAF でみられる所見に対
する病態解明が進むことで，さらに強度近視眼診察における FAF 検査の臨床的な意義は
大きくなっていくと考えられる．

参考文献

1) Delori FC, Dorey CK, Staurenghi G, et al：In vivo fluorescence of the ocular fundus exhibits retinal pigment epithelium lipofuscin characteristics. Invest Ophthalmol Vis Sci 36：718-729, 1995
2) Hayashi K, Shimada N, Moriyama M, et al：Two-year outcomes of intravitreal bevacizumab for choroidal neovascularization in Japanese patients with pathologic myopia. Retina 32：687-695, 2012

3）Parodi MB, Iacono P, Sacconi R, et al：Fundus Autofluorescence Changes After Ranibizumab Treatment for Subfoveal Choroidal Neovascularization Secondary to Pathologic Myopia. Am J Ophthalmol 160：322-327 e322, 2015

4）Miller H, Miller B, Ryan SJ：The role of retinal pigment epithelium in the involution of subretinal neovascularization. Invest Ophthalmol Vis Sci 27：1644-1652, 1986

（吉田武史）

B フルオレセイン蛍光眼底造影

　病的近視の眼底には，さまざまな所見があり，検眼鏡所見のみでは診断および治療にアプローチすることはできないので，従来はフルオレセイン蛍光眼底造影(fluorescein angiography：FA)が行われてきたが，造影剤を用いない非侵襲的な検査である眼底自発蛍光検査(fundus auto fluorescence：FAF)や光干渉断層計(optical coherence tomography：OCT)，さらに最近ではOCT angiographyの普及によりFAを行わなくても，萎縮病巣の範囲の確認や脈絡膜新生血管(CNV)の存在の有無の確認ができるようになってきた．しかし，FAを行わなくては，CNVの活動性の判定ができない症例もあり，また単純型出血の症例ではCNVの存在をFAで否定する必要もあり，治療方針を決めるためにFAは必要な検査である．本項では，病的近視の眼底に特徴的に認める病巣のFA所見について解説する．

I.　網膜脈絡膜萎縮病変

1. びまん性萎縮病変

　黄白色の境界不鮮明なびまん性萎縮病変は，点状線状病変から面状病変に進展する．

1)点状線状病変〔lacquer crack(図1, 2)を含む〕

　脈絡膜血管の走行に沿ってみられるものとlacquer crack(Lc)のように脈絡膜血管の走行とは関連なくみられるものがある．前者は脈絡膜血管とその周囲の組織の障害であり，FA所見は，脈絡膜大血管に沿うように線状の過蛍光として認める．後者のLcは，眼軸延長に伴いBruch膜が機械的に断裂した状態で，Bruch膜の断裂が発生した際には脈絡毛細血管も同時に破綻し，単純型出血といわれる出血を伴う．その出血吸収後にLcが確認されるので，Lcを初診時に認めた場合には，その部位にBruch膜の断裂による出血が以前に発生していたと推測できる．またLcの部位からCNVが発生することがある．LcのFA所見は，早期には部分的に萎縮した脈絡毛細血管板から漏出した蛍光色素がwindow defectによる線状の過蛍光を示し，造影時間の経過とともに蛍光は増強し，後期には，組織染となり過蛍光が持続する．

52　第3章　画像診断を用いた病的近視へのアプローチ

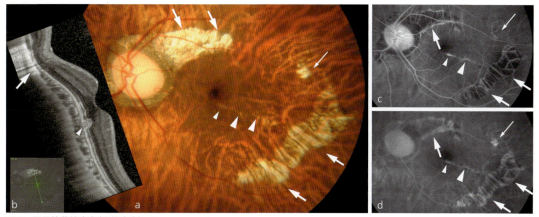

図1 限局性萎縮病変(斑状病変)・lacquer crack
a：カラー．黄斑部上鼻側と下耳側に境界鮮明な大型の限局性萎縮病変の斑状病変(太矢印)と上耳側に小型の斑状病変を認める(細矢印)．中心窩から下耳側にかけて白色線状の lacquer crack を認め(大矢頭)，中心窩よりのやや太い部位は CNV である(小矢頭)．
b：OCT．斑状病変は網膜色素上皮が菲薄化しているためそれより深層の反射を強く認める(太矢印)．中心窩近傍に CNV を示唆する隆起病巣を認める(小矢頭)．
c：FA 55 秒，d：FA 10 分．大型の斑状病変は早期には 2 次的な網膜色素上皮，脈絡毛細血管板の萎縮のために，病巣は低蛍光を示し，後期には病巣周囲の健常な脈絡毛細血管板から病巣内への蛍光色素の漏えによる縁取り様の組織染による過蛍光を示し，その内に存在する脈絡膜大血管が早期から後期まで観察され，透見される脈絡膜大血管から色素の漏出はみられない(太矢印)．小型の斑状病変は早期には低蛍光を示し，後期は組織染による過蛍光を示す(細矢印)．lacquer crack は萎縮した脈絡毛細血管板から漏出した蛍光色素が window defect による線状の過蛍光を示し，後期には，組織染となり過蛍光が持続する(大矢頭)．中心窩近傍の CNV からの蛍光色素の漏出は認めない(小矢頭)．

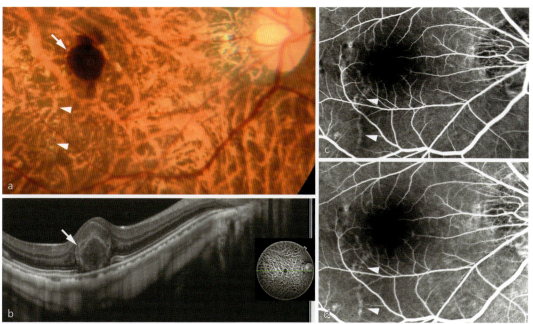

図2 単純型黄斑部出血・lacquer crack
a：カラー．中心窩に網膜下出血を認める(矢印)．lacquer crack は，FA で鮮明にみられるような，連続した線状病変に見えない(矢頭)．
b：OCT．網膜下出血は網膜を押し上げているが(矢印)，CNV を示唆する高反射所見は認めない．
c：FA 27 秒，d：FA 5 分．中心窩の出血部位とその周囲に CNV を示唆する過蛍光所見を後期まで認めない．lacquer crack は，早期には萎縮した脈絡毛細血管板から漏出した蛍光色素が window defect による線状の過蛍光を示し，後期には，組織染となり過蛍光が持続する(矢頭)．

I 眼底画像診断 53

2）面状病変（図3）

点状・線状病変の周囲の網膜脈絡膜が，網膜色素上皮，Bruch膜，脈絡膜の進行性の萎縮のために，黄白色の面状病変に変化する．FA所見は，初期には病変の一部のみ過蛍光を認め，その後，徐々に病変に一致した部位で過蛍光として認める．

2. 限局性萎縮病変

灰白色の境界鮮明な限局性萎縮病変は，斑点状病変から斑状病変に進展する．

1）斑点状病変

網膜色素上皮の限局性萎縮が生じ，周囲と比べやや明るい斑点がみられるが検眼鏡で検出は難しい．FA所見は初期より斑点状病変に一致してwindow defectによる過蛍光が認められる．

2）斑状病変（図1, 4）

斑状病変が拡大して灰白色の境界鮮明な病変としてみられる．FA所見は，早期では2次的な網膜色素上皮，脈絡毛細血管板の萎縮のために，病巣は低蛍光を呈し，その内に存在する脈絡膜大血管が早期から後期まで観察される．透見される脈絡膜大血管から色素の漏出はみられないが，時に脈絡膜血管の狭窄様の所見が認められる．後期には病巣周囲の健常な脈絡毛細血管板から病巣内への蛍光色素の漏れによる組織染がみられる．

3. コーヌス（図4）

近視コーヌスは，視神経乳頭周囲の境界鮮明な白色部位である．近視の進行に伴い視神経乳頭周囲の強膜が伸展することでその部位の網膜は菲薄する．FAでは早期から脈絡膜びまん性背景蛍光の欠損を示し，その部位にZinn-Haller動脈輪をはじめとする脈絡膜の大血管が造影される．後期にはコーヌスと網膜側の境界に縁取りの過蛍光がみられる．

II. 黄斑部出血

近視眼底に網膜下出血を認めた場合は，CNVの存在を念頭におくが，CNVを伴わない単純型黄斑部出血もある．

1. 血管新生型黄斑部出血

CNVは中心窩あるいは傍中心窩の網膜下に灰白色病巣としてみられるが，新生血管が極小のサイズであったり，新生血管の周囲に網膜下出血，漿液性網膜剝離やフィブリンを伴うと新生血管全体を検眼鏡検査では確認できない．また，出血の程度が強いと新生血管の存在の判定ができず，単純型黄斑部出血との鑑別が難しく，FAが診断に有用となる．

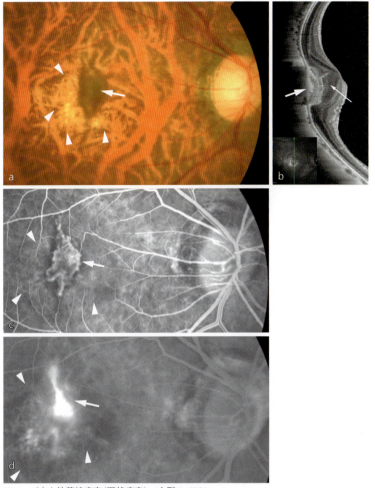

図3　びまん性萎縮病変（面状病変）・大型の CNV
a：カラー．びまん性萎縮病変の面状病変は黄斑部に境界が不明瞭な白色病変として認める（矢頭）．大型の CNV は黒茶色の隆起病巣として認める（矢印）．
b：OCT．CNV は隆起性病巣として認め（太矢印），網膜下にフィブリンを示唆する病巣を確認できる（細矢印）．
c：FA 20 秒，d：FA 10 分．面状病変は造影早期に過蛍光を認め，後期に低蛍光と過蛍光が混在して認める（矢頭）．大型の CNV は造影早期に網目状の過蛍光を呈し，後期に蛍光色素の漏出を認める（矢印）．

1）脈絡膜新生血管（活動期）（図 3, 5）

　活動期の CNV の FA は，ほぼ全例が classic CNV の所見を呈する．classic CNV は，造影早期から明瞭な網目状の新生血管網が証明されるが，造影後期の新生血管からの蛍光色素の漏出は軽度であり，新生血管の範囲を超えて漏出することは少ない．網膜出血を伴う症例では，出血による蛍光のブロックにより新生血管が不明瞭な場合があるが，過蛍光を認めず出血による低蛍光のみを認めた場合は，その下に新生血管が存在している可能性は低く単純型黄斑部出血の可能性が高い．

I　眼底画像診断　55

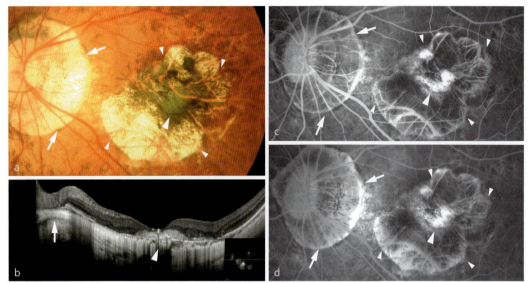

図4 視神経コーヌス・線維瘢痕化したCNV（瘢痕期），限局性萎縮病変（斑状病変）
a：カラー．近視コーヌスは，視神経乳頭周囲の境界鮮明な白色部位である（矢印）．中心窩に線維瘢痕化したCNVを認め（大矢頭），その周囲は境界鮮明な限局性萎縮病変の斑状病変を認める（小矢頭）．
b：OCT．近視コーヌスは，網膜色素上皮が脱落しているためそれより深層の反射を強く認める（矢印）．中心窩にCNVを示唆する隆起病巣を認める（大矢頭）．
c：FA 26秒，d：FA 6分．近視コーヌスは，早期は脈絡膜のびまん性背景蛍光の欠損を示し，後期にはコーヌスと網膜側の境界に縁取りの過蛍光がみられる（矢印）．線維瘢痕化したCNVは造影早期に過蛍光を呈し，後期に蛍光色素の漏出を認めず過蛍光は組織染によるものである（大矢頭）．斑状病変は早期には，病巣は低蛍光を呈し，後期には病巣周囲の健常な脈絡毛細血管板から病巣内への蛍光色素の漏れによる組織染がみられ，その内に存在する脈絡膜大血管が早期から後期まで観察される（小矢頭）．

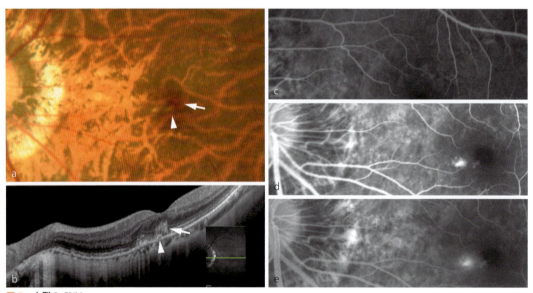

図5 小型のCNV
a：カラー．中心窩鼻側に小型の白色病巣を認め（矢頭），中心窩に淡い出血を認める（矢印）．
b：OCT．CNVは隆起所見として認め（矢頭），その上方の高反射は出血を示唆する（矢印）．
c：FA 17秒，d：FA 36秒，e：FA 5分．小型のCNVは造影早期から過蛍光を呈し，後期に蛍光色素の漏出を認める．FAで小型のCNVの活動性が確認できる．

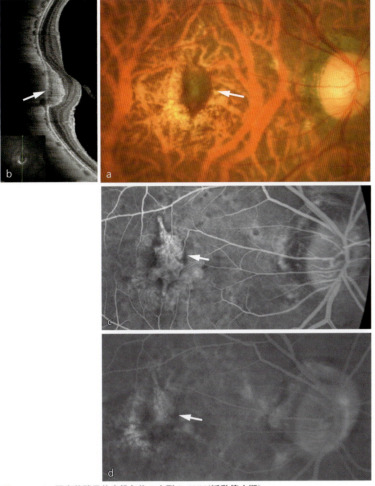

図6 VEGF阻害薬硝子体内投与後の大型のCNV（活動停止期）
a：カラー．大型のCNVの黒茶色の隆起病巣は治療前と比べ縮小して認める（矢印）．
b：OCT．CNVは隆起性病巣として認めるが（矢印），治療前に認めていた網膜下のフィブリンは認めない．
c：FA 20秒．d：FA 10分．大型のCNVは造影早期に網目状の過蛍光を呈するが，後期に蛍光色素の漏出を認めず過蛍光は組織染によるものである（矢印）．

2）脈絡膜新生血管（活動停止期，瘢痕期）（図4, 6）

　CNVが自然経過により，あるいはvascular endothelial growth factor（VEGF）阻害薬硝子体内投与により病巣の活動性が停止し退縮すると新生血管はFuchs斑と呼ばれる黒褐色の色素沈着を伴う網膜下の隆起病巣，あるいは小さい白色の線維性瘢痕となり，出血は伴わない．FAでは蛍光色素の漏出は停止している．過蛍光は組織染によるものである．活動期に存在していた出血により網膜色素上皮が障害され，window defectによる過蛍光がその周囲に認められることもある．また，病巣周囲に脈絡膜毛細血管の萎縮による充盈欠損がみられることもある．

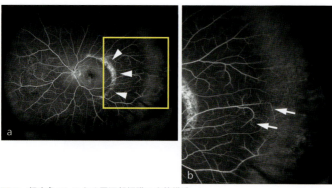

図7 超広角 FA による周辺部網膜の血管構造
a：FA 38 秒．弓状の斑状病変（矢頭）を認める．
b：a の耳側周辺部網膜拡大写真．最周辺部まで到達しないで屈曲する血管（矢印）と最周辺部の無血管領域を認めるが新生血管は認めない．

2. 単純型黄斑部出血（図2）

　黄斑部に 1/4～1 乳頭径の円形または楕円形の出血を認める．出血の程度はさまざまで，脈絡膜血管が透見できる薄い出血から，全く透見できない厚い出血までがある．FA では出血に一致するブロックによる低蛍光がみられる．

III. 周辺部網膜（図7）

　病的近視眼底における周辺部網膜血管の状態が広角眼底カメラにより撮影が可能となっている．病的近視眼と正常眼と比較すると周辺部に毛細血管拡張や無灌流領域を認めたものは有意に病的近視に多いが，無血管領域からの新生血管の発生は認めないとする報告がある．

参考文献

1) Kaneko Y, Moriyama M, Hirahara S, et al：Areas of nonperfusion in peripheral retina of eyes with pathologic myopia detected by ultra-widefield fluorescein angiography. Invest Ophthalmol Vis Sci 55：1432-1439, 2014

（森　隆三郎）

C インドシアニングリーン蛍光眼底造影

　病的近視眼では眼軸延長に伴って脈絡膜の菲薄化をきたし，脈絡膜循環にもさまざまな変化が起こる．また，病的近視の合併症では脈絡膜も障害されることが多く，脈絡膜の画像診断の有用性は高い．病的近視の脈絡膜血管を観察するには，フルオレセイン蛍光眼底造影検査(fluorescein angiography：FA)よりインドシアニングリーン蛍光眼底造影(indocyanine green angiography：ICGA)が優れており，本項では病的近視眼の脈絡膜血管の変化および，病的近視合併症の ICGA 所見を述べる．

I. 病的近視眼の脈絡膜血管の変化

1. 脈絡膜動脈の変化

　短後毛様体動脈は通常，後極部付近で強膜を貫通して脈絡膜に流入するが，病的近視眼では貫通部位が周辺に移動し，後極部からではなく後部ぶどう腫縁より脈絡膜に流入する．正視眼の ICGA では後極部から高輝度に造影されるが，病的近視眼では動脈相での脈絡膜流入部位は周辺に移動し，後極部は血管が疎になることが多い(図 1)．また，球後の動脈拍動がしばしば観察できる．

2. 脈絡膜静脈の変化

　後部ぶどう腫内では脈絡膜静脈の数が減少すると同時に残存した脈絡膜静脈の血管径が拡張し，通常の脈絡膜静脈の 2 倍以上の径をもつ場合もある(図 2)．この現象は後部ぶどう腫をもたない眼でも認めることがあるが，後部ぶどう腫をもつ眼で頻度が高い．また，しばしば ICGA にて後部ぶどう腫縁で血流がうっ滞する像が観察されることがある(図 3)．うっ滞が非常に高度になると，ぶどう腫のなだらかなほうへと静脈がルートを変えて還流する静脈再構築がみられる(図 4)．

3. その他病的近視に特有の所見

1) 後極部渦静脈

　病的近視眼では約 1/4 の症例で通常の赤道部渦静脈だけではなく後極部に渦静脈をもつ

I　眼底画像診断　**59**

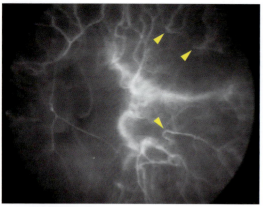

図1 脈絡膜動脈の変化
流入部位（黄矢頭）が周辺へと移動し，後極部は脈絡膜動脈が疎な状態になっている．
（Moriyama M, Ohno-Matsui K, Futagami S, et al：Morphology and long-term changes of choroidal vascular structure in highly myopic eyes with and without posterior staphyloma. Ophthalmology 114：1755-1762, 2007 より）

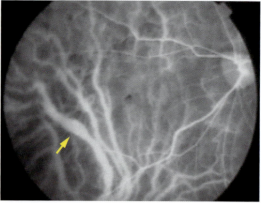

図2 脈絡膜静脈の血管径の拡張
黄斑耳側に径の拡張した脈絡膜静脈（黄矢印）を認める．
（Moriyama M, Ohno-Matsui K, Futagami S, et al：Morphology and long-term changes of choroidal vascular structure in highly myopic eyes with and without posterior staphyloma. Ophthalmology 114：1755-1762, 2007 より）

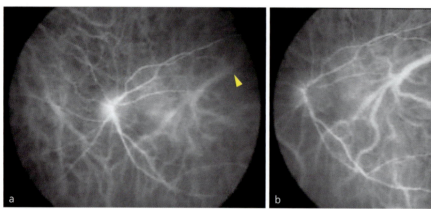

図3 後部ぶどう腫縁での血流うっ滞
a：造影剤注入後 27 秒．後部ぶどう腫縁（黄矢頭）で血流が強く屈曲し停滞している．
b：造影剤注入後 3 分．停滞していた血流がゆっくりと周辺部に向かって流れている．
（Moriyama M, Ohno-Matsui K, Futagami S, et al：Morphology and long-term changes of choroidal vascular structure in highly myopic eyes with and without posterior staphyloma. Ophthalmology 114：1755-1762, 2007 より）

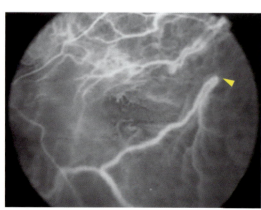

図4 脈絡膜静脈の血管再構築
本来赤道部へと流れていたと思われる脈絡膜静脈（黄矢頭）が後部ぶどう腫縁でループ状に止まっており，下方周辺部へと流れる脈絡膜静脈と吻合している．
（Moriyama M, Ohno-Matsui K, Futagami S, et al：Morphology and long-term changes of choroidal vascular structure in highly myopic eyes with and without posterior staphyloma. Ophthalmology 114：1755-1762, 2007 より）

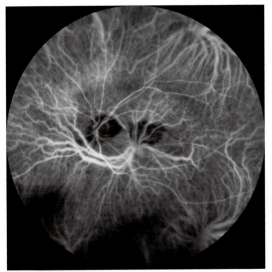 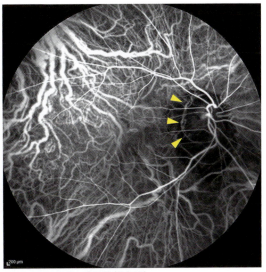

図5 後極部渦静脈
黄斑下方に後極部渦静脈を認める.

図6 Zinn-Haller 動脈輪（黄矢頭）

ことがある（図5）．後極部渦静脈の生理的意義についてはまだ不明であるが，病的近視眼の特有の所見である．

2）Zinn-Haller 動脈輪

Zinn-Haller 動脈輪は視神経乳頭周囲の強膜内もしくは球後に存在する動脈輪である．病的近視眼では ICGA にてこの動脈輪が観察できることがある（図6）．

II. 病的近視合併症の ICGA 所見

1. lacquer crack（Lc）

Lc は眼軸延長に伴って生じる Bruch 膜の機械的断裂であり，検眼鏡的には黄斑部付近を横切る黄色の線状病変として認められる．正確な Lc の範囲の同定には IA が有用である．造影初期には明らかな所見は認めないが，造影後期になると明瞭な線状低蛍光として描出される（図7）．

2. びまん性網膜脈絡膜萎縮

びまん性網膜脈絡膜萎縮は強度近視眼に高頻度で認められ，比較的初期の段階で生じる．びまん性萎縮病変は網膜色素上皮，脈絡膜毛細血管の部分的な萎縮と考えられており，この病変だけでは高度の視力障害をきたすことは少ない．検眼鏡的には境界不明瞭な後極部の黄色病変としてとらえられる（図8a）．FA では背景はムラのある低蛍光を呈し，ところどころに病変に一致する過蛍光部位がでてくる（図8b, c）．IA では脈絡膜循環障害による低蛍光を示す（図8d）．

I 眼底画像診断　61

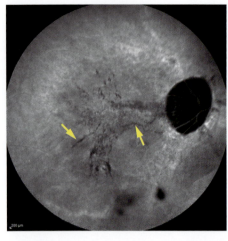

図7 lacquer crack（Lc）
ICGA後期像．Lc（黄矢印）は線状の低蛍光を呈する．

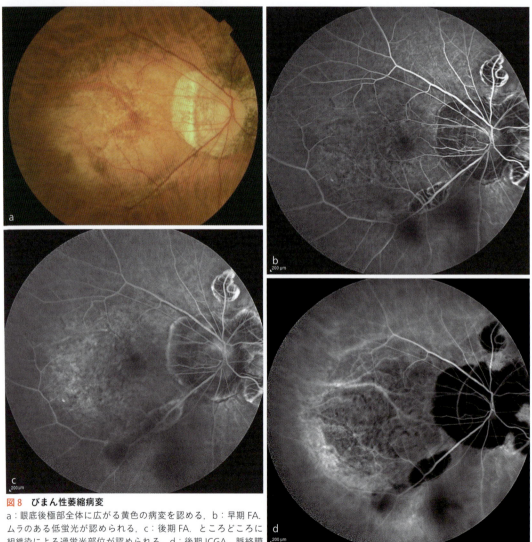

図8 びまん性萎縮病変
a：眼底後極部全体に広がる黄色の病変を認める．b：早期FA．ムラのある低蛍光が認められる．c：後期FA．ところどころに組織染による過蛍光部位が認められる．d：後期ICGA．脈絡膜循環障害のため低蛍光となる．

3. 限局性網膜脈絡膜萎縮

限局性萎縮病変は脈絡膜毛細血管の完全閉塞によって生じる．検眼鏡的には境界明瞭な白色病変としてとらえられる（図 9a）．眼底自発蛍光では境界明瞭な低蛍光を呈する（図 9b）．FA では早期では choroidal filling defect による低蛍光を呈し，後期になると病変周囲の脈絡膜毛細管板からの色素漏出と網膜色素上皮萎縮による window defect が加わり，辺縁部位より過蛍光を呈していく（図 9c, d）．ICGA では後期になるにつれてより明瞭化する低蛍光としてとらえられる（図 9e, f）．

4. 近視性脈絡膜新生血管

近視性脈絡膜新生血管（近視性 CNV）は活動性が低く，大きさも小さいため，ICGA では過蛍光は FA ほどはっきりしない．周囲と同程度の蛍光を呈するのみで，色素漏出も認めないことが多い．しばしばリング状に低蛍光に囲まれていることもある（dark rim）（図 10）．

病的近視眼および種々の合併症の ICGA 所見について概説した．病的近視眼では合併症をきたしていなくても脈絡膜血管には変化が生じていることが多い．ほとんどの病的近視眼の合併症に対しては FA のほうが有用であるが，Lc の範囲同定など一部では ICGA が有用な場合もある．そういった意味で ICGA は病的近視眼の画像診断法として重要であり，病態把握のために施行しておくべき検査と思われる．

I　眼底画像診断　　63

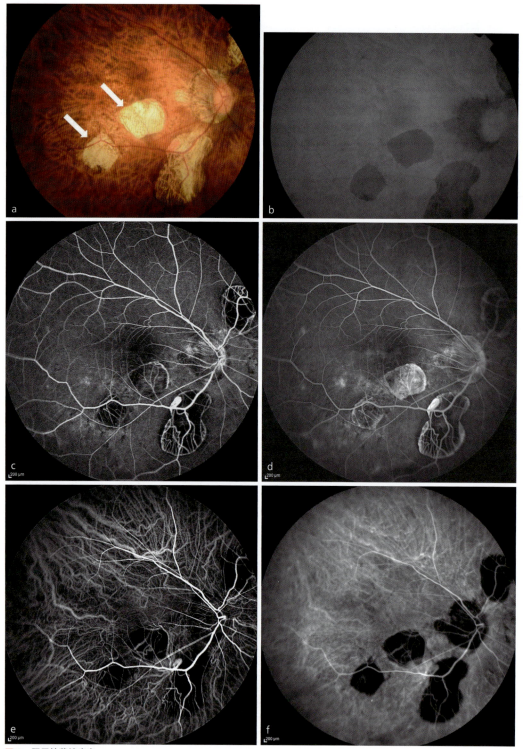

図9 限局性萎縮病変
a：後極部下方に境界明瞭な白色の萎縮病変を認める（白矢印）．
b：眼底自発蛍光像．同部位は境界明瞭な低自発蛍光を呈する．
c：早期 FA．choroidal filling defect による低蛍光を呈する．
d：後期 FA．辺縁部位から過蛍光となっていく．
e：早期 ICGA．萎縮部位は低蛍光を呈する．
f：後期 ICGA．早期よりもより明瞭に低蛍光部位としてとらえられる．

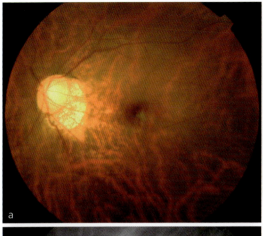
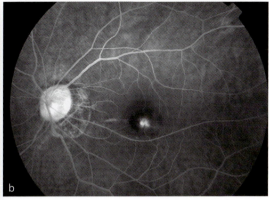
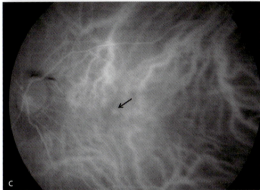

図10 近視性脈絡膜新生血管
a：黄斑部に出血を伴う灰白色の病変を認める．
b：FA にて同部位は過蛍光を呈する．
c：ICGA 後期像．近視性 CNV 周囲は低蛍光を呈し，CNV 自体は弱い過蛍光を呈している（黒矢印）．

参考文献

1) Moriyama M, Ohno-Matsui K, Futagami S, et al：Morphology and long-term changes of choroidal vascular structure in highly myopic eyes with and without posterior staphyloma. Ophthalmology 114：1755-1762, 2007
2) Ohno-Matsui K, Morishima N, Ito M, et al：Posterior routes of choroidal blood flow in high myopia. Retina 16：419-425, 1996
3) Ohno-Matsui K, Futagami S, Yamashita S, et al：Zinn-Haller arterial ring observed by ICG angiography in high myopia. Br J Ophthalmol 82：1357-1362, 1998

〔森山無価〕

D 超広角眼底撮影

　病的近視眼では後極部だけではなく網膜周辺部にもさまざまな変化をきたす．従来の眼底撮影では，画角50°の像しか得られないため，注視やカメラを振りその画像をつなぎ合わせることでパノラマ写真を作成していた．

　近年Optos®200Tx(以下Optos®)の登場により，一度の撮影で画角200°の像を得ることが可能となった．また今までのパノラマ撮影では得られなかった，より周辺部の画像をとらえられるようになった．そのため今までとらえられなかった最周辺部の変化が観察可能となり，記録として残すことができるようになった．

I. 原理

　Optos®は虹彩面のすぐ後ろにスキャンニングポイントを置くことで，眼球内部から画像化を行うことで画角200°の広角撮影を可能としている(図1)．

　Optos®は赤(633 nm)，緑(532 nm)，青(488 nm)の3種類の波長を光源として使用する，走査レーザー検眼鏡である．疑似カラー写真は赤，緑の像から合成されたものであり，白色光を使用した今までの眼底写真と異なり全体的に緑がかっている．また赤，緑のそれぞれの画像も取得できるため，赤色レーザーは深達度が深く脈絡病変の抽出に，緑色レー

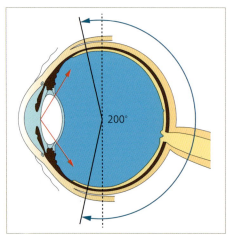

図1　Optos®の原理
虹彩面の直後近傍にスキャンニングポイントを置くことで，眼球中心から画角200°の画像撮影が可能となった．

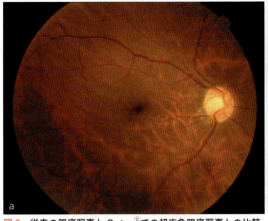 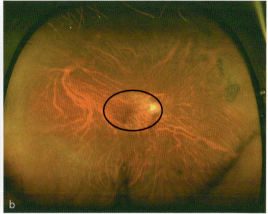

図2　従来の眼底写真とOptos®での超広角眼底写真との比較
a：従来の画角50°の眼底写真.
b：Optos®でのカラー眼底写真　黒い楕円が画角50°の撮影範囲になる.

ザーは赤色よりも波長が短いため網膜病変の抽出に適している．また青色レーザーを用いてフルオレセイン蛍光眼底造影(FA)検査が可能で，広角での撮影が可能であるため，後極部と周辺部の所見を同時に観察することが可能となった．また最近は赤外レーザー光(波長802 nm)を搭載し，インドシアニングリーン蛍光眼底造影(ICGA)検査も可能となる機種が発売された．

このように今までの眼底写真と比較すると，周辺部の変性や裂孔なども観察することが可能であり，また無散瞳で撮影可能で車で来院された場合や日常診察においての見落としのチェックをすることが可能である(図2)．

II. 後極部の変化

1. 後極部渦静脈

赤色レーザーのみの画像では脈絡膜血管の描出に適しており，強度近視眼の約25％に認められる後極部渦静脈を容易にとらえることが可能となった(図3)．

眼内血流のほとんどは赤道部渦静脈より排出されるが，強度近視眼では強膜を貫く後極部渦静脈を有する症例が認められた．これらの後極部渦静脈は主として後極部の脈絡膜血流を受けていたが，さらに赤道部渦静脈とも吻合し赤道部方向に向かう血流も受けていた．また後極部で強膜を貫いた後，ほかの渦静脈と合流せずに神経周囲に流入し，強度近視特有の静脈血排出ルートであることがわかった．

2. 後部ぶどう腫 (図4〜6)

後部ぶどう腫は後極部のみが後方に突出して形成される眼球形状変化であり，40歳頃から出現してくる．以前の報告では50歳未満の強度近視患者の80.7％にみられたが，50歳以上では96.7％にみられた．Optos®では画角が広くなったことで後部ぶどう腫の辺縁

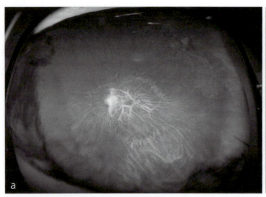 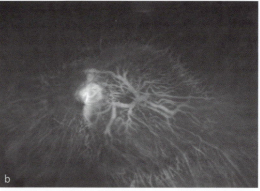

図3 後極部渦静脈（b が後極部の拡大）
赤色レーザー光写真では脈絡膜血管がよく描出されている．後極部中央付近に渦静脈が認められる．

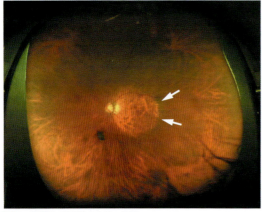 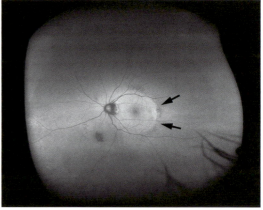

図4 後部ぶどう腫のカラー写真
上方のアーケード血管に沿ってぶどう腫辺縁が認められる．近視性の耳側コーヌスおよび後極部のびまん性網膜脈絡膜萎縮がある．

図5 後部ぶどう腫の自発蛍光
ぶどう腫辺縁に沿って自発蛍光では異常な蛍光帯が認められる．

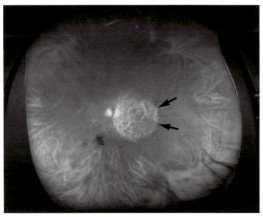

図6 後部ぶどう腫の赤色レーザー光写真
同様に辺縁に一致した蛍光帯がある．

をとらえることが可能となった．そのため後部ぶどう腫の有無の確認が容易となった．そのため Optos®や 3D MRI を用いた新しい判定方法では強度近視眼の 50.5％ に後部ぶどう腫を有するとの結果になった．これは倒像鏡眼底所見だけではなく，画像診断を用いるこ

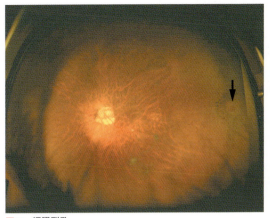
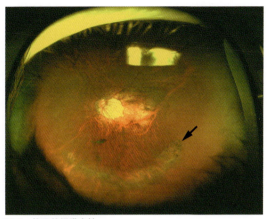

図7　網膜裂孔
耳側周辺部に裂孔(矢印)があり，その周囲に光凝固が施行されているのがわかる．

図8　格子状網膜変性
下方に鋸状縁と平行に帯状の格子状網膜変性が広範に認められる．多くの症例では60°以内であるが，2象限にまたがっている．
矢印部には色素沈着を伴っている．このように80％以上の格子状変性に色素沈着を伴う．

とでより正確に把握することができるようになったと考えられる．また高度の近視眼においても小児や若年者では後部ぶどう腫をみることは稀である．

III. 周辺部の病変

　強度近視に多い周辺部の所見としては網膜裂孔，格子状網膜変性，敷石状網膜変性などが挙げられる．
　広角撮影で上・下側は睫毛や眼瞼の影響を受けやすい．そのため綿棒で固定したり，テープで吊り上げたりなどを行うとより観察できる範囲を増やすことができる．

1. 網膜裂孔 (図7)

　硝子体と網膜が強く接着している部位は硝子体基底部，網膜血管周囲，格子状辺縁である．格子状変性の辺縁に生じやすい裂孔は，後部硝子体剥離に伴うものであり，高齢の裂孔原性網膜剥離の主な原因である．網膜周辺部が好発部位であり，全体の約2/3を占める．

2. 格子状網膜変性 (図8)

　格子状変性は病的近視における網膜硝子体異常で最も重要である．赤道部から周辺部網膜で鋸状縁に平行に生じる帯状または円形の網膜内層の変化である．正視眼での頻度は5～10％である．近視眼における頻度は，最近では平均眼軸長が26.84 mmの337眼において13.6％に格子状変性が認められた．辺縁部は硝子体との癒着が強く，格子状変性は網膜剥離の原因となりえるが，網膜剥離を起こすことはかなり稀である．網膜剥離のうち格子状変性に伴う萎縮円孔が原因のものは2.8％であり，占める割合は低い．そのため円孔や裂孔などを伴わない場合での予防的な処置は必要ないと考えられる．

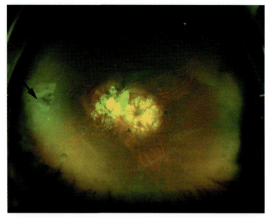

図9 敷石状網膜変性
左右両側に敷石状変性病巣がある．矢印部では病巣の癒合および色素沈着が認められる．

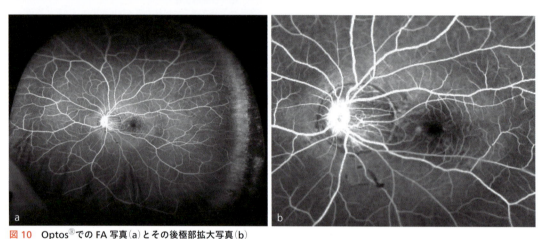

図10 Optos®でのFA写真（a）とその後極部拡大写真（b）
同一時点で後極部と周辺部の状況を観察可能である．後極部での交叉部での静脈屈曲，毛細血管拡張がある．

3. 敷石状網膜変性（paving-stone degeneration）（図9）

　cobblestone degenerationとも呼ばれる．鋸状縁と赤道部の間にみられる，円形の変性病巣である．網膜の菲薄化があり，太い脈絡膜血管が透見される．下方と耳側に好発し，辺縁に色素沈着を伴うことがある．硝子体液化などは伴わないため，円孔や裂孔の原因にはならない．

IV. 病的近視眼の網膜血管の変化

　病的近視眼では後部ぶどう腫の形成に伴い，後極部網膜血管に多彩な変化が生じている．動静脈交叉部での静脈屈曲や，毛細血管拡張，毛細血管瘤などが後極部に認められる．さらに強度近視眼は眼軸延長に伴い，周辺部の網膜血管にも変化を生じている．そのためOptos®でのFA撮影では最周辺部の毛細血管拡張，毛細血管瘤，無血管領域が認められる（図10～13）．これらは眼軸延長に伴い正視眼でも認められる生理的な無血管領域が拡大したことが原因と考えられる．

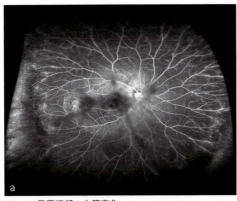
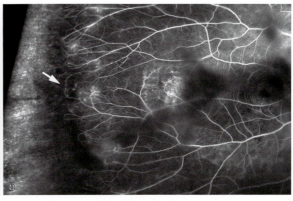

図11 最周辺部の血管変化
全体的に網膜血管が直線化している．網膜最周辺部では毛細血管拡張や毛細血管瘤を認め，色素漏出を伴っている．この症例では網膜動脈同士の吻合も認められる（矢印）．網膜血管の途絶があり，それより周辺は無血管領域になっている．

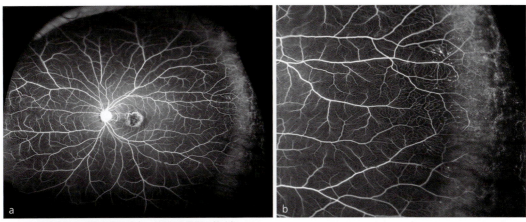

図12 最周辺部の毛細血管拡張（bが耳側最周辺の拡大）
網膜最周辺部に毛細血管拡張が唐草模様のようにはっきりと認められ，毛細血管瘤も多く認められる．このようにOptos®では拡大しても鮮明に血管変化の観察が可能である．

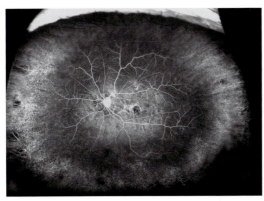

図13 最周辺部の無血管領域
顕著な症例ではこのように全周にわたり無血管領域が認められる．

I 眼底画像診断

病的近視眼の超広角眼底撮影について概説した．近年の検査機器の進歩により病的近視眼の網膜周辺部の病変についても画像診断が可能となった．病的近視眼では後極部のみならず網膜周辺部にも変化をきたすことが多々あり，超広角眼底撮影の有用性は非常に高いと思われる．

参考文献

1) Ohno-Matsui K, Morishima N, et al：Posterior routes of choroidal blood outlow in high myopia. Retina 16：419-425, 1996
2) Hsiang HW, Ohno-Matsui K, Shimada N, et al：Clinical characteristics of posterior staphyloma in eyes with pathologic myopia. Am J Ophthalmol 146：102-110, 2008
3) Moriyama M, Ohno-Matsui K, et al：Quantitative analyses of high-resolution 3D MR images of highly myopic eyes to determine their shapes. Invest Ophthalmol Vis Sci 53：4510-4518, 2012
4) Hayashi W, Shimasa N, Hayashi K, et al：Retinal vessels and high myopia. Ophthalmology 118：791, 2011
5) Kaneko Y, Moriyama M, Hirahara S, et al：Areas of nonperfusion in peripheral of eye with pathologic myopia detected by ultra-widefield fluorescein angiography. Invest Ophthalmol Vis Sci 55：1432-1439, 2014

（金子祐一郎，森山無価）

E 光干渉断層計

　光干渉断層計(optical coherence tomography：OCT)は近年最も進歩のめざましい技術である．網膜脈絡膜および視神経乳頭近傍を非侵襲的，定量的に観察でき，後眼部病変の診断や治療の判断に欠かせないツールとなっている．強度近視眼ではさまざまな網膜疾患を生じるが，後部ぶどう腫や網膜脈絡膜萎縮のために検眼鏡的所見では判断に迷うことも多く，OCT は非常に有効である．本項では OCT の基礎的知識と，近視眼における OCT 上の特徴や代表的疾患について解説する．

I. OCT の種類

　OCT は生体に光を入射して，測定光と同軸に戻ってきた反射光と参照光を干渉させることで情報を抽出し，画像構成を行う．

1. time domain OCT(TD-OCT)

　最初に実用化された OCT であり，光波の干渉を実空間(time domain)で行う．参照鏡を機械的に前後に動かしながら深さ情報を得るため，速度に限界があった．

2. spectral domain OCT(SD-OCT)

　光波の干渉を，実空間ではなく Fourier 空間(周波数空間：Fourier domain)で行う．反射光波を分光器によって波長ごとに分離してから，干渉縞を形成し，この干渉信号を Fourier 変換する．この方式により参照鏡を機械的に動かさずとも，1 回の測定で深さ方向の情報を得られるようになり，OCT の高速化が実現した．また，反射光波の利用効率が上がったため分解能と感度も上昇した．現在発売中の多くの機器はこの方式を採用している．

3. swept source OCT(SS-OCT)

　最新の機種で用いられている方式である．SD-OCT と同じく光波の干渉を Fourier 空間で行う Fourier domain OCT(FD-OCT)の一種である．SD-OCT との違いは，入射するレーザー光の周波数を高速で周期的に変化させながら繰り返し走査する点である．SD-OCT と異なり反射光波を分光する必要がなく，より高速化が可能となった．後眼部を撮影する SS-OCT では，硝子体による光の吸収があるため，長波長帯のなかでは水による吸収が少

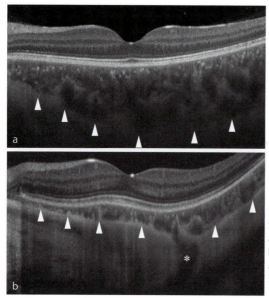

図 1　正視眼と強度近視眼の脈絡膜厚
SS-OCT で撮影．脈絡膜後方ラインを矢頭で示す．
a：40 歳女性．正視眼．中心窩下脈絡膜厚 380 μm．
b：19 歳男性．−16.25 D，眼軸長 30.75 mm の強度近視眼．中心窩下脈絡膜厚 87 μm．脈絡膜後方の強膜まで撮影されている．強膜内を貫く血管がある（＊）．

ない 1,060 nm 前後の波長を使用する．840 nm の波長を利用する SD-OCT よりも深達度が高く，網膜と同時に脈絡膜まで，強度近視眼では透過性が高く症例によっては強膜まで描出が可能である（図1）．

II. OCT を用いた特殊な撮影方法

1. enhanced depth imaging OCT（EDI-OCT）（図2）

前述のとおり脈絡膜の描出には SS-OCT が優れているが，SD-OCT でも EDI-OCT という手法を用いると脈絡膜の観察が可能である．通常の撮影方法では網膜の硝子体側が最も感度が高く描出されるが，画像が上下反転するまで OCT を押し込んで撮影することで，脈絡膜側の描出感度を高めることができる．これを利用し，反転させた画像をさらに averaging という手法で重ね合わせることで，脈絡膜側の画像を鮮明に描出する．

2. OCT angiography（OCTA）（図3）

現在最新の機種の一部に搭載された機能で，血流部位を抽出して表示する（図3）．同一部位から時間差のある連続した情報を得ると，神経や結合組織などの静止部位では周波数は変化しないが，血管は血流があるために周波数が変化する，いわゆるドップラー効果がみられる．これを利用して一定速度以上の血流がある部位のみを抽出してイメージングするもの，あるいは SSADA（split-spectrum amplitude-decorrelation angiography）-OCT など高速で多数の同一部位を走査し，その信号強度の違いから血流を検出するものがあるが，一般には広く OCTA と呼ばれることが多い．OCTA は非侵襲的であり，層別表示が可能で解像度も比較的高く，血管構造の層別の解析に優れている．しかし一方で眼球運動による影響

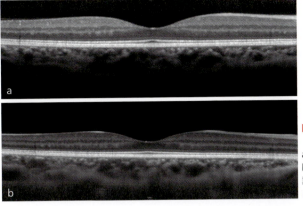

図2 enhanced depth imaging OCT（EDI-OCT）
a：通常撮影画像.
b：EDI-OCT像. aの画像よりも脈絡膜側が詳細に撮影されている. 実際の撮影画面では上下反転した画像として表示される.

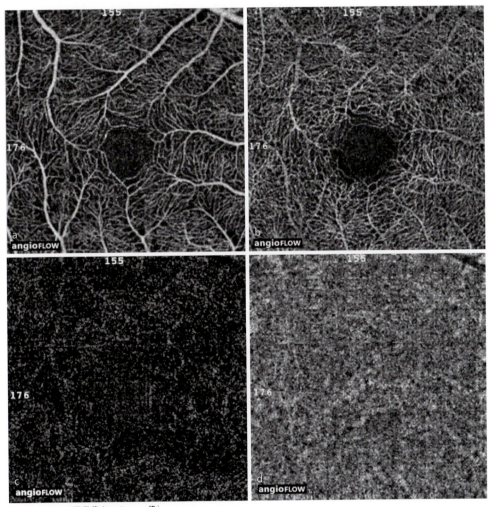

図3 OCTAの正常像（3×3 mm像）
RTvue XR AVANTI®のangioモードで撮影（22歳女性，右眼）.
a：superficial layer. 網膜浅層血管の血流.
b：deep layer. 網膜深層血管の血流.
c：outer retina layer. 正常では均一に暗く表示される.
d：choroid capillary layer. 顆粒状に脈絡膜毛細血管が描出される.

が大きい，蛍光漏洩や蛍光貯留は観察できない，血流速度が一定以下の血管は表示されないことがあるといった点が短所である．

III. 正常所見と近視眼の特徴

OCT は光の反射をもとに画像を構築するため，細胞密度や硬度と OCT の輝度とは一致しない．一般的に線維組織を多く含む部位は高輝度に，細胞体など水分を多く含む組織はやや低輝度に，硝子体腔や水に近い成分の網膜下液などは黒く抜けたように描出される．

強度近視眼における OCT 上の特徴の 1 つは脈絡膜の菲薄化である（**図1**）．EDI-OCT の手法や SS-OCT の開発により，健常眼と近視眼で脈絡膜の厚さが異なることが明らかになった．中心窩下脈絡膜は年齢，屈折度と相関することが知られている．正視眼では脈絡膜厚は $191 \sim 354\,\mu m$，近視眼では $52 \sim 213\,\mu m$ と報告されているが個人差が大きく，実際には若年の正視眼では正常でも $400\,\mu m$ より厚い症例も珍しくはない．一方病的近視眼では通常 $100\,\mu m$ よりも薄いことが多く，$50\,\mu m$ を下回る症例もある．

そしてもう 1 つの強度近視眼 OCT での特徴は，広角に撮影すると後部ぶどう腫による網膜脈絡膜および強膜の弯曲が観察される点である．OCT を利用した後部ぶどう腫の評価も試みられている．後述の dome-shaped macula は近視眼における後極部の形状変化の 1 つで，OCT でとらえることができる．

IV. 代表的疾患の OCT 所見

以下に病的近視眼に特徴的な OCT 所見を示す．

1. 近視性脈絡膜新生血管

近視性脈絡膜新生血管（myopic choroidal neovascularization：近視性 CNV）は病的近視の $5 \sim 10\%$ にみられる．ほとんどの場合は 2 型の脈絡膜新生血管で，OCT では網膜色素上皮上の隆起性病変である（**図4**）．CNV 周囲に網膜下出血や，網膜下液，網膜浮腫を伴うが，一般的に加齢黄斑変性（age-related macular degeneration：AMD）よりも活動性が低い．OCTA で CNV が描出されることがある（**図5**）．治療は VEGF 阻害薬を用いる．CNV が沈静化すると網膜色素上皮と同輝度の囲い込みラインがみられる（**図4**）．

2. 近視性牽引黄斑症

病的近視では眼軸の延長によって後極部に牽引を生じ，網膜障害を引き起こす．黄斑上膜は近視眼に特異的な疾患ではないが，病的近視眼においては近視性牽引黄斑症の一形態として，網膜前の牽引によって生じるとされている．近視性中心窩分離症（myopic foveoschisis：MF）は病的近視眼の後極部に生じる牽引に伴って生じる疾患であり，黄斑分離型に始まり黄斑剥離型へと進み，最終的には黄斑円孔型へと進行する（**図6～8**）．治療は硝子体手術であるが矯正視力の低下や自覚症状を伴わない症例では経過観察を行うこともある．

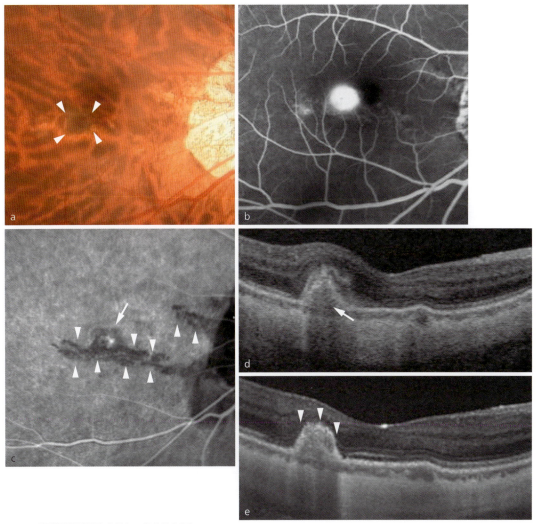

図4　近視性脈絡膜新生血管（38歳女性右眼）
a：灰白色病巣（矢頭）がある．
b：フルオレセイン蛍光眼底後期像．蛍光貯留を認める．
c：インドシアニングリーン蛍光眼底後期像．lacquer crack（矢頭）上に新生血管（矢印）がある．
d：新生血管（矢印）による隆起性病変がある．網膜厚がわずかに増加しているが滲出性変化は少ない．
e：ラニビズマブ（ルセンティス®）投与後3か月．囲い込みラインがある（矢頭）．網膜厚が減少している．

自然経過では2〜3年で約半数が黄斑円孔や黄斑円孔網膜剝離へ進行するといわれている．

3. 近視性網膜脈絡膜萎縮

　近視性網膜脈絡膜萎縮はびまん性萎縮と限局性萎縮に大別される．びまん性萎縮では脈絡膜の菲薄化はみられるもののOCT上網膜の層構造が比較的保たれているのに対し，限局性萎縮では網膜外層，網膜色素上皮の消失および脈絡膜の高度な菲薄化を認める（図9）．

4. dome-shaped macula（図10）

　dome-shaped maculaは黄斑部がドーム状に盛り上がった状態で，黄斑下の強膜の局所

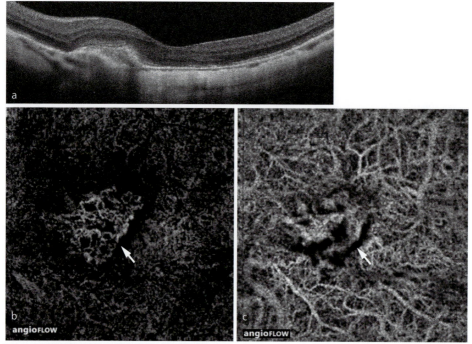

図5 近視性脈絡膜新生血管のOCTA（63歳女性）
a：OCT像．新生血管による隆起性病変がある．
b，c：OCTA像（b：outer retina layer，c：choroid capillary layer）．塊状の新生血管がある（矢印）．

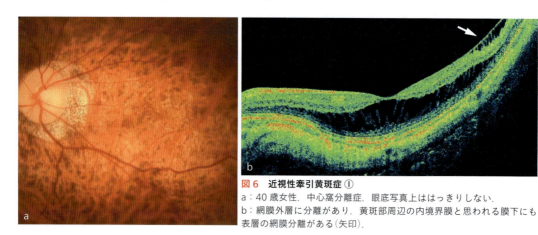

図6 近視性牽引黄斑症 ①
a：40歳女性．中心窩分離症．眼底写真上ははっきりしない．
b：網膜外層に分離があり，黄斑部周辺の内境界膜と思われる膜下にも表層の網膜分離がある（矢印）．

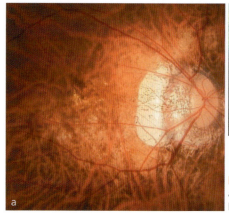

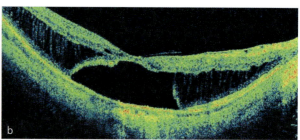

図7 近視性牽引黄斑症 ②
a：64歳女性．中心窩分離症が進行し，網膜剝離となった症例．
b：網膜分離と黄斑網膜剝離がある．

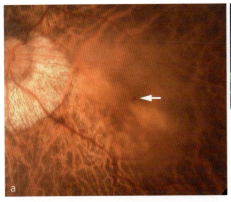
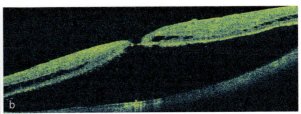

図8 近視性牽引黄斑症③
a：73歳女性．黄斑円孔（矢印）および網膜剝離を認める．
b：OCTで黄斑円孔網膜剝離を認める．

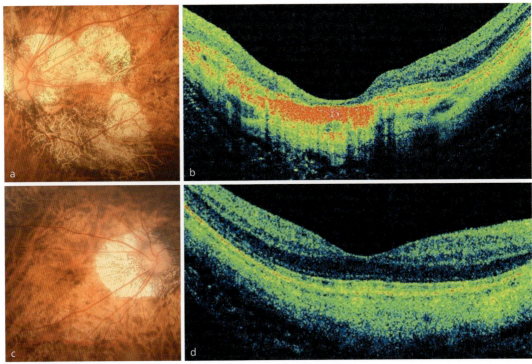

図9 網膜萎縮
a, b：53歳女性．融合した限局性萎縮．網膜外層の消失を認める．脈絡膜は消失，もしくは高度に菲薄化しており，後方の強膜が高輝度に表示されている．
c, d：63歳女性．びまん性萎縮．網膜の層は保たれているが，脈絡膜の菲薄化を認める．

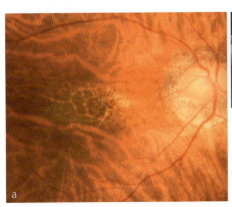
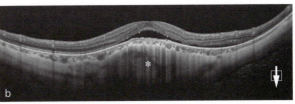

図10 dome-shaped macula（52歳女性）
a：眼底写真，b：SS-OCTにて撮影．垂直方向の断層像を示す．黄斑部の隆起があり，黄斑下の強膜が肥厚している（＊）．
本症例では漿液性剝離を伴っている．

I 眼底画像診断

的な肥厚が原因と考えられている．OCT では垂直方向の撮影が黄斑部の隆起をとらえやすい．網膜下液の貯留を伴うことがある．近視性 CNV を合併することもあるが，その場合脈絡膜の菲薄化が危険因子であるとされている．

参考文献

1) Jia Y, Tan O, Tokayer J, et al：Split-spectrum amplitude-decorrelation angiography with optical coherence tomography. Opt Express 20：4710-4725, 2012
2) Ikuno Y, Kawaguchi K, Nouchi T, et al：Choroidal thickness in healthy Japanese subjects. Invest Ophthalmol Vis Sci 51：2173-2176, 2010
3) Ikuno Y, Ohno-Matsui K, Wong TY, et al：Intravitreal Aflibercept Injection in Patients with Myopic Choroidal Neovascularization：The MYRROR Study. Ophthalmology 122：1220-1227, 2015
4) Ikuno Y, Sayanagi K, Soga K, et al：Foveal anatomical status and surgical results in vitrectomy for myopic foveoschisis. Jpn J Ophthalmol 52：269-276, 2008
5) Ohsugi H, Ikuno Y, Oshima K, et al：Morphologic characteristics of macular complications of a dome-shaped macula determined by swept-source optical coherence tomography. Am J Ophthalmol 158：162-170, 2014

（植松　聡，生野恭司）

F 微小視野検査

　微小視野検査(microperimetry)は，検者が被験者の眼底を観察しながら行う視野検査として位置づけられる．検査後に眼底写真から病変部位の感度を推測する通常の視野検査とは異なり，網膜上の検査部位は明らかである．この際，眼底の観察は被験者に光を感じさせない赤外光で行うため，光に対する感度の評価には影響しない．Rodenstock 社製の走査レーザー検眼鏡(scanning laser ophthalmoscope：SLO)に搭載された microperimetry が用いられていた時代は，眼底上の目的とした任意の部位に光を当て，その条件の光が見えたかどうかを評価することができる装置として注目されていた．その後，トラッキングシステムを用いることで，同じ部位を条件を変えて繰り返し検査することが可能となり，自動的な定量的感度測定プログラムを組み合わせた microperimetry 装置が発売されるようになった．また，検査部位を記録し，同じ部位を同じ条件で測定するフォロー アップのプログラムも装備されたことから，継時的な変化をより正確に評価できるようになった．さらに，前回の結果を参照して各測定点での検査条件を自動的に設定することが可能となったことから，検査時間も短縮された．

　また，一般的に用いられている視野検査法では，検査中，中心部を固視していることを前提として検査結果を評価するため，固視不良の患者では検査部位に関しての信頼性が低下せざるを得ない．microperimetry では固視が動揺している患者でも目的とした部位の検査ができるのみならず検査中の固視を評価することができる．

　現在市販されている microperimetry 装置として，Nidek 社製のマイクロペリメータ MP-1 とその最新版であるマイクロペリメータ MP-3，Centervue 社製の maia™(macular integrity assessment)がある．そのほかにも，scotopic microperimetry が可能な Nidek 社製の MP-1S や，Optos®社製 OCT/SLO microperimetry があるが，日本では発売されていない．それぞれ装置の原理やプログラムによる細かい特徴があるが，ここでは，日本で用いられている microperimetry の検査機器を紹介した後，近視眼における microperimetry 所見について解説する．

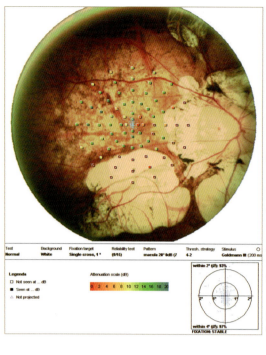

図1 MP-1の結果表示
microperimetryの検査後に，MP-1で撮影したカラー眼底所見上に網膜感度をカラーバーに対応させて表示したもの．眼底の所見と感度を対比させて評価したい場合にはこの表示がわかりやすいが，感度の分布のみをイメージとしてとらえたいときには，カラーマップ表示が有用．なお，どのmicroperimetryの感度表示も，赤が悪く緑がよいことを表している．右下には，検査中の固視の位置をマッピングしたものが表示されており，中央からのばらつきにより安定性を評価している．
この強度近視眼の症例では，網膜脈絡膜変性領域は深い暗点となっているが，黄斑部の萎縮性変化から得られる印象と網膜感度の分布は一致していない．

I. 測定方法

1. MP-1/MP-3（図1）

　MP-1ならびにMP-3は無散瞳眼底カメラをベースとした装置である．眼底所見は赤外光による画像であり，脈絡膜側からの散乱光によって検査中の眼底所見は不鮮明である．したがって，検査中は網膜病変と検査部位の対比ができないが，検査後に同装置でカラー眼底撮影をして，それらの所見を重ね合わせると病変部位と感度との対比が容易になる．さらに，蛍光眼底造影画像など別の検査データ画像の上に検査結果をオーバーレイして表示することもできる（図2）．

　MP-1では，検査のセッティングの際網膜面への焦点合わせのため被検眼の屈折値を入力するが，屈折度の大きな強度近視眼では特に忘れないよう注意が必要である．検査後に撮影したカラー画像を見て，ピントがぼやけていることから屈折補正がされていないことに気がつくこともある．この場合，この検査における相対的な感度の分布は評価できるが，視標条件が変化するためほかの日に行った検査との比較は参考程度になる．病態に応じて，固視標やグリッドパターンをはじめとする検査の諸条件を選択し，場合によっては検査する領域を目視して動かし指定する．初めて検査を受ける患者の場合，実際の検査の前にトレーニングのプログラムでどのような光が見えるのか確認させると検査がスムーズにできることがある．経過を評価したい場合には，フォローアップのプログラムを用いるが，感度の比較を行う際には選択した2回の検査の差を表示することができる．感度変化のイメージをとらえるには，カラーコードによるマッピングが有用である．さらに，固

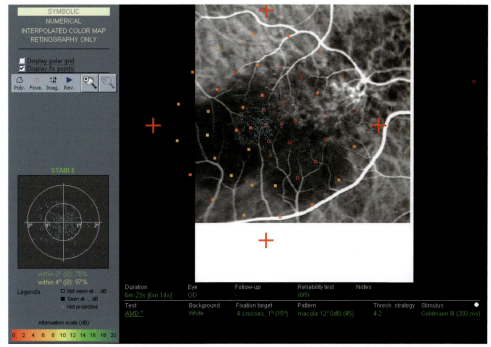

図2 MP-1でのデータのオーバーレイ
この症例では，別に施行したインドシアニングリーン蛍光眼底造影検査の画像を取り込み，microperimetryの検査結果をオーバーレイして表示させている.

視の評価だけを行うプログラムもあり，短時間で固視状態を評価することもできる.

MP-3は，MP-1にフルオートトラッキング，フルオートアライメント機能を装備し，検査のセッティングから検査までを自動的に行えるようにした装置である．背景輝度は4 absのみならず31.4 absも選択でき，最大刺激輝度を10,000 absにして，0～32 dBの広範囲の測定が可能となったこと，そして−25D～+15Dまでの屈折異常に対応できるようになったことがいくつかある改良点のなかでも重要である．しかしながら，強度近視の場合にはオートフォーカスがうまく働かないことがあるため，フォーカスのずれを感じたときには再度焦点合わせを行わせるなどの工夫が必要である．さらに，検査中に細かなオートアライメント機構を働かせているため，逆に検査時間がかかる場合がある．状況によってはオートアライメント機能を使わないで検査を行うほうがよい.

2. maia™（図3）

maia™はSLOをベースとした装置である．そのため，赤外光を用いていても脈絡膜側からの散乱光をブロックする共焦点絞りによりその画像は鮮明であり，検査中も眼底所見と検査部位との対比が可能である．しかし，眼底観察には赤外光を用いているため，脈絡膜側の所見が主体となる．また，モノクロ表示になっているため，所見によってはカラー眼底写真など別に撮影した眼底画像所見と感度の結果を対比させる必要がある.

maia™では，左右眼を選択すると，選択した目の眼底からの反射がモニターに映し出される．それを目安に上下左右に手動で装置を移動させ，前後方向に動かして眼底像全体

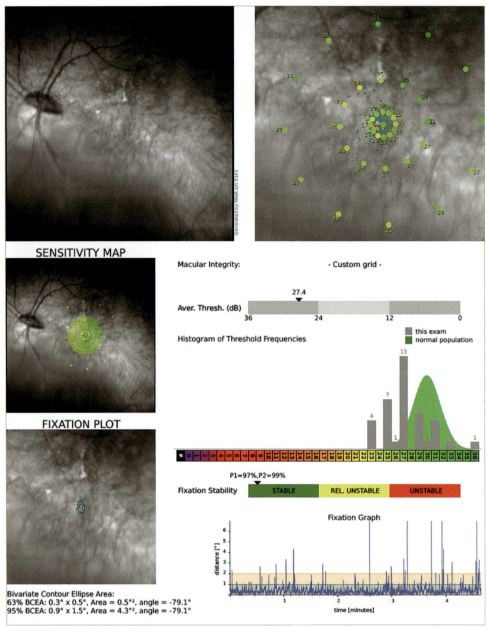

図3 maia™の結果表示
左上にモノクロのSLO画像，右上に測定点での感度，そして左中段にカラーマップ表示が呈示され，その下に検査中の固視のばらつきが表示されている．中央には，結果から得られたMacular Integrutyと称される独自の評価値ならびに網膜感度の度数分布が表示されている．その下に表示されているのは，検査中の固視の動きを経時的にグラフ化したものである．
この症例では，左上のSLO画像を見ると中央を含み斜めに明るい網膜像が映し出されているのがわかる．強度近視眼のdome-shaped maculaにより眼底が変形している場合，SLOによる焦点合わせでは中央に焦点を合わせるため，焦点の合わない領域は暗く映る．

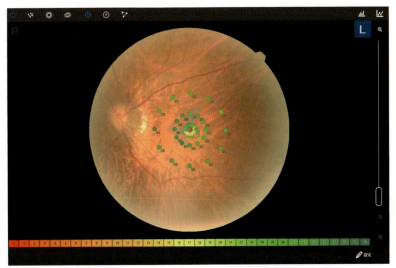

図4　近視性脈絡膜新生血管
MP-3 で行った検査終了後のモニター画面．
この症例は，中心窩下方領域に近視性脈絡膜新生血管を認めた．病変部に一致して自覚症状
のある感度低下を認めた．

が映る位置を調整する．この際，強度近視など屈折異常が大きい場合には，眼底からの反射は暗くなるためこの反射をとらえることが難しいこともありテクニックが必要である．また，オートフォーカスではうまく焦点が合わないこともあり，その場合はオートフォーカスを複数回行うか，マニュアルでセッティングする必要がある．検査の際は，固視標やグリッドパターンをはじめとする検査の諸条件を選択し，場合によっては検査する領域を目視して動かし指定する．経過を評価したい場合には，フォローアップのプログラムを用いるが，2回分の比較だけではなく複数回の比較ができるうえ，固視状態の比較も可能である．

II. 強度近視の microperimetry 所見

1. 網膜感度の評価

　近視眼に限らず，眼底所見から得られる印象と網膜感度が一致しないことはよく経験する．強度近視眼のびまん性萎縮所見を示す眼底では，正常に近い色調の領域とやや黄色みがかった萎縮性変化領域が混在した所見となるが，正常な色調を示す領域に感度低下を示すことがある（図1）．
　microperimetry では限局した領域の感度低下を評価することができるため，視力低下を伴う近視性脈絡膜新生血管の領域に一致して感度低下を認めたり（図4），lacquer crack に一致した自覚症状のない感度低下（図5）を評価することができる．

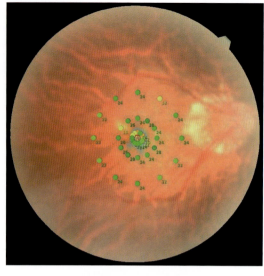

図5　lacquer crack
MP-3で行った検査．検査終了後に画像を見て，オートフォーカスがうまく機能していなかったことに気がついた．
この症例は，黄斑部上耳側にlacquer crackを認め，同部位に一致した自覚症状のない感度低下を認めた．

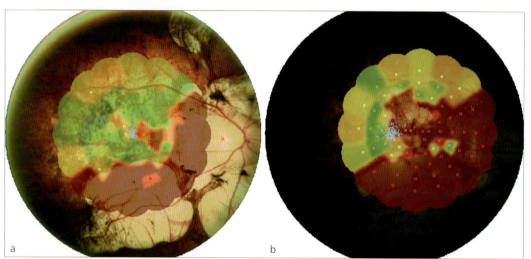

図6　フォローアップ
a：図1の症例の結果をカラーマップで示したもの．図1と比べると，眼底所見のイメージと感度分布が一致していないことがわかりやすい．
b：5年後にフォローアッププログラムを用いて同一条件で検査したもの．暗点領域が広がっていることがイメージしやすい．青いドットは検査中の固視の位置をとらえたもので，aでは中心領域で安定していたが，bでは中心領域から耳側に移動して不安定になっていることがわかる．

2. 固視の評価

　患者がどこを中心として物を見ているのか，その固視の評価は視機能を考えるうえで重要である．一般に中心固視が障害されると固視は中心から移動し，あたかもそこが新しい中心であるかのように振る舞うようになる．この領域は偏心視域(preferred retinal locus：PRL)と呼ばれている．強度近視では黄斑部病変部が進行性に拡大する．そのため，中心窩領域が障害された症例では固視は周辺部に移動する(図6)．したがって，視力の変化を比較する場合，視力を評価している網膜上の領域が異なっている可能性があることを念頭

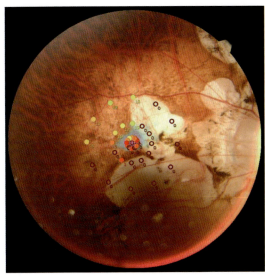

図7 PRLと網膜感度
MP-3で行った検査．この症例は，半年前から見えにくくなったとの自覚症状を有しており，視力は(0.2)から(0.1)に低下していた．網膜脈絡膜萎縮領域のみならず，青色のドットで示されるPRLを含み網膜感度が低下していた．

に置く必要がある．

　また，PRLに暗点が及ぶとそれまであった視力が低下し，自覚症状が悪化する（図7）．眼底所見上，網膜脈絡膜萎縮の領域に大きな変化がなくても，その周囲の網膜感度が低下することがある．したがって，PRLと暗点との位置関係を把握することは重要である．

参考文献

1) Mainster MA, Timberlake GT, Webb RH, et al：Scanning laser ophthalmoscopy. Clinical applications. Ophthalmology 89：852-857, 1982
2) 石子智士：マイクロペリメトリー．専門医のための眼科診療クオリファイ28　近視の病態とマネジメント，pp111-119，中山書店，2016
3) Vujosevic S1, Pucci P, Daniele AR, et al：Extent of diabetic macular edema by scanning laser ophthalmoscope in the retromode and its functional correlations. Retina 34：2416-2422, 2014
4) Molina-Martín A, Piñero DP, Pérez-Cambrodí RJ：Reliability and Intersession Agreement of Microperimetric and Fixation Measurements Obtained with a New Microperimeter in Normal Eyes. Curr Eye Res 41：400-409, 2016
5) Steinberg JS, Fitzke FW, Fimmers R, et al：Scotopic and Photopic Microperimetry in Patients With Reticular Drusen and Age-Related Macular Degeneration. JAMA Ophthalmol 133：690-697, 2015

〈石子智士〉

Ⅱ 眼球形状診断

A 3D MRI

　病的近視は先進諸国における失明原因の上位を占める疾患であり，さらに欧米に比してアジアでは頻度が高い．近年，病的近視の頻度が増加傾向にあり，今後ますます病的近視の増加および低年齢化が進むと推察される．

　病的近視眼の本態は眼球形状変化である．眼球は正視の状態であればほぼ球状の形態をしているが，近視の進行とともに眼軸長の延長や後部ぶどう腫の形成が生じる．これらの形状変化によって強膜および網膜脈絡膜が障害されて，種々の近視性病変の重要な要因となる．

　これまでは眼球形状変化の診断には検眼鏡的な所見あるいは超音波を用いた方法しかなかった．しかしながら近年，MRI の進歩によって眼球形状をより俯瞰的にとらえることが可能となり，病的近視の眼球形状変化についての理解が深まってきた．

I.　3D MRI による眼球の画像化

　これまで，眼球形状を全体的に把握するためには眼球を摘出するしか方法がなかったが，近年の MRI 技術の進歩により，3D MRI を用いて生体内で眼球そのものを三次元的に観察することが可能となった．3D MRI は T2 強調画像を volume rendering することによって三次元化した画像で，眼球を任意の方向から観察できる（図 1）．この方法によって正視眼を観察すると眼球はほぼ球形の形状をしているのに対して（図 2），病的近視眼では眼球後部の一部が著しく突出し，後部ぶどう腫が形成されているのが容易に観察できる（図 3）．

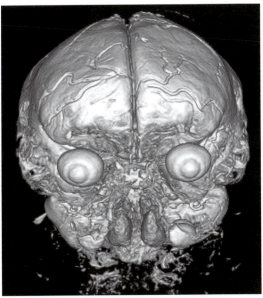

図 1　T2 強調画像を volume rendering した画像
この画像から眼球を抽出する.

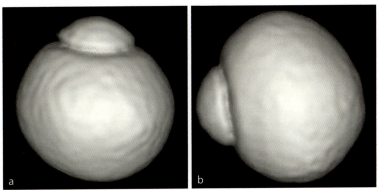

図 2　正視眼の 3D MRI 画像
a：下方から観察した像, b：側方から観察した像.
ほぼ球状を呈しているのがわかる.

II.　3D MRI の撮影方法

　volume rendering が可能な撮影シーケンスを用いる. 東京医科歯科大学では GE ヘルスケア社の MRI（SignaHTDxt 1.5T）にて撮影し, 撮影シーケンスは Cube を用いている. 画像解析ソフトにて volume rendering を行い, 三次元化する. 詳細撮像条件は以下のとおり.

- TE 90, TR 2,500, ETL 90, FOV 22 cm, スライス厚 1.2 mm, Matrix 256×256
- 加算回数 1, 脂肪抑制（＋）, Z512, Z2, パラレルイメージングの種類である ARC 使用
- 撮像時間 4 分

　三次元化した後, 信号域を徐々に下げていくと, 眼球全体が描出されていく.

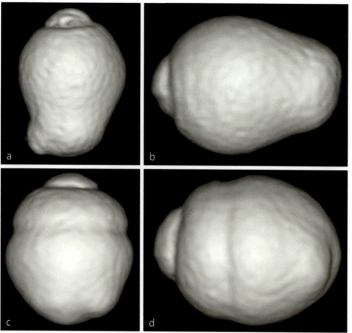

図3 病的近視眼の3D MRI画像
a，b：78歳女性，眼軸長34.0 mmの眼球3D MRI（a：下方から観察した像，b：側方から観察した像）．眼球後部が大きく突出し，変形しているのがわかる．
c，d：39歳女性，眼軸長31.0 mmの眼球3D MRI（c：下方から観察した像，d：側方から観察した像）．眼球後部は不整な形状を呈している．バックルによる赤道部の変形も認められる．

III. 病的近視眼の眼球形状解析

1. 3D MRIによる病的近視眼の眼球形状分類

　眼球を下方から観察した像によって病的近視眼の眼球形状は大きく4つに分類される．
　まず鼻側と耳側に関して対称形か非対称形かで2つに分類される．さらに非対称形のものは眼球後部の突出が鼻側に偏っているものは鼻側偏位型，耳側に偏っているものは耳側偏位型と分類される．また対称形のものは眼球後部の突出が紡錘状になっているものは紡錘型，樽状に突出しているものは樽型と分類される（図4）．形状の頻度は鼻側偏位型と樽型がそれぞれ3割程度を占めている．

2. 眼球形状異常の定量的解析

　眼球形状と近視性合併症との関連を調べるためには眼球形状を定量的に解析し表現する必要がある．そこで自動的に眼球形状を解析するソフトウェアを作成し，水平面および矢状面での眼球の対称性，そして眼球後部の尖鋭度（とがり具合）の3つのパラメータを数値化した．このソフトウェアを用いて眼球形状と病的近視の代表的な合併症である近視性脈絡膜新生血管，近視性牽引黄斑症，近視性視神経症の関連を調べたところ，水平面での非

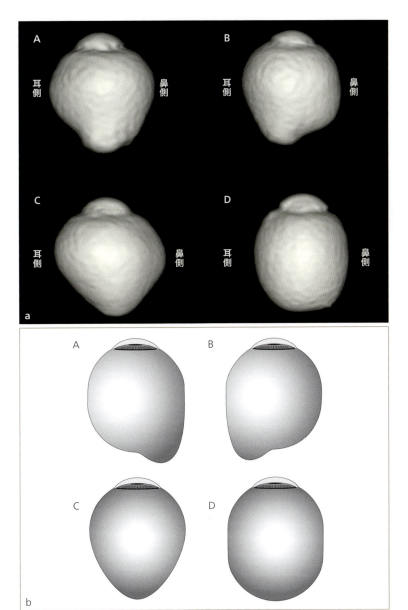

図4 3D MRIによる後部ぶどう腫の分類（a：3D MRI，b：シェーマ）
3D MRIはすべて眼球を下方から観察した像．
A：突出が鼻側に偏位している鼻側偏位型．
B：突出が耳側に偏位している耳側偏位型．
C：中央部が紡錘状に突出している紡錘型．
D：眼球後部が全体的に突出している樽型．
（Moriyama M, Ohno-Matsui K, Hayashi K, et al：Topographic analyses of shape of eyes with pathologic myopia by high-resolution three-dimensional magnetic resonance imaging. Ophthalmology 118：1626-1637, 2011 より改変）

対称性は近視性視神経症との関連があり，耳側に突出が偏位しているもので有意に頻度が高く，また，近視性牽引黄斑症は眼球後部が尖っている形状のものほど頻度が高いという結果であった．3D MRIを構築する際に，信号域を変化させることによって視神経の描出が可能となる．耳側に突出が偏位している耳側偏位型では視神経付着部位の近傍に急峻な

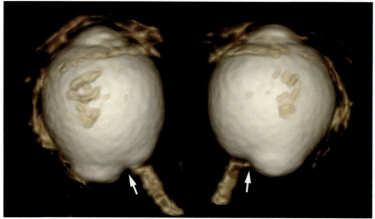

図5 耳側偏位型における視神経付着部位（3D MRI）
視神経付着部位の耳側に急峻な眼球形状変化が認められる（白矢印）．
(Moriyama M, Ohno-Matsui K, Hayashi K, et al：Topographic analyses of shape of eyes with pathologic myopia by high-resolution three-dimensional magnetic resonance imaging. Ophthalmology 118：1626-1637, 2011 より改変)

眼球形状変化があり（図5），このような眼球変形が視神経線維走行に障害を与えていると考えられる．

このように特定の眼球形状と病的近視合併病変との関連が示唆され，眼球が球状から逸脱することが病的近視合併症発生に関わっているのではないかと推察される．

病的近視の本態は眼球の形状異常であり，本来球状を呈している眼球が近視の進行とともに形状変化し球状から逸脱することによって，さまざまな合併症発生や病変の進行につながっていく．以前は検眼鏡的な診断のみであったが，近年の画像診断法の進歩により眼球形状を定量的に診断することも現在では可能となっている．今後は診断法の発達だけでなく，眼球形状変化を予防する治療も必要となってくると思われる．

参考文献

1) Iwase A, Araie M, Tomidokoro A, et al：Prevalence and causes of low vision and blindness in a Japanese adult population：the Tajimi Study. Ophthalmology 113：1354-1362, 2006
2) Yamada M, Hiratsuka Y, Roberts CB, et al：Prevalence of visual impairment in the adult Japanese population by cause and severity and future projections. Opthalmic Epidemiol 17：50-57, 2010
3) Moriyama M, Ohno-Matsui K, Hayashi K, et al：Topographic analyses of shape of eyes with pathologic myopia by high-resolution three-dimensional magnetic resonance imaging. Ophthalmology 118：1626-1637, 2011
4) Moriyama M, Ohno-Matsui K, Modegi T, et al：Quantitative analyses of high-resolution 3D MR images of highly myopic eyes to determine their shapes. Invest Ophthalmol Vis Sci 53：4510-4518, 2012

〈森山無価〉

B OCTを用いた形状解析

1 強膜形状解析

近年の光干渉断層計(OCT)の進歩は，高解像度かつ高深達という流れにますます進んでおり，これを可能にしたのは enhanced depth imaging(EDI)-OCT や swept source(SS)OCT である．高深達という点では，網膜脈絡膜が菲薄化した強度近視眼では，正視眼よりもずっと深部を見ることが可能である．特に乳頭周囲コーヌスや網膜脈絡膜萎縮部位においては，球後視神経や眼窩脂肪に至るまで，正視眼では観察できない眼球深部構造を明瞭に観察することが可能である．これらの所見は，病的近視の病態を理解するのに有益であるだけでなく，生体眼における深部構造の観察という点でも大きな意味をもつものである．

OCTを用いたより深部のより細部の観察に加え，3D MRIにより眼球全体の形を大きくとらえる眼球の形状解析も可能になった．思えば，われわれ眼科医はいつも眼を観察してきたが，眼球そのものを見ることはほとんどなかった．病的近視という疾患は，単に眼軸が延長しているだけでなく，後部ぶどう腫に代表されるように眼球形状が変形することにその主体があると考えられる．強度近視は後天的に眼球が変形してしまう疾患の代表であり，病的近視という疾患の本質が，眼球変形にあるのであれば，それを可視化することが病態解明に重要である．本項では病的近視眼における強膜形状の解析を詳細に説明したい．

I. 強膜および強膜内血管の観察

1. 強膜の観察

強度近視眼では，ss-OCTを用いることにより，網膜脈絡膜を越えて強膜の全層を観察することが可能である(図1)．さらには，強膜外側にある上強膜または Tenon 囊，さらに眼窩脂肪まで症例により観察可能である．病的近視眼の中心窩下強膜厚は，平均 $227.9 \pm 82.0\ \mu m$ であり，剖検眼での正常眼の強膜厚(眼軸長 $22\sim24\ mm$ では $660\ \mu m$)に比較し著明に菲薄化していた．中でも強膜のカーブがなだらかな円弧を描かずに不規則な症例において，著明な強膜の菲薄化がみられた．このことから，おそらく強膜はある程度以上に菲薄

II　眼球形状診断　　93

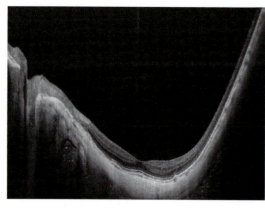

図1 病的近視眼における強膜および眼窩脂肪の可視化

脈絡膜は散在性に残存した脈絡膜大血管を残して高度に菲薄化し，その後方に高輝度の反射を有する強膜の全層を観察できる．その後方にグレーの色調で中に高反射点を有する眼窩脂肪を観察できる．強膜周囲組織は外側で束状にほぐれ，眼窩脂肪の中に混じっていく．

化するともはや正常の円弧を維持できず，最終的に全く不規則な形状に至るのではないかと考えられる．

正視眼では中心窩下脈絡膜が厚いために，強膜内面のカーブは中心窩を中心とした円弧を描く(図2)．一方，脈絡膜が高度に菲薄化しほとんど消失してしまった病的近視眼では，強膜形状は多彩であり，大きく分けると，視神経乳頭が一番底にあり乳頭に向かってなだらかに傾斜する乳頭傾斜型，弯曲は大きいものの，中心窩が最も底にあり，中心窩を中心に対照的な黄斑対称型，弯曲の形状は対称型に類似しているが，中心窩が一番底ではなくスロープ上に位置する非対称型，そして全く不規則な形状を呈する不規則型である(図2)．強膜の厚さは，乳頭傾斜型が279.7 μm，黄斑対称型が240.9 μm，非対称型が276.4 μm，不規則型が189.1 μmであり，統計解析の結果，不規則型の強膜形状を有する眼ではほかのタイプよりも有意に強膜が菲薄化していることが示された．以上の結果は，病的近視眼で強膜が高度に菲薄化し，200 μm以下になると，強膜はもはや正常の円弧を描くことができず不規則な形状に至ることを示すものである．さらに，不規則型の強膜形状を有する症例ではほかのタイプに比べ，有意に高頻度に，近視性牽引黄斑症，近視性脈絡膜新生血管，近視性網膜脈絡膜萎縮などの合併病変を有することが示された．さらに，ss-OCTによる強膜形状と，3D MRIによる眼球形状を同一症例で検討すると，不規則型の強膜形状を有する眼は耳側偏位型の眼球形状であり，この形状はおそらく病的近視の最もシビアなタイプと考えられる．

2. 強膜内血管の観察

強度近視眼では強膜内の血管および球後の血管をもOCTで観察することが可能である(図3)．強膜内を走行する長後毛様動脈は，強膜の外層2/3くらいのあたりを強膜カーブに沿って走る低反射像として観察できる．また，短後毛様動脈の血管断面も円形の低反射として観察される．さらに強膜後方の眼窩血管も観察できる(図3)．以前にわれわれは，強度近視眼の1/4に黄斑部に渦静脈がみられることを報告したが，ss-OCTで観察すると，黄斑部に存在する渦静脈が眼底後極部で強膜を貫いて眼外に流出する様子を明瞭に観察することができる．

病的近視眼では後部強膜の伸展に伴い，これらの強膜内血管の走行や分布も変化してい

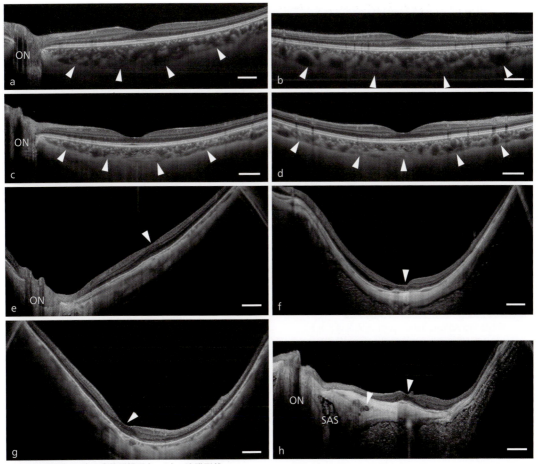

図2 正視眼（a〜d）と病的近視眼（e〜h）の強膜形状
正視眼では，中心窩脈絡膜が厚いために，脈絡膜-強膜界面における強膜内面カーブは中心窩を一番底にした対称的な形状を呈する．病的近視眼では，脈絡膜はほとんど消失している．
e：乳頭を中心に傾斜する乳頭傾斜型，f：弯曲が大きいが中心窩を底にした対称的な黄斑対称型，g：弯曲は対称型と同様であるが，中心窩が底ではなくスロープ上に位置する非対称型，h：強膜形状が全く不規則な不規則型．
（Ohno-Matsui K, Akiba M, Modegi T, et al：Association between shape of sclera and myopic retinochoroidal lesions in patients with pathologic myopia. Invest Ophthalmol Vis Sci 9：9, 2012 より）

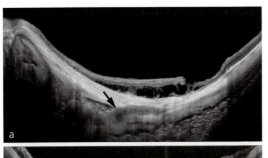

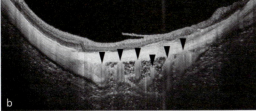

図3 強膜内血管および眼窩血管の観察
a：太い血管が球後から強膜を貫き（矢印），強膜内を走行していく様子がみられる．
b：強膜後方の眼窩内に複数の球後血管の断面が観察される（矢頭）．
（Singh J：Echographic features of tilted optic disk. Ann Ophthalmol 17：382-384, 1985 より改変）

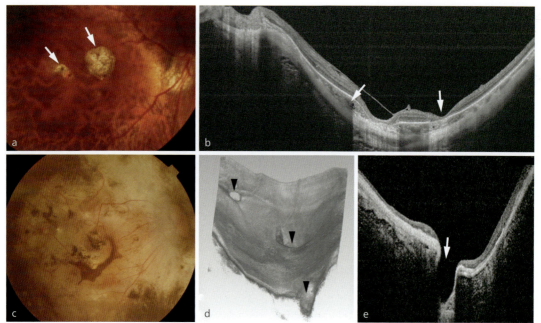

図4 黄斑部 intrachoroidal cavitation と黄斑ピット
a：眼底写真では黄斑部に2か所の限局性萎縮病変を認める(矢印).
b：OCT Bスキャン画像では，限局性萎縮病変の部位に一致して強膜が後方に偏位し，脈絡膜が肥厚したようにみえる intrachoroidal cavitation を認める.
c：眼底写真では高度の黄斑部萎縮がみられる.
d：OCT画像から再構築したCスキャン画像では萎縮内に3か所の黄斑ピットがみられる(矢頭).
e：ピット部位では強膜が大きく眼窩脂肪内に陥没している(矢印).
(Ohno-Matsui K, Akiba M, Moriyama M, et al：Intrachoroidal cavitation in macular area of eyes with pathologic myopia. Am J Ophthalmol 154：382-393, 2012 より改変)

ると考えられ，今後の検討が必要である．

II. その他の黄斑部病変 (黄斑部 ICC，黄斑ピット，強膜全層離解など)

　　intrachoroidal cavitation(ICC)は従来，病的近視眼の視神経乳頭下方にみられる黄色〜オレンジ色の三日月状病変であり，OCTを用いてFreundらが当初，網膜色素上皮剥離として報告した病態である．その後，本病変が脈絡膜内の腔であることが，舘野ら，Toranzoらの研究から明らかとなり，ICCと名称が変わった．Spaideらは，ICCの部位では強膜のカーブが後方に変位しており，それに伴いICCができていること，ICCのエッジにはしばしば網膜欠損を伴い，欠損部位を通じて硝子体腔とICCが交通していることを明らかにした．またごく最近，台湾のYehらは122眼のICCを対象に詳細な解析を行い，ICCが強度近視だけでなく弱度近視や，稀に正視，遠視にもみられ，強度近視に限定的な病変ではなく，加齢に伴う変性所見であるかもしれないと述べている．病的近視患者の黄斑部では，限局性萎縮病変の周囲に，乳頭周囲のICCと同様の所見がみられる(図4)．限局性萎縮病変を有する強度近視眼の55.4%に強膜が後方に突出するICC特有の所見がみられ，一部の症例では硝子体腔とICCとの間に直接交通がみられた．また，

ICC 部位に網膜が嵌頓することにより，ICC 周囲の網膜に分離症が高頻度にみられた．
以前われわれは，網膜分離症は萎縮が高度な眼に多いことを報告したが，その理由の 1
つとして，この黄斑部 ICC 部位への網膜の嵌頓があるのかもしれない．

　黄斑部萎縮の高度な症例では，萎縮内において強膜が全層にわたり離解している所見
（図 4），強膜の一部がピット状に眼窩脂肪に向かって陥没している所見（図 4）などのさま
ざまな強膜カーブの異常がみられる．これらの所見は，病的近視患者に対する網膜硝子体
手術または球後麻酔などの際にも十分注意してみておく必要があろう．

参考文献

1) Moriyama M, Ohno-Matsui K, Hayashi K, et al：Topographical analyses of shape of eyes with pathologic myopia by high-resolution three dimensional magnetic resonance imaging. Ophthalmology 118：1626-1637, 2011

2) Moriyama M, Ohno-Matsui K, Modegi T, et al：Quantitative analyses of high-resolution 3D MR images of highly myopic eyes to determine their shapes. Invest Ophthalmol Vis Sci 53：4510-4518, 2012

3) Ohno-Matsui K, Akiba M, Modegi T, et al：Association between shape of sclera and myopic retinochoroidal lesions in patients with pathologic myopia. Invest Ophthalmol Vis Sci 9：9, 2012

4) Freund KB, Ciardella AP, Yannuzzi LA, et al：Peripapillary detachment in pathologic myopia. Arch Ophthalmol 121：197-204, 2003

5) Spaide RF, Akiba M, Ohno-Matsui K：Evaluation of peripapillary intrachoroidal cavitation with swept source and enhanced depth imaging optical coherence tomography. RETINA 32：1037-1044, 2012

（大野京子）

2　強膜曲率を用いた眼底形状解析

　本項では，OCT を用いた強度近視眼底形状解析の試みの1つとして，強膜曲率を用いた解析について説明する．本手法は，2014 年の PLoS One 誌に初めて掲載されたもので，2016 年には同解析方法を用いた報告が Ophthalmology 誌にも掲載されている．本手法の最大の特徴は，眼底形状を定量化できることである．手法としての限界はあるために解釈には注意を要するものの，それを飲み込んだうえでなお，眼底形状を定量化できることの有用性は大きい．

I.　解析の方法

　本解析においては，OCT から Bruch 膜カーブを検出し，局所の曲率を算出したうえでマップ化する専用ソフトウェアを用いる．このソフトウェアは開発中のため，仕様は日々変わるが，現在，Nidek 社の OCT（RS-3000®）により撮影された，9 mm×9 mm の radial scan（12 本）の画像および Canon 社の OCT（HS-100®custom）により撮影された 14 mm×14 mm の radial scan（10 本）の画像に対応している．

1. セグメンテーション

　OCT 画像を用いて，まずセグメンテーションを行う．本ソフトウェアにおいては，ノイズ除去，ピーク検出，スムージングといった画像処理技術を組み合わせることで，内境界膜および Bruch 膜の自動検出を可能としている．

　正常眼底においては高精度に内境界膜および Bruch 膜を検出可能であるが，強度近視眼底においては，種々の形状異常によって輝度の分布が正常眼底と異なるケースが多いことから，自動セグメンテーションが有効ではない症例も多い．このため，そのようなケースにおいてはマニュアルで再セグメンテーションを実施する．

2. 局所曲率の算出とマップ化

　本解析方法においては，Bruch 膜のラインの各点における局所曲率を算出する．Bruch 膜の曲率を計測することとした理由は，Bruch 膜が，網膜分離，網膜剥離，新生血管といった状態に影響を受けることなく，最も眼底（強膜の内層）の形状を反映すると考えられたためである．

　局所曲率は，500 μm ずつ離れた3点の座標から算出する．このため，局所曲率は，1,000 μm の範囲の形状を代表した値となる．この値は，両端 500 μm を除いたすべての A スキャンについて算出される．こうして求めた局所曲率の値（絶対値と正負）により色を割り当て，曲率マップを作成する．

　これらの対応をわかりやすく示したものとして，図1 を参照されたい．眼球が外側（OCT 画像で下方向）に向けて凸になるにつれて，色は黄色から橙赤色を経て赤となる．逆に，眼球が内側（OCT 画像で上方向）に向けて凸になるにつれて，色は黄色から黄緑を経て

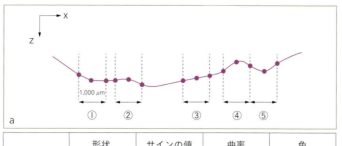

図1 曲率マップにおける，局所の強膜形状・曲率・色調の対応
a は仮想の Bruch 膜の形状で，b には，a の①〜⑤の各点を例として，曲率マップにおける，局所の強膜形状・曲率・色調の対応を例示した．OCT において平坦な形状の部位は，③に示されるように黄色〔RGB（255, 255, 0）〕を示す．OCT において下に凸の形状を示す場合は，凸の強さに応じて，①に示される橙色を経て⑤に示される赤色〔RGB（255, 0, 0）〕まで，徐々に色調が変化する．逆に，OCT において上に凸の形状を示す場合は，凸の強さに応じて，②に示される黄緑色を経て④に示される緑〔RGB（0, 192, 32）〕まで，徐々に色調が変化する．

深緑となる．

3. 眼底写真への重ね合わせ

作成されたマップは，OCT 画像撮影時に同時に取得される SLO（scanning laser ophthalmoscope：走査レーザー検眼鏡）画像を介して眼底写真へと重ね合わせることが可能である．これにあたっては，図2 に示すように，まず SLO 画像を眼底写真に一致させ，SLO 画像に紐付いた曲率マップを重ね合わせた後，SLO 画像を透明化するという手順を踏む．これにより，眼底写真の凹凸具合が視覚的にわかるようになり，眼底写真の特徴と眼球形状を結びつけることが容易となる．

II. 曲率マップの実例

図3 に4例を示す．これらは 9 mm×9 mm の radial scan（12 本）から構成したマップであるため，眼底写真に対するカバー率は必ずしも高くないが，曲率マップの特徴と有用性を判断するためには十分参考になると思われる．

（1）症例1（図3a）

58歳女性の右眼で，眼軸長 29.01 mm．眼底写真からは，後部ぶどう腫の存在が明らかである．この眼底に対して曲率マップを作成し，重ね合わせることで，後部ぶどう腫

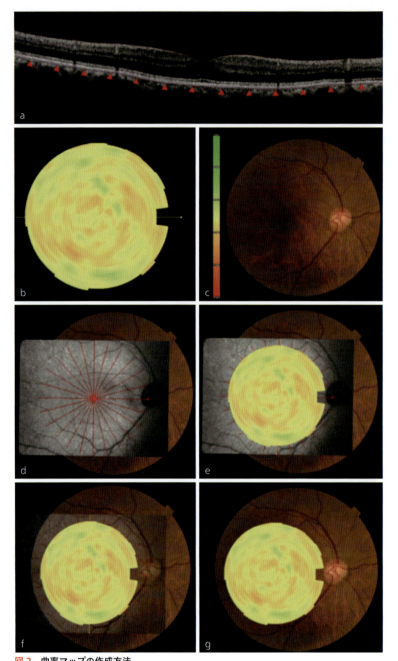

図2 曲率マップの作成方法
a：黄斑部を中心とした radial scan を撮影し，その各スライスにおいて Bruch 膜をプロットした後，500 μm ずつ離れた 3 点を用いて局所曲率を算出する．b：算出された曲率の値をもとに，図1で示したとおりの色調を割り当て，曲率マップを作成する．c〜e：SLO 画像を介して眼底写真と曲率マップを重ね合わせる．f, g：SLO 画像を透明化することで，曲率マップが重なった眼底写真が完成する．

が，「黄色〜緑色で縁取られた強い暖色」という曲率マップとして表現されることがわかる．後部ぶどう腫のエッジ部分は，OCT 上，上方向への凸が最も強いと考えられ，マップでは緑色が最も強い部分として現れることは理論的にも自然なことである．

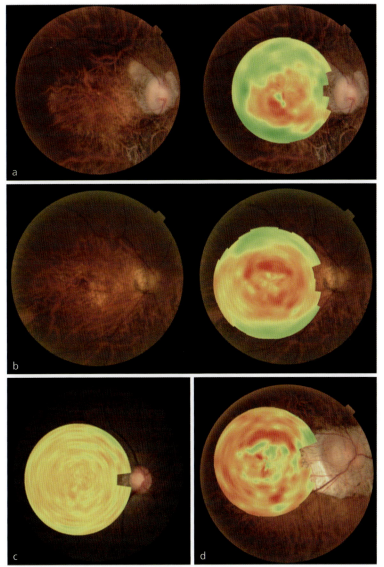

図3　強度近視眼における代表的な曲率マップ
詳細については本文を参照のこと．a，b：後部ぶどう腫が明瞭に描出される．c：比較的平坦な眼底形状．d：高度の網膜脈絡膜萎縮により不正な凹凸を示す例．

(2) 症例2（図3b）

72歳女性の右眼で，眼軸長28.37 mm．眼底写真からは，後部ぶどう腫の存在が強く疑われる．症例1と同様に曲率マップを用いることで，眼底写真上の変化に一致して，「黄色～緑色で縁取られた強い暖色」が浮かび上がった．ただし，本症例においては耳側のエッジが描出しきれていない．

(3) 症例3（図3c）

38歳女性の右眼で，眼軸長26.38 mm．眼底写真には特記すべきことはない症例であっ

た．曲率マップを作成すると，おおむね黄色から構成されており，眼球形状としては特記すべき異常はないのではないかと判断される．

(4)症例 4（図 3d）

　65 歳女性の右眼で，眼軸長 34.64 mm. 強度近視による網膜脈絡膜萎縮が強い症例であった．曲率マップを作成すると，全体として強い暖色となり，モザイク状に緑色が混じるマップとなった．一般に，網膜脈絡膜萎縮が強い症例は眼底形状が大きく不整になっており，その不整が反映されたと考えられる．また，後部ぶどう腫のエッジはマップ上明らかではなく，これは，曲率マップで示される全域が後部ぶどう腫に含まれることが原因と考えられる．

III. 　本手法の長所および課題

　近年，強度近視の眼球・眼底形状の解析についてはさまざまな試みがなされており，特に 3D MRI を用いた森山らの解析（Moriyama M, 2011）は，強度近視の眼球形状を大きな視点から理解するために非常に重要な知見を示した．これに対し，OCT を用いた解析は，その解像度の高さから，眼球形状をよりミクロな視点から理解するために重要であり，3D MRI による解析と比較した場合の特徴といえる．

　これまでも OCT を用いて強度近視の眼底形状を解明しようという試みはなされてきたところであるが，その流れのなかで，本手法の長所としては，長いスキャン幅に対応しているという点が挙げられる．2016 年のわれわれの報告では 14 mm×14 mm のスキャンを用いているが，現在はより長いスキャン幅を撮影できる OCT についても研究されているところであり，今後，さらに長いスキャンを用いた報告も期待される．また，3 点の座標の相対的な位置関係をもとに曲率を算出するという手法を用いていることから，OCT 画像そのものの傾き（OCT 撮影時の患者の顔や目の傾きによる影響）を原則として無視することができるのも大きな利点である．

　さらに，本手法の最大の長所といえるのは，その定量化能力である．本手法によって，各 radial scan の各ポイントについて局所曲率の値が算出され，各 radial scan 間の局所曲率の値もポイント間の勾配により算出されている．これはまさに，眼底のミクロな形状を数値化したことにほかならない．これまでは主観的かつ定性的に眼底形状や後部ぶどう腫について述べられてきたが，本手法によって客観的かつ定量的な評価が可能となり，強度近視とその合併症についてさらに理解が深まっていくことが期待できる．

IV. 　関連する報告

1）OCT から構成した曲率マップによる強度近視眼底形状解析（Miyake M, 2014）

　曲率マップによる眼底形状解析を初めて報告した論文である．この論文では，眼軸長が 26 mm を超える強度近視眼 182 眼（113 人）を対象として解析を実施し，本項でこれまで紹

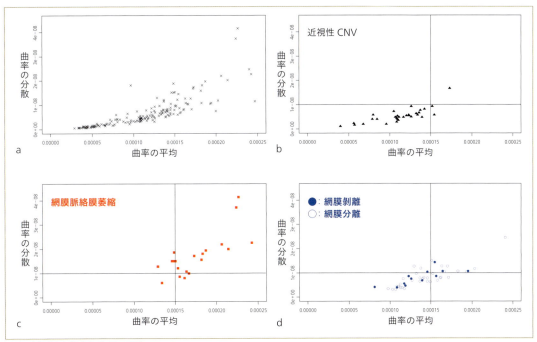

図4 近視性合併症と曲率の関係

介した技術的な面の説明に加えて，本手法の定量化能力を活かした，眼底形状の定量的解析の試みについて報告されている．

この報告では，眼底形状を代表する数値として，各点における局所曲率の絶対値をすべて平均した値と，局所曲率の値の分散を用いて解析が行われた．大まかにいうと，これらの数値はそれぞれ，眼底形状の全体としての急峻さおよび凹凸具合を表すこととなる．これらの数値をそれぞれ縦軸・横軸として，近視性の合併症（近視性脈絡膜新生血管，網膜分離・網膜剥離，網膜脈絡膜萎縮）ごとに散布図を作成（図4）したところ，合併症ごとの傾向が視覚的に表され，網膜脈絡膜萎縮を持つ眼は曲率の平均および分散が大きいエリアに，網膜剥離・網膜分離を持つ眼は曲率の平均および分散が中等度のエリアに，そして，近視性脈絡膜新生血管を持つ眼は曲率の平均および分散が比較的小さなエリアにそれぞれ分布していた．これまで，近視性脈絡膜新生血管は後部ぶどう腫のない眼（眼底形状が比較的フラットな眼）においても発生するという報告もなされてきたが，この報告により定量的に示されたこととなる．また，網膜分離の眼と網膜剥離の眼の間には，曲率の平均および分散には有意な差はみられなかった．これについては，全体の平均というよりも，より局所に着目したアプローチが必要ではないかと予測される．

この報告ではさらに，後部ぶどう腫の有無と曲率の値の関係についても解析を行っており，曲率の平均および分散が一定の値を超えるエリアに，後部ぶどう腫ありと判断された眼の98.1％が分布していた（図5）ことから，これらの値が後部ぶどう腫の定量的な基準値の候補となるのではないかと指摘されている．

解析手法については依然改善の余地は残すものの，本手法の導入によってそれまでの定量的解析手法の弱点を一定程度克服し，比較的信頼性・再現性の高い解析を実施できるよ

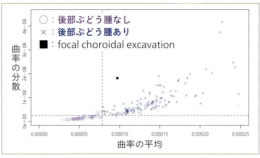

図5　後部ぶどう腫の有無と曲率の関係

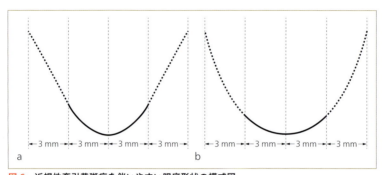

図6　近視性牽引黄斑症を伴いやすい眼底形状の模式図
近視性牽引黄斑症を伴う眼(a)は，伴わない眼(b)に比して，中心窩から3 mm以内の領域はより急峻で，中心窩から3～6 mmの領域はより平坦な形状を示す．

うになったといえる．

2) 強度近視における眼球形状と近視性牽引黄斑症との関連（Wakazono T, 2015）

　曲率マップにより強度近視の眼底形状解析を行った続報であり，眼軸長が26 mmを超える強度近視眼連続症例40眼(30人)を対象として解析が実施されている．本論文の特徴は，14 mm×14 mmのradial scanという広範囲の曲率マップを用いた点と，その曲率マップに対してETDRSチャートと同様のセグメンテーションを行い，1)の報告よりもより詳細に曲率の分布を解析した点である．

　この報告によると，近視性牽引黄斑症を有する眼は，有さない眼と比較して，黄斑から半径3 mmまでの円内の曲率は有意に大きく（すなわち急峻で），半径3 mmよりも外側のリング状の部分の曲率は有意に小さかった（すなわち平坦であった）．さらに，この特徴を抽出するための値として，それらの差分をパラメータとして用いてROC曲線のAUCを算出したところ，0.898と，高い識別性能を有していたことが示されている．これは模式図を描くと理解しやすく，ともすれば当然のことという印象をもたれるかもしれない．上記の結果が示すことはすなわち，図6に示されるように，黄斑部が特に突出している眼においては近視性牽引黄斑症が起こりやすく，全体的に突出している眼においては起こりにくいということであり，これは，前者では黄斑部に眼球中心への伸展力が集中しやすく，後者では眼球中心への伸展力が分散することが原因と推察される．

V. 今後の方向性

　本解析手法は，限界がありながらも，より詳細な定量的評価を可能とすることがこれまでの報告により明らかになってきた．今後，ソフトウェア自体の課題としては自動セグメンテーションの精度を上げていくことが重要となる．これにより，より多くの眼を用いた解析が容易となるだろう．また，研究の方向性としては，強度近視眼のみならず正常人の眼底形状も解析することで reference の構築を行っていくこと，症例数を増やして cross-sectional な検討を引き続き行うことにより種々の仮説を探索すること，経時的変化を prospective に追うことで示唆された仮説を検証すること，などが課題として挙げられる．今後も，眼底形状の定量的解析により，強度近視のさらなる理解が進むことを期待している．

参考文献

1) Moriyama M, Ohno-Matsui K, Hayashi K, et al：Topographic analyses of shape of eyes with pathologic myopia by high-resolution three-dimensional magnetic resonance imaging. Ophthalmology 118：1626–1637, 2011
2) Miyake M, Yamashiro K, Akagi-Kurashige Y, et al：Analysis of fundus shape in highly myopic eyes by using curvature maps constructed from optical coherence tomography. PLoS One 26：e107923, 2014
3) Wakazono T, Yamashiro K, Miyake M, et al：Association between Eye Shape and Myopic Traction Maculopathy in High Myopia. Ophthalmology 123：919–921, 2015

（三宅正裕）

III 前眼部画像診断

I. 角膜厚

　正常の中心角膜厚は 500〜550 μm で，角膜内皮のポンプ機能やバリア機能によって一定に保たれている．臨床の場面では，角膜厚測定は角膜内皮細胞のポンプ機能やバリア機能の評価，屈折矯正手術の適応評価，角膜切開術の切開深度決定，円錐角膜の病期分類などに用いられている．また，角膜厚が 25 μm 異なると測定値に 1 mmHg の誤差が生じる（角膜が厚い場合は，眼圧は実際よりも高く測定される）ため，正確な眼圧値を求めるためには角膜厚を考慮する必要がある．

1. 測定方法

1）超音波測定法

　点眼麻酔後，超音波プローブを角膜に垂直に当て，プローブから照射された超音波が角膜内皮で反射して再びプローブに戻るまでの時間から角膜厚を算出する．混濁した角膜でも測定でき，プローブの接触位置を変化させることで任意の部位での測定が可能である．プローブの角度や接触位置によって測定値が変動するため，正確な測定結果を得るためにはある程度の熟練が必要である．また，プローブの接触による角膜障害や感染の危険がある．

2）Mishima-Hedbys 法

　細隙灯顕微鏡と組み合わせて使用する．角膜の光学的断面をプリズムにて二分割した像の上皮面と内皮面が合致するようにプリズムを回転させ，プリズムの回転角度と角膜曲率半径から換算表を用いて算出する．スリットにて部位を確認しながら計測できるため再現性が高いが，操作には熟練が必要で，角膜曲率半径が正常より逸脱する場合は測定値が不正確になる可能性がある．

3）スペキュラー法

スペキュラマイクロスコープに角膜厚測定機能が追加されている場合が多く，撮影光の角膜前面反射像と後面反射像の間隔から角膜厚を算出する．オート撮影のため測定が簡便であるが，角膜実質浮腫や混濁があると散乱により後面反射像が得られず，測定値が不正確になる可能性がある．

4）スリットスキャン型角膜形状測定装置

スリット光を用いて角膜をスキャンし，得られたスリット像から角膜の三次元構造を解析する．角膜全域の角膜厚をマップとして表示することが可能であり，中心角膜厚は超音波測定法での角膜厚とよく相関する．角膜前後面形状，虹彩・水晶体前面の情報も測定できる．角膜混濁があると，角膜後面の検出が不正確になる可能性がある．

5）前眼部光干渉断層計（OCT）

1,310 nm の長波長光源を用いて得られた光干渉断層計（optical coherence tomography：OCT）画像より角膜の三次元構造を解析する．角膜全域の角膜厚をマップとして表示することが可能であり，角膜前後面形状，虹彩・隅角・水晶体前面の情報，高次波面収差も測定できる．角膜混濁があっても測定光は角膜後面まで到達可能であるため，角膜混濁眼の測定に有利である．

2. 強度近視眼の角膜厚

強度近視は角膜厚に影響しないという報告が多いが，強度近視では有意に角膜厚が薄くなるという報告もある．前述のとおり眼圧測定は角膜厚に依存する方式が多く，laser-assisted *in situ* keratomileusis（LASIK）などの屈折矯正術後では角膜厚の菲薄化により，眼圧は術前よりも低めに測定される．そのため，緑内障で眼圧下降薬を使用する場合には注意が必要である．

II.　角膜形状測定装置

角膜は眼球の全屈折力の約 2/3 をもち，眼球屈折系の乱視や収差などの大部分が角膜に由来する．臨床の場面では角膜疾患の診断や経過観察，角膜移植後に使用されるだけでなく，屈折矯正手術前の円錐角膜スクリーニングや白内障術前（特に付加価値眼内レンズを使用する場合）の角膜不正乱視の評価，コンタクトレンズ（CL）診療などにも使用されている．測定原理の違いにより，Placido 式，スリットスキャン式，前眼部 OCT 式の 3 種類がある．

CL を装用している場合は，CL による角膜の物理的変形を考慮しなくてはならない．本来の形状に戻すためには，ソフト CL では 2 週間，ハード CL では 3 週間程度必要である．また，点状表層角膜症，角膜混濁，角膜浮腫などでも測定値は影響を受ける．眼瞼や睫毛が測定領域にかかる場合，眼球を圧迫しないように注意して検者が開瞼する．涙液の状態にも影響を受けるため，なるべく涙液が安定した状態で測定を行う．

1. 測定方法

1) Placido 式

　1882 年に Placido は白と黒の同心円からなるリング中央から角膜反射を観察できる Placido 角膜計を発明した．その原理を応用し，1980 年代に Klyce らが，リング状照明の角膜反射像（Meyer リング）をビデオ画像として取込み解析するビデオケラトスコープを開発した．角膜上の各測定点における曲率半径を求め，そこから角膜屈折力を計算してカラーコードマップに表示する．Fourier 解析のプログラムが搭載されている装置では，正乱視と不正乱視を分離して定量的に評価することが可能である．Placido 式では角膜後面形状の評価はできない．

2) スリットスキャン式，Scheimpflug 式（図 1）

　スリット光を用いて角膜をスキャンし，得られたスリット像から角膜前後面を検出して前眼部の三次元構造を解析する．スリット光を左右にスキャンするスリットスキャン式と，Scheimpflug カメラを回転させてスキャンする Scheimpflug 式がある．Placido 式に比較し，涙液層破綻による測定エラーが少なく，広範囲の角膜形状解析が可能である．角膜前後面の形状評価に加えて，角膜全域の角膜厚をマップとして表示することも可能で，角膜高次収差が測定できる装置もある．

　測定時間が約 1 秒と長く，可視光を用いているため測定中まぶしいという欠点がある．角膜混濁の強い症例や円錐角膜の高度な症例は散乱のため断面のデジタル化が困難となり，後面形状評価が不正確になる可能性がある．

3) 前眼部光干渉断層計（OCT）式

　長波長の赤外光（1,310 nm）を用いた OCT で，組織深達度が高いため，角膜だけでなく

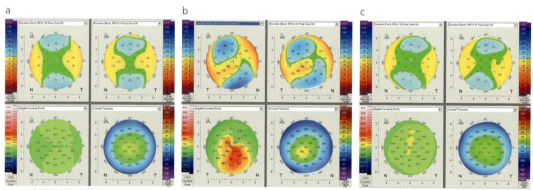

図 1　角膜形状測定装置
a：強度近視眼，b：強度近視眼（円錐角膜合併），c：正視眼．
左上：角膜前面の elevation map，右上：角膜後面の elevation map，左下：角膜前面の sagittal 曲率マップ，右下：角膜厚マップ．
b は下方角膜が局所的に急峻化しており，角膜形状が非対称となっている．

前房・虹彩・隅角・毛様体扁平部・水晶体を三次元で画像化することができる．角膜前後面の形状，角膜厚の分布，不正乱視を高次波面収差として定量化できる．測定時間が短く，赤外光のためまぶしくなく，涙液の影響を受けにくい．角膜混濁があっても測定光は角膜後面まで到達可能であるため，角膜混濁眼や高度の角膜形状異常眼の測定も可能である．

III. 波面センサー

　眼球などレンズ系を用いる光学系において，収束するはずの光が1点に収束しない「ずれ」を収差という．光を波面としてとらえ，Zernike多項式によって表現することによって収差を解析する装置を波面センサーという（図2）．眼球光学系の屈折異常を球面・円柱成分（眼鏡補正できる2次の成分）に加えて，不正乱視（眼鏡補正できない3次以上の高次収差）成分も定性的・定量的に評価することが可能である．眼球全体の収差は角膜前面，角膜後面，水晶体の各部位の収差から構成されるが，角膜後面の影響は小さいため，主として角膜前面と水晶体の収差からなると考えられる．角膜前面の高次収差は角膜形状測定装置でも測定できるが，水晶体や眼内レンズといった内部収差は，波面センサーによって測定された眼球全収差から角膜収差を引いて初めて評価できる．

　臨床の場では，通常の細隙灯顕微鏡検査などでは異常が認められないが，視機能検査で

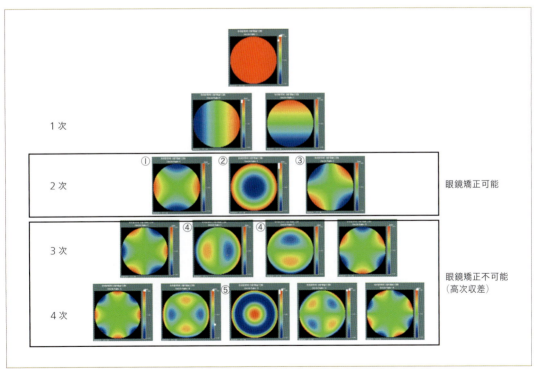

図2　Zernike多項式のカラーコードマップ
① 直(倒)乱視，② 球面値(defocus)，③ 斜乱視，④ コマ収差，⑤ 球面収差．
暖色は波面が進んでいることを，寒色は波面が遅れていることを示している．

微妙な不正乱視が疑われるような症例や，屈折矯正術後・白内障手術後や CL 装用者など
で見え方の不満を訴えるような症例がよい適応となる．高度な角膜不正乱視や白内障がほ
かの検査で明らかな症例などは，波面収差の測定が困難であり，測定の意義も少ない．ま
た，屈折矯正手術前や白内障手術前（特に付加価値眼内レンズを使用する場合）の不正乱視の評
価，非球面眼内レンズの適応評価などにも用いられている．最近では，波面収差の連続測
定により，瞬目に伴う涙液動態が視機能に及ぼす影響を動的，定量的に評価する試みも行
われている．

　波面センサーは測定原理の違いにより Hartmann-Shack，Tscherning，検影法の 3 種類
に大別されている．いずれも実際の光学系から射出される波面の理想的な波面からのずれ
を示し，高次収差の量は RMS（root mean square；二乗平均平方根）で表示され，単位はずれの
距離を示す μm である．眼球高次収差の総和の正常値は，屈折異常以外の眼疾患のない若
年者において瞳孔径 4 mm で平均 $0.09 \pm 0.10 \ \mu m$，6 mm で $0.37 \pm 0.10 \ \mu m$ 程度であり，
加齢により正に増大する．

　瞳孔が小さいと眼外に出射する波面の範囲が狭くなり収差が低く測定されるので，測定
には 5〜6 mm の瞳孔径が必要である．蒸発する涙液層も結果に影響するため，測定前に
瞬きをさせて涙液を安定させることが必要である．角膜トポグラファーも搭載されている
機器が多いため，眼瞼や睫毛が測定領域にかからないように注意する．

1. 測定方法

1）Hartmann-Shack 型波面センサー（図3）

　黄斑部に細い赤外光を集光させる．黄斑部で反射された光は同心円状の波面を形成しな
がら広がり，眼内の収差要因の影響を受けながら眼外へ出射される．出射光の波面はレン
ズレットアレイ（Hartmann-Shack プレート）を通過すると集光され，CCD カメラ上に多数の
スポットとなり配列する（Hartmann 像）．無収差な眼の測定であれば，スポットは
Hartmann-Shack プレートの小レンズの配列と同じ格子状に並ぶ．波面収差があるとス
ポットは理想像よりずれて配置され，そのずれの距離を測定することにより波面収差を算
出する．

2）Tscherning 型波面センサー

　レーザー光をグリッドパターンの形で網膜に投影し，グリッドパターンの網膜像を
CCD カメラで撮影する．グリッドの各点の変位量を測定し，収差を算出する．

3）dynamic retinoscopy（ダイナミック検影法）

　検影法の原理を応用した方法である．眼底をスリット状の赤外線で一定方向へ走査す
る．眼底反射光を角膜と共役な位置の受光素子アレイでとらえ，その発生する時間差を計
測して屈折力に換算し，角膜中心を基準とした屈折力誤差分布を求める．そのデータから
波面収差データを変換し求める方法である．

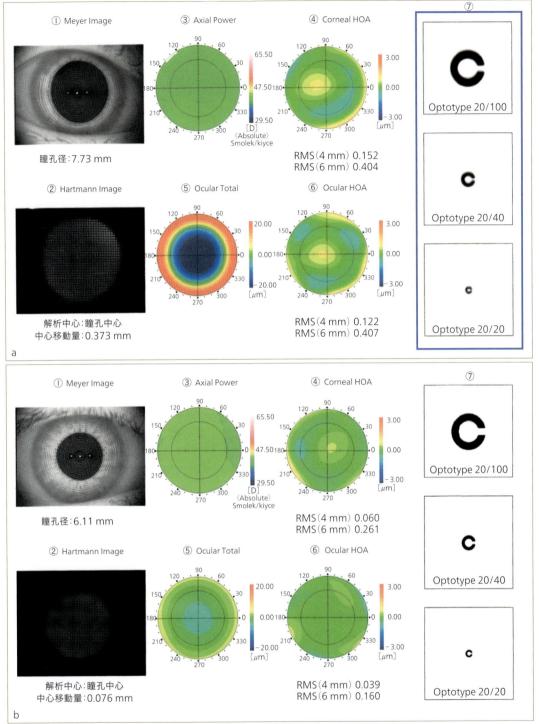

図3 Hartmann-Shack 型波面センサー
a：強度近視眼，b：正視眼．
① 角膜 Meyer 像，② Hartmann 像，③ 角膜 axial マップ，④ 角膜高次収差，⑤ 眼球全収差，⑥ 眼球高次収差，⑦ 矯正視力シミュレーション．
a は近視のため⑤で中央の波面が遅れて寒色となっている．また，大きい高次収差のため，Landolt 環がぼやけている．

2. 強度近視眼における高次収差

近視眼では，中央より周辺の波面が速いため，眼球の全収差マップにおいて中央が寒色系の同心円として表示される．高次収差，コマ収差，球面収差は，正視眼や遠視眼と比較して近視眼で大きくなっているという報告と，有意な差はないという報告がある．

IV. 前眼部光干渉断層計（OCT）（図4）

OCTは生体に光が入射する際に生じる散乱光の中から反射直進行（入射光と同軸の後方散乱光）を検出して，生体構造をイメージングする検査装置である．生体組織の内部構造はこの反射光の強度分布として表される．さらに，入射光は屈折率の異なる媒質の境界面で反射されるため，層構造の情報も得ることができる．

眼科において，OCTは当初は網膜の観察に用いられていたが，2001年に前眼部の観察に特化したOCTが開発された．後眼部OCTとの大きな違いは測定光の波長で，前眼部は後眼部に比較して組織の凹凸が多く，透明組織（角膜，前房，水晶体）と不透明組織（結膜，強膜，ぶどう膜）の両方を含んでいるため，前眼部OCTでは組織深達度の高い1,310 nmの波長が用いられている．

前眼部OCTでは角膜，前房，虹彩，水晶体前面，隅角，強膜，毛様体扁平部の高精度な断面像が得られる．断面像の解像度はおおむね縦方向7～10 μm，横方向30～60 μmで，超音波生体顕微鏡（ultrasound biomicroscope：UBM）の50 μmよりも精度が高い．2～3秒で多数の断面像を撮影して三次元画像を構築し，そこからOCTトポグラフィーやOCTゴニオメトリーといった検査が可能な装置もある．

前眼部OCTの利点は，非接触で，測定光が可視光でないためまぶしくなく，短時間で

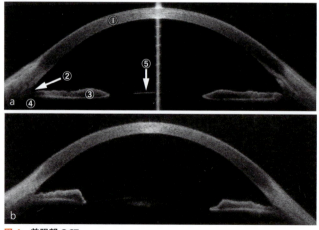

図4　前眼部OCT
a：強度近視眼，b：正視眼．
①角膜，②隅角，③虹彩，④毛様体，⑤水晶体前面．
強度近視眼では正視眼に比較して前房深度とangle-to-angle（ATA：隅角底間の距離）が大きい．

精度の高い検査が可能なことである．前眼部 OCT の測定光は深達度が高いため，Placido 式やスリットスキャン式では測定が困難であった角膜混濁眼や高度の角膜形状異常眼の角膜形状測定も可能である．涙液層の影響が少なく，重症ドライアイ患者でも再現性の高い結果を得ることができる．一方，完全な不透明組織での測定光の深達度は 1〜2 mm 程度であるため，毛様体体部の描出ができず，その部位の詳細な観察には UBM のほうが適している．

1. 強度近視眼の前眼部 OCT 所見

筆者らの研究では，年齢・性別・屈折度・眼軸長・強度近視の有無を従属変数にして強度近視眼と正視眼を重回帰分析で比較検討したところ，前房深度（角膜後面から水晶体前面までの距離）と angle-to-angle（ATA：隅角底間の距離）は，屈折度や眼軸長が大きいほど有意に大きくなった．一方，white-to-white（WTW：角膜−結膜移行部間の距離，角膜横径に相当）は，屈折度や眼軸長との相関関係はなかった．

V.　強度近視眼の前眼部画像診断と屈折矯正手術

1. 有水晶体眼内レンズ

1）後房型レンズ（Implantable Collamer Lens：ICL®）

ICL®のサイズと度数の決定には，屈折値，角膜屈折力，中心角膜厚，WTW，前房深度が必要である．術後に水晶体前面とレンズ後面との距離（vault）が適切な値となるようなレンズを選択することが重要である．最適な vault は 0.5±0.25 mm といわれており，中心角膜厚とほぼ同じである．挿入したレンズが毛様溝間距離に比して大きいと high vaulting（vault≧角膜厚×1.5）となり，ICL®が虹彩を押し上げるために狭隅角・浅前房となる．術後屈折度数は予定より遠視化する．また，挿入したレンズが毛様溝間距離に比して小さいと low vaulting（vault≦角膜厚×0.5）となり，水晶体への物理的刺激などにより水晶体の前嚢下混濁をきたすことがある．術後屈折度数は予定より近視化する．また，トーリック ICL®の場合は眼内挿入後にレンズが回転し，乱視矯正効果が低下する可能性がある．

2）前房型レンズ

（1）前房型・虹彩支持型レンズ（Artisan®，Artiflex®）
レンズの度数決定には屈折値，角膜屈折力，中心角膜厚，前房深度が必要である．

（2）前房型・隅角支持型レンズ（AcrySof® Cachet® phakic IOL）
レンズのサイズと度数決定には，屈折値，角膜屈折力，中心角膜厚，WTW，ATA，前房深度が必要である．0.5 mm きざみで 4 つのレンズ径があり，角膜径に応じて適切なサイズを選ぶことができる．乱視矯正はできない．大きすぎるレンズを選択した場合，隅角への物理的刺激による癒着と，それに伴う眼圧上昇が生じるおそれがある．小さすぎるレンズを選択した場合はレンズのハプティクスが脱臼してしまい，角膜内皮細胞が障害され

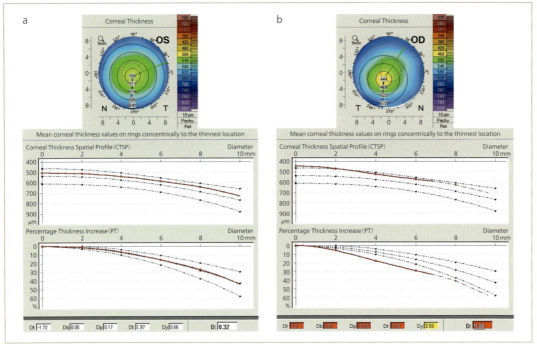

図5 角膜形状測定装置の円錐角膜自動スクリーニングプログラム
a：強度近視眼（円錐角膜なし），b：強度近視眼（円錐角膜あり）．
上段：角膜厚マップ，中段：角膜厚空間輪郭グラフ（最も薄いポイントから周辺に向かう角膜厚増加の経過），下段：角膜厚増加パーセンテージ表示．
b は最も薄いポイントの角膜厚が薄く，周辺部に向かって急に角膜厚が厚くなっている．
また，最下段右の D は 5 つのパラメータを考慮に入れた最終的な結果で，白で表示された場合は正常範囲内，黄色で表示された場合は疑いのあるパラメータ，赤で表示された場合は異常なパラメータであることを示している．

る恐れがある．

2. エキシマレーザーを用いた屈折矯正手術

　エキシマレーザーを用いた屈折矯正手術には，photorefractive keratectomy（PRK）や LASIK がある．円錐角膜ですでに菲薄化した実質を切除すると，角膜の脆弱化を招き医原性の keratoectasia を呈するおそれがあるため，軽度であっても円錐角膜に PRK や LASIK は禁忌となっている．屈折矯正手術希望者の 5％程度は円錐角膜であるとされており，手術適応を決める際にはスクリーニング検査として角膜形状解析が有用である．角膜形状測定装置によっては，自動スクリーニングプログラムを搭載しているものもある（図5）．

VI. 強度近視眼の前眼部画像診断と白内障手術

　近視が強くなるに従って前房は深くなるため，器具を眼内に挿入したときの角度はより直角に近くなり，角膜に歪みを生じやすい．チップを挿入して眼内灌流を行うと前房深度が急に深くなり，虹彩根部や毛様体が牽引されることで毛様痛の原因となる．適宜 Tenon 嚢下麻酔を追加したり，灌流ボトル高を下げる必要がある．時に逆瞳孔ブロック（瞳孔と水

晶体前囊が接着し，灌流液の圧力で前房が著しく深くなった状態)を生じることがあり，注意が必要である．

　強度近視眼では水晶体囊が大きい傾向にあり，トーリック眼内レンズを使用した場合は，術後早期にレンズが回転し，乱視矯正効果が低下する可能性がある．術中に眼内レンズ後方も含め粘弾性物質をしっかりと除去した状態でのレンズの安定を確認する．

　強度近視眼では眼内レンズの度数ずれ(遠視化)が起こりやすいことが報告されており，筆者らの施設での検討でも 31.0 mm 以上の超長眼軸眼では平均＋1.05 D の遠視側への度数ずれが認められた．現時点では第三世代(SRK/T 式など)，第四世代(Haigis 式など)の計算式を用い，各施設での臨床データを基に経験的に補正をすることが望ましいと考えられる．

　エキシマレーザー角膜屈折矯正手術後眼では，通常の白内障手術患者よりも遠視性の屈折誤差を生じやすいことが知られており，refractive surprise と呼ばれている．誤差の主原因は，① 測定誤差：オートケラトメーターでは角膜前面傍中心部領域(直径約 3 mm)を測定し，角膜を球面あるいはトーリック面と仮定して角膜中心部の曲率半径を求めている．しかし，屈折矯正術後は角膜中央が扁平化しているため，角膜屈折力を過大評価してしまう，② 屈折率の誤差：オートケラトメーターでは角膜前面と後面の比率が一定であると仮定し，換算屈折率(1.3375)を用いて角膜前面曲率半径から角膜全屈折力を求めている．屈折矯正術後では角膜前面形状は扁平化するが，後面形状はほとんど変化しないため，前後面の比が変化し，全角膜屈折力が過大に評価される，③ 第三，第四世代の計算式の誤差：多くの第三，第四世代の眼内レンズ計算式は，角膜屈折力を用いて術後前房深度を予測しているが，平坦化した角膜データでは術後前房深度が小さく推定されてしまう，の 3 点が考えられる．現在，屈折矯正手術後眼用 IOL 計算法が多数報告されており，屈折矯正手術前のデータを使用する方法と屈折矯正術後のデータのみを使用する方法がある．

参考文献

1）Doughty MJ, Zaman ML：Human corneal thickness and its impact on intraocular pressure measures：a review and meta-analysis approach. Surv Ophthalmol 44：367-408, 2000
2）Wilson SE, Klyce SD：Screening for corneal topographic abnormalities before refractive surgery. Ophthalmology 101：147-152, 1994

（笠原香織，大野京子）

第4章

病的近視の合併病変の
画像診断と治療

I 病的近視の黄斑部病変

A 総論と進行過程

I. 総論

　病的近視眼では眼底後極部に特徴的な黄斑部病変を生じ，近視性黄斑症もしくは myo-pic maculopathy として知られている．複数の種類の病変が同時に存在することも多く，慣れないと診療が難しいこともある．本項では病的近視の黄斑部病変(牽引黄斑症を除く)について詳細に解説したい．

1. Tokoro らの分類

　昭和 62(1987)年厚生省網膜脈絡膜萎縮症調査研究班から病的近視診断の手引きが出された(所敬，丸尾敏夫，林一彦ほか)．これにより，近視性黄斑症の病変として，びまん性萎縮病変(diffuse atrophy：D)，限局性萎縮病変(patchy atrophy：P)，黄斑部出血(脈絡膜新生血管，単純型黄斑部出血)が示された．最初の報告では lacquer crack はびまん性病変のなかに含まれていたが，後に独立した病変として報告された．さらに，びまん性病変，限局性病変についてそれぞれ初期病変(D1 および P1)と進行病変(D2 および P2)を定めた．1998 年に出版されたアトラスでは上記病変の特徴や進行過程が詳細に解説されている．

2. META-PM 分類

　これまで各国の疫学研究では，近視性黄斑症の診断に異なる基準が用いられており，スタディ間を直接比較することが困難であった．例えば Blue Mountains Eye Study や Beijing Eye Study では，後部ぶどう腫，lacquer crack，Fuchs 斑，網膜脈絡膜萎縮，とされているが，ほかのスタディでは別の基準が用いられている．

　そこで病的近視の国際メタ解析スタディグループ(META-PM)では，近視性黄斑症の国際的な統一された診断基準の作成を試みた．それによると，近視性黄斑症を進行過程に

沿って，category 0（病変なし）から category 4（黄斑部萎縮）に分類し，さらにこれらの進行から独立した変化として lacquer cracks，近視性脈絡膜新生血管（近視性 CNV），Fuchs 斑を plus lesion として分類した（p6）．そして，grade 2（びまん性病変）以上の眼底病変を有する眼を病的近視として定義している．本分類と診断基準を用いて，各国の疫学研究の眼底 grading が進行中であり，それにより病的近視の頻度や発症危険因子に対する人種差などさまざまな新しい知見が得られると期待されている．

3. 各病変の説明

1）びまん性病変（diffuse atrophy：D）

びまん性萎縮病変は検眼鏡的に黄白色を呈する境界不明瞭な萎縮病変である（図1）．病的近視の黄斑部病変のなかでは最も高頻度にみられる．この病変だけでは視力は維持されていることが多く，通常矯正視力 0.5 以上あることが多い．逆にいうと，びまん性病変だけであるのに矯正視力が不良の場合には，近視性牽引黄斑症や緑内障，視神経障害などほかの病変の合併を考えて精査を進めることが望ましい．近年の眼底画像診断の進歩により，びまん性病変の病態が詳しく調べられている．眼底自発蛍光（FAF）では病変内は不整な自発蛍光を呈し，時に病変内を走行する線状病変である myopic stretch lines がみられる．フルオレセイン蛍光眼底造影（FA）では，病変部位は淡い組織染を示す．インドシアニングリーン蛍光眼底造影（ICGA）では，病変そのものは明らかな異常蛍光を呈さないが，眼底後極部の脈絡膜血管が粗になり，短後毛様体動脈の流入部位がぶどう腫縁まで偏位している．光干渉断層計（OCT）では，脈絡膜は散在性に残る大血管を除いてほぼ全層が消失している（図2）．網膜や強膜の菲薄化に比べても，不釣り合いなほどに脈絡膜は菲薄化しており，これがびまん性病変の本態であろう．

2）限局性病変（patchy atrophy：P）

限局性萎縮病変は，コーヌスと同程度の灰白色で境界明瞭な病変である（図3）．前置レ

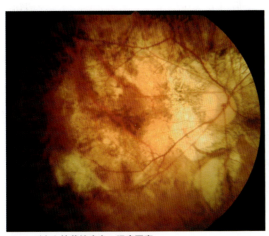

図1　びまん性萎縮病変の眼底写真
黄斑部を中心に黄色の境界不明瞭な病変がみられる．

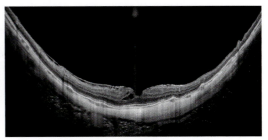

図2　びまん性萎縮病変の光干渉断層計（OCT）所見
脈絡膜は散在性に残る大血管を残してほぼ全層が消失している．網膜や強膜の菲薄化に比べても不釣り合いなほどの脈絡膜の菲薄化がびまん性病変の特徴である．

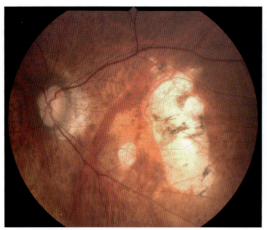

図3　限局性萎縮病変の眼底写真
黄斑部の耳側に大型の，下方に小型の限局性萎縮病変が灰白色の境界明瞭な病変としてみられる．

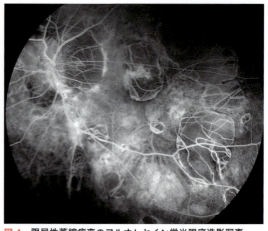

図4　限局性萎縮病変のフルオレセイン蛍光眼底造影写真
病変部位は脈絡膜充盈欠損を示す．

ンズで立体的に観察すると周囲より陥凹している．発生部位により3つに分けられ，高度のびまん性病変の中に生じるもの〔P(D)〕，lacquer crackの拡大により生じるもの〔P(Lc)〕，ぶどう腫縁に沿って生じるもの〔P(St)〕がある．FAではいわゆる脈絡膜充盈欠損を示し，造影早期に低蛍光，造影後期には病変周囲から過蛍光に転じる(図4)．OCTでは脈絡膜は全層性に消失し，それに伴い網膜色素上皮，外層網膜も消失し，網膜内層が直接強膜上に接している．

3) lacquer crack

　黄斑部付近にみられる黄白色の線状病変であり，立体的に観察すると周囲網膜からくぼんだようにみえる(図5)．機械的伸展によるBruch膜の断裂によると考えられている．これは病理組織学的に病的近視眼ではBruch膜の断裂がみられるという所見に基づいた解釈であるが，検眼鏡的にみられる黄色線状病変が組織的にみられるBruch膜断裂に一致するという臨床病理的報告はいまだない．lacquer crackは一度できると次々と生じる傾向にあり，新しいlacquer crackが生じた際には単純型黄斑部出血といわれる出血を伴う(図6)．

4) 近視性脈絡膜新生血管（近視性CNV）

　近視性CNVは病的近視眼の10％に生じる合併症であり，病的近視患者の中心視力低下の原因として重要である(図7)．その原因は不明であるが，黄斑部の虚血やlacquer crackが危険因子として報告されている．近視性CNVは加齢黄斑変性に比較すると小型のため，中心窩下が約8割，中心窩下以外が2割にある．近視性CNVは活動性も低いことが多いため，診断にはOCTに加え，FAでの色素漏出の有無も重要である．

5) 脈絡膜新生血管関連黄斑萎縮（CNV-related macular atrophy）

　近視性CNVは，治療により，また無治療でも経過とともに瘢痕化していくが，病的近

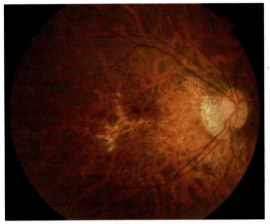

図5 lacquer crack の眼底写真
黄斑部に縦方向，横方向に走る黄色の線状病変としてみられる．

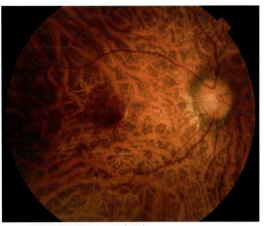

図6 単純型黄斑部出血の眼底写真
出血吸収後に lacquer crack の形成が確認できるようになる．

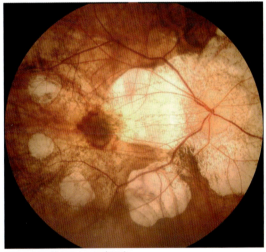

図7 近視性 CNV の眼底写真
黄斑部に出血を伴う新生血管がみられる．

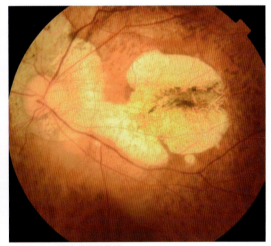

図8 CNV 関連黄斑部萎縮
脈絡膜新生血管（CNV）発生6年後．瘢痕化した CNV 周囲に境界明瞭な萎縮病変が形成されている．

視では徐々に瘢痕化 CNV 周囲に円形の境界明瞭な萎縮病変が形成され，これを CNV 関連黄斑萎縮と呼ぶ（図8）．最近の swept-source OCT による研究では，CNV 関連黄斑萎縮は単に網膜脈絡膜萎縮ではなく，Bruch 膜の断裂であることが明らかになった．

II. 長期自然経過に基づいた進行過程

　病的近視の黄斑部病変の進行には長期間を要する．Hayashi らは，429名806眼の強度近視患者を5年以上（平均13年）経過観察し，40％で近視性黄斑症の進行をみた．最も頻度が高かったのは，紋理眼底からびまん性病変または lacquer crack の発生であった．そのほかには，びまん性病変の拡大，びまん性病変内の限局性病変の発生，限局性病変の拡

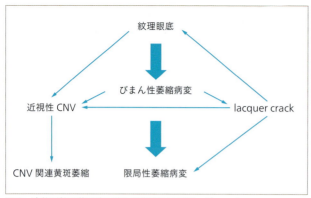

図9 病的近視の黄斑症の進行過程を示すフローチャート

大などであった．初診時に，紋理眼底だけの症例に比べ，びまん性病変以上の病変がある症例では，より黄斑症の進行が顕著であった．図9に進行過程のフローチャートを示す．

最近，眼底画像診断技術の進歩は著しく，特にswept-source OCTにより黄斑部病変の病態が明らかとなり，Bruch膜の状態など詳細な知見が得られるようになってきた．さらに，近視性CNVに対するVEGF阻害薬療法や近視性牽引黄斑症に対する硝子体手術など，治療法の進歩も著しい．詳細は各論に譲るが，病的近視の黄斑部病変の病態解明や治療法のさらなる進歩が期待される．

参考文献

1) Tokoro T (ed)：Atlas of Posterior Fundus Changes in Pathologic Myopia. pp5-22, Springer-Verlag, 1998
2) 所敬，丸尾敏夫，金井淳，他：病的近視診断の手引き．厚生省特定疾患網膜脈絡膜萎縮症調査研究班報告書，pp1-14, 1987
3) Ohno-Matsui K, Kawasaki R, Jonas JB, et al：International photographic classification and grading system for myopic maculopathy. Am J Ophthalmol 159：877-883 e7, 2015
4) Ohno-Matsui K, Lai TY, Lai CC, et al：Updates of pathologic myopia. Prog Retin Eye Res 52：156-187, 2016
5) Yoshida T, Ohno-Matsui K, Yasuzumi K, et al：Myopic choroidal neovascularization：a 10-year follow-up. Ophthalmology 110：1297-1305, 2003

（大野京子）

B lacquer crack と単純型黄斑部出血

　病的近視眼では過度の眼軸延長および後部ぶどう腫の形成に伴い，強膜，脈絡膜，網膜が伸展し，紋理眼底，びまん性萎縮，限局性萎縮，lacquer crack，脈絡膜新生血管，コーヌス，傾斜乳頭といったさまざまな病理的変化をきたす．

　このうち lacquer crack は病的近視眼の後極部に頻繁に観察される所見であり，網膜脈絡膜の伸展による Bruch 膜の断裂とそれに伴う創傷治癒により生じるものと考えられている．lacquer crack がそれのみで視機能に障害をきたすことはまずなく，病的近視ではありふれたものであるため，日常診療ではあまり意識されないが，Bruch 膜断裂部から生じる脈絡膜新生血管，病変の拡大による限局性萎縮をきたすことで視機能障害に至る重要な所見である．

　lacquer crack が形成される過程で Bruch 膜が断裂した際に網膜下出血を生じることがある．これは単純型出血と呼ばれ，近視性脈絡膜新生血管による出血とは機序，予後が異なるため区別される．Bruch 膜の断裂に伴う機械的な毛細血管板の障害がその原因と考えられており，実際単純型出血の発症数か月後に，創傷治癒の過程を経て lacquer crack が確認できるようになることが多い．単純型出血は多くの場合自然に吸収され，予後も比較的良好であるが，網膜外層の障害による視機能障害を残すこともある．また検眼鏡所見のみでは近視性脈絡膜新生血管との鑑別が容易でないこともあり，過剰な治療を行わないためにその性状を知ることが重要である．

　本項では lacquer crack および単純型出血について，画像所見を中心に鑑別や臨床的意義を考える．

I.　lacquer crack

1. 疫学

　いくつか報告があるが，それぞれ強度近視の定義や lacquer crack の判定基準，医療機関を受診した患者か一般人口を対象にしたコホートかといった点が異なり，正確な有病率は不明である．強度近視眼のおおむね 5% 程度に存在すると推測されている．一方近視性脈絡膜新生血管を発症した眼に限ると，80% 程度にみられるとされ，この病態への強い関与を示している．強度近視眼のなかでも特に脈絡膜が薄い症例に多いとされ，また後毛

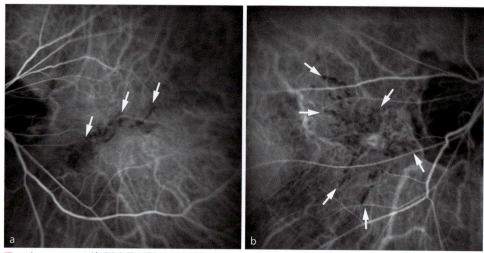

図1　lacquer crack(矢印)を呈す症例のインドシアニングリーン蛍光眼底造影写真
lacquer crack はしばしば linear：線状(a)，stellate：星状(b)の2つに分類される．なおbの症例は脈絡膜新生血管を伴っている．

様体動脈などの血管が強膜を貫く箇所の近傍に起こりやすいことを示唆する報告もある．

　lacquer crack を臨床的に記載する場合，linear(線状)/stellate(星状)という分類がしばしば用いられる(図1)．この分類は特定の成因・機序や，進行の段階を示すものではなく，あくまである時点での所見を主観的に分類したものである．光線力学療法を行ったあとに linear であった病変が stellate に変化したという報告などもあり，両者に本質的な違いはない．進行という点でも linear のまま拡大していく症例もあり，また中心窩との位置関係も重要となるため，必ずしも stellate のほうが悪いというわけではない．

2. 画像所見

　lacquer crack は典型的には検眼鏡で黄色から白色の線状の構造として観察される．ただし，びまん性/限局性萎縮がある眼底で同定するのは必ずしも容易ではない．フルオレセイン蛍光眼底造影(FA)では過蛍光の所見を，インドシアニングリーン蛍光眼底造影(ICGA)では低蛍光の所見を呈する．特に ICGA では病変の走行が明瞭に描出され，臨床研究の際の包含基準としてもしばしば用いられる．眼底自発蛍光では信号の減弱を呈し，病変の周囲に若干の信号増強を伴うことがある．OCT により網膜色素上皮(とおそらく Bruch 膜)の欠損と，それに伴う後方の信号増強を認めることがあるが，はっきりしないこともしばしばある(図2)．

　これらの所見の解釈は，Bruch 膜の断裂およびその後の創傷治癒という発生機序から考えると理解しやすい．まず検眼鏡的にみられる線状の構造は断裂部位に生じた線維性瘢痕を見ているものと考えられる．単純出血が生じて数か月後に lacquer crack が明らかになるという現象が観察されるように，おそらく Bruch 膜の断裂のみでは変化としてとらえることは困難で，線維性瘢痕をきたした時点で所見として認識されるのであろう．色調が白っぽいことも線維性組織であることを示唆する．

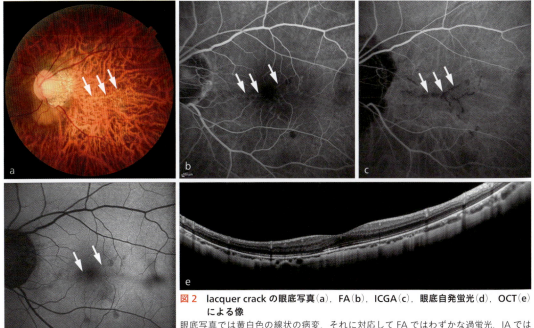

図2 lacquer crack の眼底写真（a），FA（b），ICGA（c），眼底自発蛍光（d），OCT（e）による像

眼底写真では黄白色の線状の病変，それに対応して FA ではわずかな過蛍光，IA では低蛍光の所見が確認できる（矢印）．自発蛍光ではわずかな信号減弱があるが，元の画像をモニターで見なければ確認することは難しい．この症例では OCT は非特異的な所見のみで，lacquer crack に対応する異常を指摘することはできない．

FA での過蛍光は色素上皮の萎縮による window defect と瘢痕組織の組織染を見ているものと考えられる．FA では励起光，蛍光とも短波長であることから，得られる情報の多くは網膜内に由来しており，網膜色素上皮下の変化は蛍光ブロックという効果をきたさない．

ICGA では脈絡毛細血管板の障害および，線維組織によるブロックのため低蛍光を呈す．ICGA は励起光，蛍光ともより長波長であり脈絡膜からの情報を多くとらえているため，脈絡毛細血管板の障害が描出されやすく，また網膜色素上皮下に線維組織のような非蛍光物質があると蛍光ブロックの作用を示すと解釈できる．なおインドシアニングリーンはフルオレセインと比べ分子量が大きく，血中では大部分がリポ蛋白と結合しており，血管の乏しい組織中には移行しにくいため，フルオレセインと比較して組織染は乏しいことも過蛍光にならない理由となる．

眼底自発蛍光検査（FAF）は主に網膜色素上皮内にある内在性の蛍光物質をとらえる検査であるため，Bruch 膜・脈絡毛細血管板の障害に伴い網膜色素上皮が萎縮するとその信号は減弱する．

OCT は理想的な条件では直接 Bruch 膜の断裂，網膜色素上皮の萎縮を反射の低下として描出できるが，萎縮の範囲が狭く反射の低下が同定できない場合や，瘢痕組織が周囲と同様の強度の反射を示した場合，その検出は困難である．

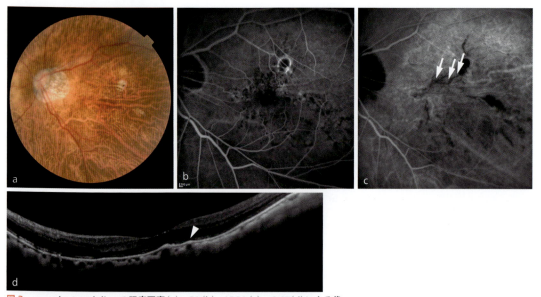

図3 myopic stretch line の眼底写真（a），FA（b），ICGA（c），OCT（d）による像
眼底写真でははっきりわからないが，ICGAで低蛍光の線状の所見が確認でき，これのみではlacquer crackと区別ができない（矢印）．FAでも低蛍光に写っていること，光干渉断層計で所見に一致する個所に太い脈絡膜血管と網膜色素上皮の反射が強くなるような変化を認めること（矢頭）でmyopic stretch lineと判断した．OCTで同様の所見が黄斑部にもみられるが，こちらはまだ造影検査上は明らかな変化を示していない．

3. 鑑別診断

　lacquer crackと鑑別を要する重要な所見として，myopic stretch lineがある．次項（p.133）に詳細があるが，myopic stretch lineは脈絡膜が萎縮する過程において，残された大血管の部位のみ，相対的に網膜色素上皮が突出する形になることで生じる変化，と解釈されている．大血管を残して高度の脈絡膜萎縮に至っているということが発生条件となるため，より高齢でびまん性萎縮が広範な患者にみられやすく，色調も暗褐色に近いことが多いが，検眼鏡所見のみでlacquer crackと鑑別することは容易ではない．特にlacquer crackの判定にしばしば用いられるICGAではlacquer crackと同様に低蛍光の所見を示すことには注意が必要である．FAではlacquer crackの場合とは逆に低蛍光を示す．またOCTで網膜色素上皮の隆起・集簇と思われる所見が確認できれば参考になる（図3）．

　眼底に線状の病変をきたす疾患としては，ほかに弾力線維性仮性黄色腫などに伴う網膜色素線条があるが，線状の所見がより明瞭で視神経乳頭から放射状に分布していること，合併する所見として近視性眼底ではなくpeau d'orangeと呼ばれる特徴的な色調を呈することなどから鑑別に苦慮することはまずないと思われる．

4. 予後

　lacquer crackのみにとどまっている限り，視機能への影響はほとんどない．ただしlacquer crackは時間経過とともに，進行しその所見を変える．進行形式は長軸方向への進展，幅の拡大，どちらもありうる（図4, 5）．10年程度の経過観察を行うと，lacquer crackの半数近くで幅が拡大し限局性萎縮に至るとされている．lacquer crackが中心窩近傍を走

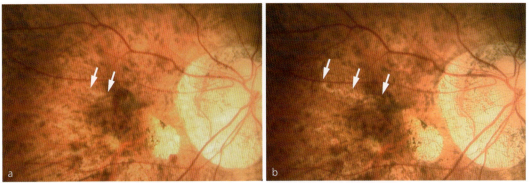

図4　lacquer crack が長軸方向に進展した症例
脈絡膜新生血管を伴っている．1年半の経過で線状の所見が耳側に進行していることが確認できる（b，矢印）．

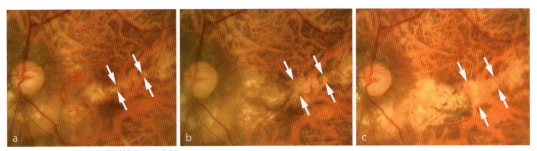

図5　lacquer crack の幅が拡大した症例
脈絡膜新生血管を伴っている．2年間の経過で脈絡膜新生血管周囲に限局性萎縮が生じたほか，lacquer crack もその幅を広げ限局性萎縮になりつつある（矢印）．

行している場合はその後の経過に注意が必要である．
　また lacquer crack はしばしば近視性脈絡膜新生血管の発生源となる．平均 12.7 年の経過観察で lacquer crack をもつ症例の 13.3％が近視性脈絡膜新生血管を発症したとする報告もある．また疫学で述べたように近視性脈絡膜新生血管を発症した眼の 80％程度が lacquer crack を有している．脈絡膜新生血管が生じる場合は，lacquer crack の走行のなかで最も中心窩に近い領域に発症することが多い．

II.　単純型黄斑部出血

1. 疫学

　正確な頻度は不明である．強度近視眼の 3％程度に生じるものと推測されている．初診時に出血のあった強度近視眼を集めてみると約 4 割が単純型黄斑部出血であったとする報告があり，強度近視眼における網膜下出血では重要な鑑別診断である．脈絡膜新生血管による出血が 60 歳代以降に多いのに対し，単純型黄斑部出血は 40 歳代以下の若年に多い．
　脈絡膜新生血管との因果関係が議論となることがあるが，出血が直接脈絡膜新生血管を引き起こすのではなく，Bruch 膜の断裂という共通の病態が急性期に単純型黄斑部出血を

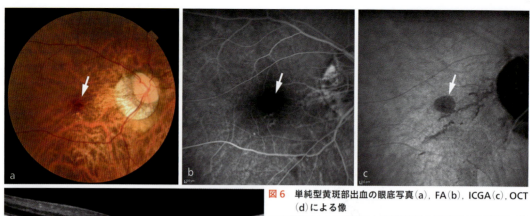

図6 単純型黄斑部出血の眼底写真(a), FA(b), ICGA(c), OCT(d)による像
この写真のように範囲は1乳頭径以内で脈絡膜血管が透見できる程度の出血量であることが多い(矢印). FA, ICGA ともに低蛍光の所見のみで, 脈絡膜新生血管の存在を示す過蛍光の所見は認めない. この症例では lacquer crack が出血の下方に存在することが確認できる. OCT では不定形な中等度反射の網膜下病変として描出され, これのみで脈絡膜新生血管と鑑別することは困難である.

きたし, ある程度の時間が経過した後にそこから脈絡膜新生血管を生じると考えるのが妥当だろう.

2. 画像所見

単純型黄斑部出血は検眼鏡的に網膜下の出血であり, 多くの場合1乳頭径程度の範囲で, また脈絡膜血管が透見できる程度の量である. すでに lacquer crack を伴っている場合もあれば, 出血が吸収された後に lacquer crack が明らかになる場合もある. 出血の分布により多少色調の濃淡はあっても, 脈絡膜新生血管に相当する灰白色隆起性病変は認めない. FA, ICGA とも出血によるブロックのみで, 蛍光漏出はきたさない. 眼底自発蛍光もブロックによる信号減弱を示す. OCT では網膜下の中等度反射病変を認める(図6). このように単純型出血はほかの所見, 特に脈絡膜新生血管を示す所見がないことによる除外診断であるといえる.

3. 鑑別診断

強度近視の眼底に網膜下出血を見たとき, 最も重要な鑑別は近視性脈絡膜新生血管である. 単純型黄斑部出血であれば特別な治療を必要としない(治療が存在しない)が, 近視性脈絡膜新生血管であれば早急にラニビズマブやアフリベルセプトによる治療を行わなければ予後に影響する(p.136参照). 近視性脈絡膜新生血管は検眼鏡的に出血の中に存在する灰白色の隆起性病変として観察される. 多くの場合, 脈絡膜新生血管は出血に覆われておらず, 新生血管病変を取り囲むような形で出血が分布しているのが1つの特徴である. このように典型例では眼底検査のみでも判断できるが, 網膜脈絡膜萎縮, 色素沈着といった変化が強い眼底で, 新生血管の病変が小さい場合などは判断に迷うこともある. 鑑別には FA が最も確実で, 漏出を伴う脈絡膜新生血管の像を検出できる. 強度近視による眼底病

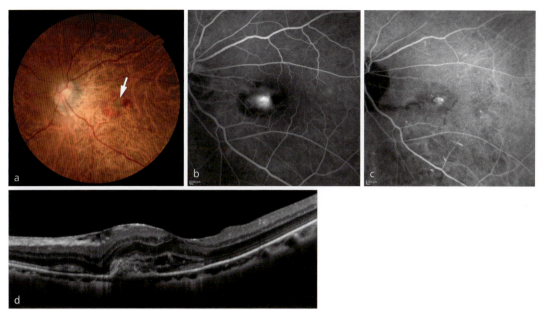

図7 近視性脈絡膜新生血管に伴う網膜下出血の症例
眼底写真(a)で出血の内部に灰色の隆起性病変を認める(矢印). 近視性脈絡膜新生血管はほとんどが Gass 分類でいう II 型の病変(網膜色素上皮より上)であり, FA(b)で明瞭な過蛍光と漏出を呈するのが一般的である. ICGA(c)でも新生血管の存在が確認できる. OCT(d)で出血の部分と新生血管の部分の境界を判別するのは難しい.

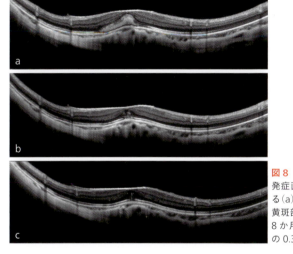

図8 単純型網膜下出血の OCT による自然経過
発症直後の像では網膜下に中等度反射を示す病変が広がっている(a). 4 か月の時点(b)で出血は大部分が吸収されているが, 黄斑部に網膜内の高反射病変と, ellipsoid zone の断裂を認める. 8 か月の時点(c)でもこの所見は残存しており, 視力は発症直後の 0.3 から 0.6 までしか改善しなかった.

変の評価に OCT は非常に有用だが, 単純型黄斑部出血と脈絡膜新生血管では, 両者とも網膜下に中等度の反射を示す病変として描出されるため, これをもとに鑑別することは困難である(図7).

4. 予後

近視性脈絡膜新生血管がないことが確認されれば, 保存的に経過観察することとなる. 出血は通常 1 か月から数か月以内に吸収される. 出血により網膜外層が障害されていると, 出血が吸収されたあとも視機能の障害を残す. 発症時に OCT で外境界膜や ellipsoid zone が不連続である場合，網膜内に高反射の病変を認める場合などでは，視力障害を残す可能性が高くなる（図 8）．また出血部の眼底自発蛍光減弱所見が残存する症例では視力予後が悪い傾向がある．

　また上記のように単純型黄斑部出血の原因は Bruch 膜の断裂にあり，長期的には lacquer crack の拡大による限局性萎縮や，Bruch 膜の断裂を素因とした脈絡膜新生血管の発生により，視機能が左右されうる．

参考文献

1) Ohno-Matsui K, Ito M, Tokoro T：Subretinal bleeding without choroidal neovascularization in pathologic myopia. A sign of new lacquer crack formation. Retina 16：196-202, 1996
2) Ohno-Matsui K, Tokoro T：The progression of lacquer cracks in pathologic myopia. Retina 16：29-37, 1996
3) Hayasaka S, Uchida M, Setogawa T：Subretinal hemorrhages with or without choroidal neovascularization in the maculas of patients with pathologic myopia. Graefes Arch Clin Exp Ophthalmol 228：277-280, 1990
4) Ikuno Y, Sayanagi K, Soga K, et al：Lacquer crack formation and choroidal neovascularization in pathologic myopia. Retina 28：1124-1131, 2008

（大石明生）

C myopic stretch line

　myopic stretch lineは眼底自発蛍光にて高自発蛍光を呈し，強度近視眼の後極部にみられる線状の病変として，Yannuzziにより最初に報告された（図1）．Yannuzziはmyopic stretch lineはlacquer crackの前駆病変と考えたが，所見の記載は眼底自発蛍光のみであり，また病態に関しても詳細は不明であった．著者らのグループは，強度近視眼でみられることのある，フルオレセイン蛍光眼底造影（FA）で低蛍光を呈する線状病変について解析したところ，この病変は眼底自発蛍光で高自発蛍光を呈し，myopic stretch lineと同一の病変であることが判明した．強度近視眼の眼底病変として新たに報告されたmyopic stretch lineについて，同じく強度近視眼でみられる線状病変であるlacquer crackと主に画像所見を比較しながら解説する．

I. lacquer crack（図2）

　lacquer crackは強度近視眼の後極部にみられる線状病変であり，眼軸延長により網膜色素上皮/Bruch膜が断裂して生じると言われている．詳細は前項で解説済みだが，画像所見としては検眼鏡的には黄白色の線状病変としてみられ，FAでは早期から後期まで過蛍光が持続し，眼底自発蛍光では低自発蛍光としてみられる．インドシアニングリーン蛍光眼底造影（ICGA）では線状の低蛍光としてみられる．生野らはHRA2 ICGAがlacquer

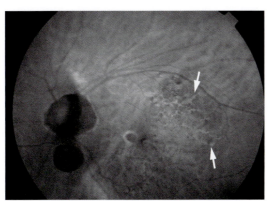

図1 眼底自発蛍光によるmyopic stretch line（矢印）

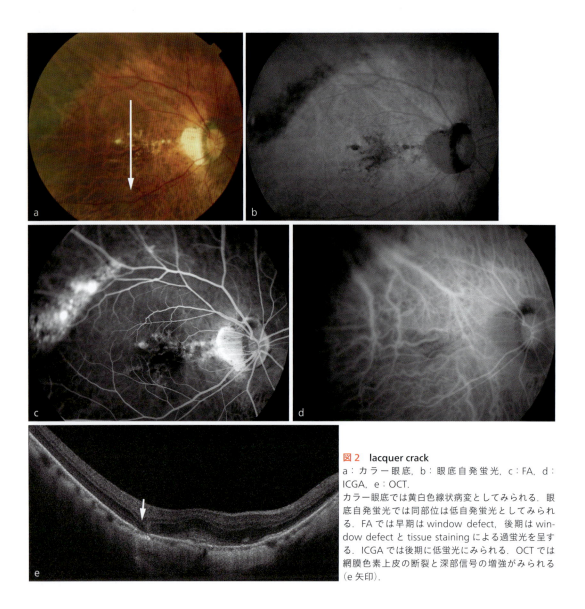

図2　lacquer crack
a：カラー眼底，b：眼底自発蛍光，c：FA，d：ICGA，e：OCT．
カラー眼底では黄白色線状病変としてみられる．眼底自発蛍光では同部位は低自発蛍光としてみられる．FAでは早期はwindow defect，後期はwindow defectとtissue stainingによる過蛍光を呈する．ICGAでは後期に低蛍光にみられる．OCTでは網膜色素上皮の断裂と深部信号の増強がみられる（e矢印）．

crackの診断においてきわめて有用性が高いと報告している．このような種々の画像所見からも，lacquer crackの病態が網膜色素上皮/Bruch膜から脈絡毛細血管板レベルまでの断裂という病態であるということが示されている．

II. myopic stretch line

　myopic stretch line は，Yannuzzi の最初の報告のとおり，眼底自発蛍光では高自発蛍光としてみられる（図3）．FA では早期から低蛍光を呈し，後期まで低蛍光が持続する．またこの低蛍光は，背景の網膜脈絡膜萎縮による過蛍光により強調されてみられる．myopic stretch line は同一眼では複数病変がみられることが多く，その場合は黄斑部から放射状に走るようにみられる．検眼鏡的には色素性の茶褐色調の線状病変として観察されることが多く，また脈絡膜大血管に沿うようにみられるが，検眼鏡では明らかな所見が認められないこともある．経験的には背景のびまん性網膜脈絡膜萎縮の程度が強い症例では色素性変化が際立つため検眼鏡で確認しやすく，萎縮の程度が軽度の症例では検眼鏡で確認しづらい印象がある．検眼鏡での色素性の茶褐色所見から，FA での早期から後期まで持続

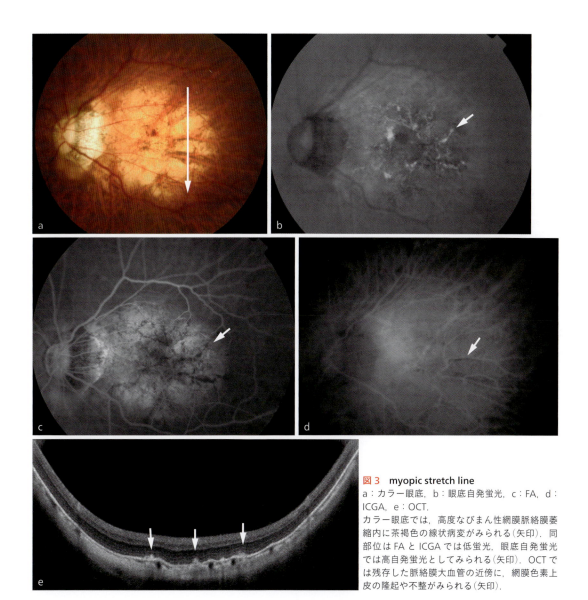

図3　myopic stretch line
a：カラー眼底，b：眼底自発蛍光，c：FA，d：ICGA，e：OCT．
カラー眼底では，高度なびまん性網膜脈絡膜萎縮内に茶褐色の線状病変がみられる（矢印）．同部位は FA と ICGA では低蛍光，眼底自発蛍光では高自発蛍光としてみられる（矢印）．OCT では残存した脈絡膜大血管の近傍に，網膜色素上皮の隆起や不整がみられる（矢印）．

表 1 lacquer crack と myopic stretch line の特徴

	myopic stretch line	lacquer crack
カラー眼底	茶褐色線状病変	黄白色線状病変
FA	早期から後期まで一貫して低蛍光	早期から後期まで一貫して過蛍光
眼底自発蛍光	過自発蛍光	低自発蛍光
ICGA	後期に低蛍光	後期に低蛍光
OCT	網膜色素上皮の隆起，不整	網膜色素上皮の断裂，深部信号増強
網膜脈絡膜萎縮	高度	軽度から中等度

した低蛍光は，色素成分による蛍光ブロックによるものと考えられる．ICGA 所見は，眼底カメラ型機器を用いた著者らの検討では，約25％の症例で後期層にて低蛍光所見がみられたが，残りの症例では有意な所見はみられなかった．ICGA 後期での低蛍光所見もFA と同様に蛍光ブロックによるものと考えられるが，ICGA では FA と比較すると蛍光ブロックの影響を受けづらいため，所見が得られない症例が多かったものと推察される．HRA2 ICGA を用いた検討は報告がないが，眼底カメラ型と比較してより低蛍光所見が得られる可能性はありうると考えられる．

　OCT では，多くの場合 myopic stretch line を有する症例では脈絡膜は高度に菲薄化し，脈絡膜大血管以外はほぼ見られない．myopic stretch line は，この残存した脈絡膜大血管の脇に網膜色素上皮の隆起や不整として観察されることがある．この所見は病態を示唆する特徴的な所見と考えられるが，病変の範囲が狭いため明らかな所見がみられないことも多い．

　これらの画像所見を合わせて解釈すると，myopic stretch line の病態は脈絡膜大血管脇に生じた網膜色素上皮の増殖と考えられる．網膜色素上皮はリポフスチンを含み自発蛍光を発することから，眼底自発蛍光では高自発蛍光を呈するものと推察される．Yannuzzi は myopic stretch line は lacquer crack の前駆病変と報告していたが，種々の画像機器を用いた検討から，lacquer crack とは異なる病変であることが明らかになった．myopic stretch line と lacquer crack は ICGA にて同様に低蛍光を呈するため，lacquer crack の診断に ICGA を用いる際には myopic stretch line を誤診しないよう注意が必要である．

　lacquer crack と myopic stretch line の特徴を**表 1**に，病態の違いを**図 4**にまとめた．

III.　ほかの臨床的特徴

　myopic stretch line は，びまん性網膜脈絡膜萎縮が高度の症例にみられることが多く，OCT での脈絡膜厚も測定不能なほど薄い．一方で lacquer crack は，びまん性網膜脈絡膜萎縮が高度の症例でみられることはほとんどなく，紋理眼底から軽度びまん性網膜脈絡膜萎縮の症例でみられることが多い．びまん性萎縮が高度の症例で多くみられることから推察されるとおり，lacquer crack と比較すると myopic stretch line は高齢者で高頻度にみられる．

　myopic stretch line と類似の不整な色素性線状病変は，長期の網膜色素上皮剝離においてもみられることがある．また，pattern dystrophy のように網膜色素上皮に慢性的な障害

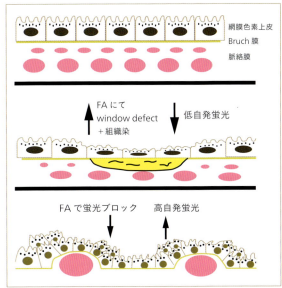

図4 lacquer crack と myopic stretch line の病態シェーマ

上段：正常，中段：lacquer crack，下段：myopic stretch line.
lacquer crack は，FA にて網膜色素上皮の欠損に伴う window defect と，瘢痕組織による組織染により過蛍光を呈する．myopic stretch line は，網膜色素上皮の増殖により，FA では蛍光ブロックによる低蛍光を，眼底自発蛍光では網膜色素上皮内のリポフスチン増殖による高自発蛍光を呈する．
(Shinohara K, Moriyama M, Shimada N, et al：Myopic stretch lines：linear lesions in fundus of eyes with pathologic myopia that differ from lacquer cracks. Retina 34：461-469, 2014 より)

が生じている症例でも不整な色素性線状病変がみられるが，これらの色素性線条病変と myopic stretch line が同様の病態であるかどうかは不明である．びまん性網膜脈絡膜萎縮の強い強度近視眼で，myopic stretch line としてみられる網膜色素上皮の増殖が生じる理由は明らかではないが，眼軸延長と強膜の伸展に伴う機械的刺激が，網膜色素上皮に対しても影響して生じている可能性が推察される．

IV. 視力と視力予後

myopic stretch line は，それ自体が視力低下をきたすことはない．しかしながら myopic stretch line がみられる症例は高齢でびまん性網膜脈絡膜萎縮が高度なことが多く，そのような症例では近視性脈絡膜新生血管や近視性牽引性黄斑症，黄斑萎縮などを生じていることが多いため，総じて myopic stretch line がみられない症例と比較すると視力が不良なことが多い．myopic stretch line に関してはいまだ不明な点も多く，今後のさらなる研究が期待される．

参考文献

1) Yannuzzi LA：The Retinal Atlas. pp526-543, Elsevier, 2010
2) Shinohara K, Moriyama M, Shimada N, et al：Myopic stretch lines：linear lesions in fundus of eyes with pathologic myopia that differ from lacquer cracks. Retina 34：461-469, 2014
3) Ikuno Y, Sayanagi K, Soga K, et al：Lacquer crack formation and choroidal neovascularization in pathologic myopia. Retina 28：1124-1131, 2008

〈篠原宏成〉

D　近視性脈絡膜新生血管

　近視性脈絡膜新生血管(近視性 CNV)は近視を原因として生じる網膜色素上皮上の CNV で，多くは 2 型 CNV である．久山町研究では病的近視は日本の全人口の 1.7％と報告されているが，近視性 CNV は病的近視の 5〜10％に認めるとされ，病的近視患者における重要な視力低下要因である．血管内皮増殖因子(vascular endothelial growth factor：VEGF)阻害薬は近視性 CNV に有効な治療とされている．本項では近視性 CNV の診断と治療について述べる．

I.　特徴

　近視性 CNV は急激な視力低下，中心暗点，歪視を自覚症状とする．さまざまな年齢で発症するが，後述の RADIANCE 試験では対象の平均年齢は 56 歳，MYRROR 試験では 58 歳であり，加齢黄斑変性(age related macular degeneration：AMD)と比較すると発症年齢が若い．50 歳以下の若年発症も多く，50 歳以下で発症した CNV の約 60％が近視性 CNV であったと報告されている．また，発症から 8 年以内に 35％で反対眼にも発症したとの報告がある．近視性 CNV の病態はいまだはっきりとしてはいないが，眼軸延長による Bruch 膜の断裂(lacquer crack：Lc)や機械的ストレスが原因とする説，遺伝的背景が関係あるとする説，脈絡膜の菲薄化に伴う循環障害によるとする説がある．

　検鏡的には，AMD に比べると比較的小型の灰白色の網膜下隆起病変で，主に中心窩下および傍中心窩下に存在する(図 1)．しかし，近視性の眼底変化により検鏡的にはっきりしないことも多い．時間の経過とともに黒褐色の色素沈着を伴う Fuchs 斑を生じ(図 2)，その後周囲に広範な網膜脈絡膜萎縮をきたす．無治療で経過した場合，発症後 10 年以内に 96.3％が網膜脈絡膜萎縮により 0.1 以下の視力になったとの報告がある．

II.　画像診断

　前述のとおり近視性 CNV は小さいために，検鏡的には明らかでない場合も多く，自覚症状があれば光干渉断層計(OCT)によるスクリーニングを行う．確定診断にはフルオレセイン蛍光眼底造影(FA)が必要である．また治療後の経過観察や活動性の評価には主にOCT を用い，必要に応じて FA を撮影する．

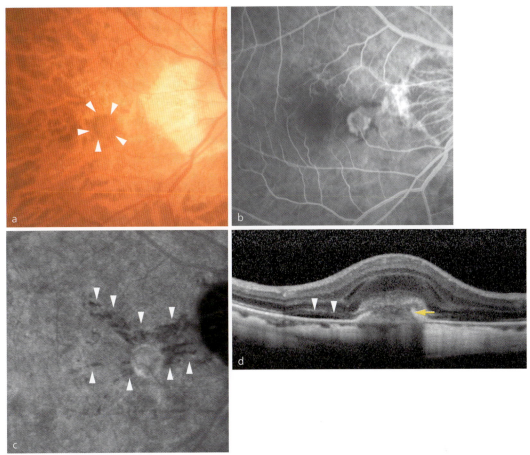

図1 近視性脈絡膜新生血管（62歳女性）
a：灰白色病巣（矢頭）がある．
b：フルオレセイン蛍光眼底造影初期像．新生血管による過蛍光がある．
c：インドシアニングリーン蛍光眼底造影後期像．lacquer crack（矢頭）上に新生血管がある．
d：新生血管による隆起性病変が網膜色素上皮より内部にある（矢印）．少量の網膜下液を伴う（矢頭）．

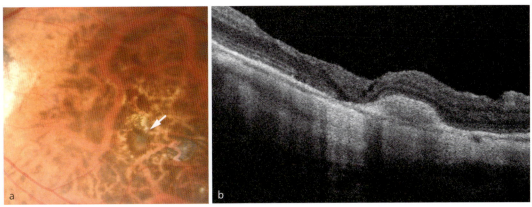

図2 Fuchs斑（80歳女性）
a：眼底写真，b：OCT．
黒褐色の色素沈着を認める（a矢印）．

I 病的近視の黄斑部病変 137

1. 光干渉断層計

　非侵襲的に短時間で撮影できる OCT は診断や経過観察に欠かせないツールである．OCT 上では網膜色素上皮上に広がる CNV，中～高輝度の隆起性病変として描出される（図 1, 3）．活動期には CNV 周囲の網膜下出血や網膜浮腫に伴う網膜厚の増加，囊胞様浮腫，網膜下液，フィブリン形成などの滲出性変化を伴う．これらの変化は AMD と比較すると軽度である．鎮静化すると，CNV は網膜色素上皮により囲い込まれ，囲い込みラインは OCT 上では高輝度のラインとして描出される（図 1, 5）．最近開発された OCT angiography（OCTA）では OCT の光源を利用して血流部位を描出することができ，CNV の血管塊が描出されることがある（図 4, 5）．

2. フルオレセイン蛍光眼底造影 （図 3）

　OCT は簡便で鑑別診断にも有用ではあるが，近視性 CNV は活動性に乏しいため OCT で滲出性変化がはっきりしない場合もある．CNV のタイプの判定や活動性の判断などには FA がより優れており，初回の確定診断や経過観察時に OCT で判断に迷う場合などに併用する．近視性 CNV は，FA では初期より明瞭な過蛍光を認め，中期から後期に蛍光漏出を認める．蛍光漏出の程度は一般的に AMD に比べると控えめである．網膜脈絡膜萎縮部位では window defect により早期から過蛍光を認めるが，蛍光漏出は認めない．

3. インドシアニングリーン蛍光眼底造影 （図 4）

　インドシアニングリーン蛍光眼底造影（ICGA）の初期像では近視性 CNV の新生血管網を確認できることもあるが，FA のほうがより感度が高く，活動性を評価できるため診断に有用である．CNV 周囲を取り囲むように低蛍光を示す dark rim は，創傷治癒機転として網膜色素上皮の増殖によると考えられている．眼軸伸長に伴って生じる Lc は病的近視の特徴であり，ICGA では後期に線状低蛍光としてみられる．

4. 眼底自発蛍光検査 （図 3）

　近視性 CNV は全体に自発蛍光を示すパターンと，一部のみ自発蛍光を示すパターンとがある．網膜色素上皮の増殖による囲い込み部位は過蛍光を示すことがある．眼底自発蛍光検査（FAF）では網膜脈絡膜萎縮部位は低蛍光となり，新生血管周囲に形成された萎縮の範囲を評価するのに役立つ．

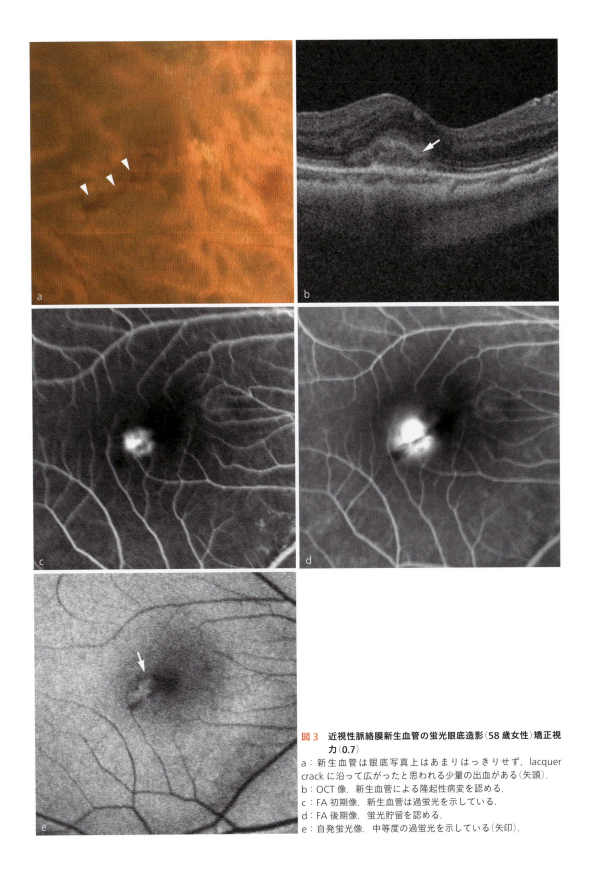

図3 近視性脈絡膜新生血管の蛍光眼底造影(58歳女性)矯正視力(0.7)
a：新生血管は眼底写真上はあまりはっきりせず，lacquer crack に沿って広がったと思われる少量の出血がある(矢頭)．
b：OCT像．新生血管による隆起性病変を認める．
c：FA初期像．新生血管は過蛍光を示している．
d：FA後期像．蛍光貯留を認める．
e：自発蛍光像．中等度の過蛍光を示している(矢印)．

I 病的近視の黄斑部病変

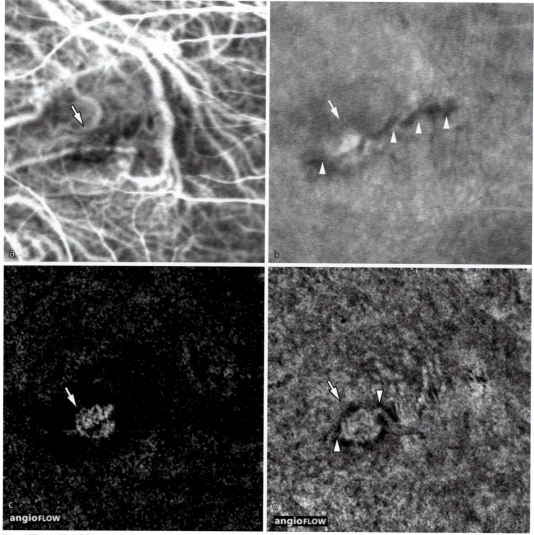

図4 図3と同一症例
a：ICGA 初期像．新生血管が造影されている（矢印）．新生血管を囲む低蛍光の dark rim を認める．
b：ICGA 後期像．新生血管は中等度過蛍光を示しており（矢印），lacquer crack（矢頭）を示す低蛍光の線上にある．
c：OCTA 像（outer retina 層）．新生血管を示す血流がある（矢印）．ICGA による造影像と形状が一致している．
d：OCTA 像（choroid capillary 層）．Feeder vessels らしき血管がある（矢頭）．

III. 鑑別診断

　病的近視眼で視力低下や中心暗点，歪視を生じる疾患はさまざまであるが，多くはOCTで容易に鑑別できる．近視性CNVと類似していて鑑別に注意を要するのは以下である．

1. 単純型出血

　単純型出血は病的近視眼の眼球伸長に伴い，色素上皮やBruch膜の断裂によって生じる網膜下出血と考えられており，CNVは伴わない．近視性CNVと異なり，通常治療を

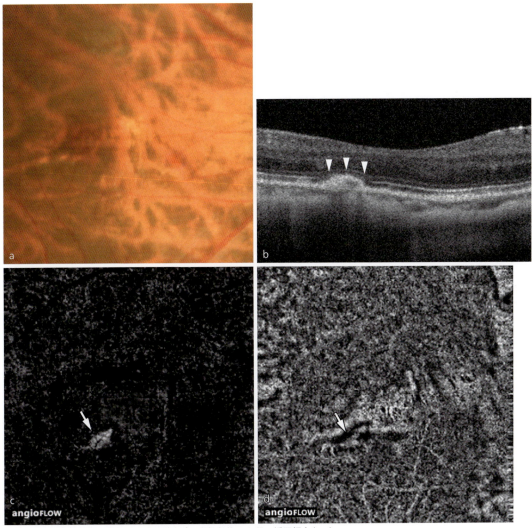

図5 図3, 図4と同一症例　ラニビズマブ2回投与後4か月　矯正視力(0.7)
a：出血は消失している.
b：新生血管は囲い込まれ, 滲出性変化はなく, 網膜厚は減少している.
c, d：OCTA上では新生血管の縮小を認めるが血流は残存している.

行わず経過観察のみである. 比較的予後良好であるが, 必ずしも視力は回復しない. FAでは蛍光漏出を認めない. OCTでもCNVを疑う隆起性病変を認めず, 網膜色素上皮ラインが正常であることから鑑別できる（図6）. また, OCT angiographyでCNVを認めた場合も単純型出血を除外できる.

2. 特発性 CNV

若年者に発症する2型CNVで, 病的近視による眼底変化を伴わないことで鑑別できる. 通常LCや豹紋状眼底など近視に特有の変化がなく, 脈絡膜の菲薄化もない.

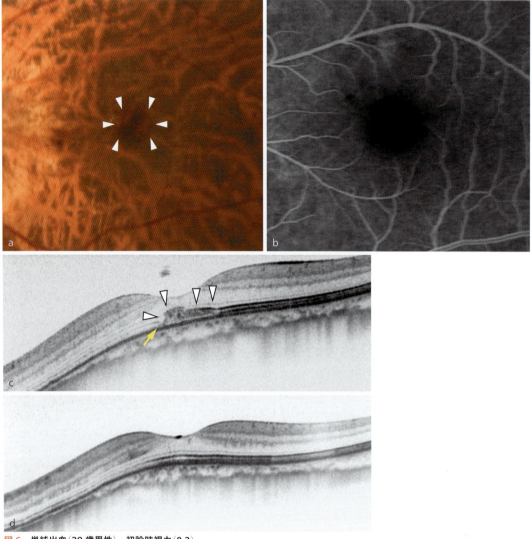

図6 単純出血(29歳男性) 初診時視力(0.2)
a：黄斑部上に円形の出血を認める(矢頭).
b：FA像. 過蛍光は認めない.
c：OCT像. 出血による内部が比較的均一な中等度反射の隆起を認める(矢頭). 網膜色素上皮ラインは整っている(矢印).
d：1年後. 矯正視力(1.2). 出血は吸収されている.

3. AMD

　高齢者では近視眼でもAMD成分を伴うことがある. 近視性CNVと比較すると発症年齢が高い(60～70歳)ことが多い. 混合型を含め1型CNVを伴えばAMDと診断できるが, 2型CNVのみの症例では鑑別が必要である. 病的近視に伴う特徴を認めないことや, 近視性CNVと比較して活動性が高く, 大きさが大きいことなどから判断する. VEGF阻害薬治療導入期の3回連続投与が必要である.

4. 眼球の形状変化部位の漿液性網膜剥離

dome-shaped macula や後部ぶどう腫の辺縁部など眼球形状の変化する部位では漿液性剥離を伴うことがあり，近視性 CNV による漿液性剥離との鑑別が必要である．OCT で隆起性病変を認めないことや FA で CNV による蛍光漏出がないことを確認する必要がある．これらの漿液性剥離は通常 VEGF 阻害薬に抵抗性である．

IV. 治療

近視性 CNV の第 1 選択は VEGF 阻害薬の硝子体投与である．過去には黄斑移動術や新生血管抜去術などの観血的治療，網膜光凝固術，光線力学療法（photodynamic therapy：PDT）などが行われたが，いずれも長期的には網膜脈絡膜萎縮の拡大による視力低下や侵襲の大きさが問題となり現在では行われていない．

現在わが国ではラニビズマブ（ルセンティス®）とアフリベルセプト（アイリーア®）の 2 種類の VEGF 阻害薬が近視性 CNV に対して保険適用を受けている．これらの薬剤が登場する以前は VEGF 阻害薬としてベバシズマブ（アバスチン®）の適用外使用も行われていたが，安全性・倫理性の観点などからもはや勧められない．いずれも点眼麻酔後，眼瞼周囲および眼表面をポビドンヨードにて消毒し，無菌条件下で角膜輪部から 3〜3.5 mm の部位に 30 G 針を用いて硝子体内投与する．AMD では導入期に 3 か月連続投与を行うが，近視性 CNV では初回 1 回投与後は CNV の活動性によって，必要に応じて投与する〔*pro re nata*（PRN）投与〕.

前述のとおり VEGF 阻害薬治療後の評価には OCT を利用することが多いが，必要に応じて FA も施行する．OCT では網膜浮腫や網膜厚の変化，網膜下液，OCT での囲い込みラインをもとに判断する．

近視性 CNV への VEGF 阻害薬の治療効果に関する大規模試験として，ラニビズマブに関しては RADIANCE 試験が，アフリベルセプトに関しては MYRROR 試験が施行され，各々の有効性と安全性が報告されている．

RADIANCE 試験は第Ⅲ相，多施設共同，ランダム化，二重遮閉試験である．ラニビズマブを初回 2 回＋PRN 投与した 1 群，初回 1 回＋PRN 投与した 2 群および初回 PDT1 回＋3 か月目以降にラニビズマブの併用を認めた 3 群で比較が行われた．1 年間のラニビズマブ投与回数（中央値）は 1 群で 4 回，2 群および 3 群で 2 回，1 年後の平均視力はそれぞれ 13.8 文字，14.4 文字，9.3 文字の改善で，ラニビズマブ投与群の PDT 群に対する視力改善効果の有意性を認めた．また初回 2 回投与群と 1 回投与群とで 1 年後の視力改善効果に有意差を認めなかった．死亡例および心筋梗塞例は認めなかった．

MYRROR 試験は第Ⅲ相，多施設共同，ランダム化，二重遮閉試験で，アフリベルセプト群とシャム/アフリベルセプト群とで比較されている．アフリベルセプト群は初回 1 回＋PRN 投与，シャム/アフリベルセプト群は半年間シャム投与，半年後の視力評価後にアフリベルセプト投与を 1 回受け，その後アフリベルセプトの PRN 投与が行われた．半年後の平均視力はアフリベルセプト群で 12.1 文字の改善，シャム/アフリベルセプト群で

Ⅰ　病的近視の黄斑部病変　　143

2文字の悪化であった．1年後の平均視力はアフリベルセプト群で13.5文字の改善，シャム/アフリベルセプト群では3.9文字の改善にとどまった．アフリベルセプト群の投与回数(中央値)は3回であった．シャム群で24週以降に受けたアフリベルセプトの投与回数(中央値)は3回であった．死亡例など重大な副作用は認めなかった．以上よりアフリベルセプトが視力改善に効果があるということだけでなく，近視性CNVに対し速やかに治療を開始することの重要性がわかる．

　VEGF阻害薬を用いた10年以上の治療成績はいまだ不明である．しかし，VEGF阻害薬は網膜脈絡膜萎縮の進行を抑制する効果はない．特に中心窩下に発生したCNVではその他の部位のCNVよりも網膜脈絡膜萎縮の発生率が高いと報告されており，長期的な視力予後に大きく影響すると思われる．今後もさらなる治療法が望まれる．

参考文献

1) Wong TY, Ohno-Matsui K, Leveziel N, et al：Myopic choroidal neovascularisation：current concepts and update on clinical management. Br J Ophthalmol 99：289-296, 2015
2) Neelam K, Cheung CM, Ohno-Matsui K, et al：Choroidal neovascularization in pathological myopia. Prog Retin Eye Res 31：495-525, 2012
3) Miyata M, Ooto S, Hata M, et al：Detection of myopic choroidal neovascularization using optical coherence tomography angiography. Am J Ophthalmol 165：108-114, 2016
4) Wolf S, Balciuniene VJ, Laganovska G, et al：RADIANCE：a randomized controlled study of ranibizumab in patients with choroidal neovascularization secondary to pathologic myopia. Ophthalmology 121：682-692, 2014
5) Ikuno Y, Ohno-Matsui K, Wong TY, et al：Intravitreal Aflibercept Injection in Patients with Myopic Choroidal Neovascularization：The MYRROR Study. Ophthalmology 122：1220-1227, 2015

（植松　聡，生野恭司）

E 近視性網膜脈絡膜萎縮

　強度近視眼では，眼軸延長に伴い眼底後極部にはさまざまな近視性眼底病変が生じ，時に視力低下の原因となる．強度近視眼において最初にみられる変化は紋理眼底と視神経周囲に生じるコーヌスである（**図1**）．さらに近視が進行すると過度な網膜脈絡膜の伸展や後部ぶどう腫の形成により多くの症例で眼底後極部に lacquer crack，びまん性萎縮病変，限局性萎縮病変，近視性脈絡膜新生血管による黄斑部出血後に生じる瘢痕性萎縮病変などさまざまな網膜脈絡膜萎縮が生じる．本項では，強度近視での黄斑部病変として，上記した種々の近視性網膜脈絡膜萎縮について検眼鏡的眼底所見，光干渉断層計(OCT)やフルオレセイン蛍光眼底造影(FA)などの検査の特徴をふまえ，それらの進行や予後について解説する．

I. 近視性網膜脈絡膜萎縮の種類

1. コーヌス

　近視眼の視神経周囲の特徴の1つがコーヌス(conus)である．近視の進行とともに視神経乳頭周囲の強膜も伸展することで視神経周囲の網膜が菲薄化し萎縮病変となる．近視の進行とともに拡大していく．形状は乳頭耳側に三日月状であったり，乳頭周囲に輪状に取り巻くように形成される網膜脈絡膜萎縮病変(**図1, 2**)である．強度近視眼だけでなく比較的軽い近視眼でも確認されることがある．コーヌスは形態的に4種類ある．① 視神経乳頭縁の網膜色素上皮が萎縮または断裂し深層の脈絡膜が見えている脈絡膜コーヌス．その形状は三日月状や視神経乳頭を囲む輪状病変として認められる．② 強度近眼ではさらなる眼軸延長により強膜が露出してくることがあり，強膜コーヌスと呼ばれる．③ 視神経乳頭縁もしくは脈絡膜コーヌスの縁に黒い色素沈着を伴う色素輪がみられることがあり，色素コーヌスと呼ばれる．④ 眼軸延長により視神経鼻側に脈絡膜や強膜が乳頭中央方向に視神経乳頭の鼻側に突出する淡い色素輪である被覆コーヌスがある．FA ではコーヌス部位の脈絡膜毛細血管消失による filling defect がみられ，後期になっても続く．また，コーヌスの形態の観察には OCT が有用である．網膜色素上皮の欠損を伴う強膜コーヌスの部位(β PPA)と Bruch 膜が欠損し強膜が露出している強膜コーヌス(γ PPA)の部位が確認できる(**図2**)．なかでも Bruch 膜が欠損している強膜コーヌスは近視進行に伴う強膜の伸

I　病的近視の黄斑部病変　　145

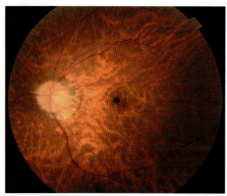

図1 紋理眼底とコーヌス

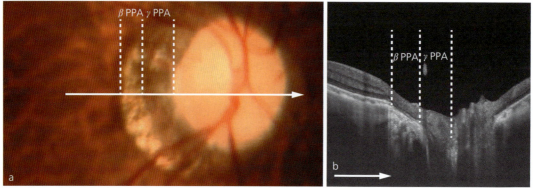

図2 コーヌス眼底写真（a），コーヌスOCT画像（b）
βPPAとγPPAが認められる．

展よりBruch膜が断裂した部位であり強度近視眼に特徴的な所見である（図2）．

2. lacquer crack

近視進行に伴う眼軸延長により網膜色素上皮の基底膜であるBruch膜に過度なトラクションが加わることで機械的な断裂（ひび割れ）を生じることがありlacquer crack（Lc）と呼ばれる．Lcは検眼鏡的に眼底後極部に追う白色の線状病変として認められる（図3）．Lcのみでは自覚症状はなく視力障害は生じないことが通常である．しかしながらLc発生直後に脈絡膜毛細血管板の障害による単純性出血や脈絡膜由来の新生血管を伴う近視性脈絡膜新生血管を生じることがあるためLcの新鮮例を認めた場合は注意が必要である．FAではBruch膜の欠損により造影早期より病変に一致する過蛍光を呈し，後期になっても病変からの造影剤の漏出はみられない（図3）．OCT検査においてはLcによるBruch膜が欠損していることより，Lc部位からその後方へ高輝度の陰影像がみられることが特徴である（図3）．

3. びまん性萎縮病変と限局性萎縮病変

近視進行に伴い網膜色素上皮や脈絡膜の菲薄化が生じ，脈絡膜循環は障害される結果，

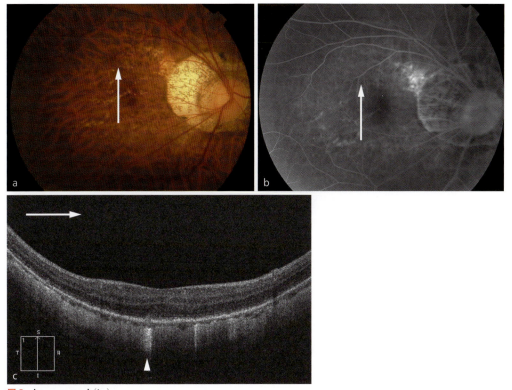

図3 lacquer crack（Lc）
a：眼底写真，b：FA画像，c：OCT画像．
FAではLcに一致した過蛍光がみられる．OCTではLcより後方にシグナルが増強しているのがわかる（矢頭）．

びまん性萎縮病変（diffuse chorioretinal atrophy）や限局性萎縮病変（patchy chorioretinal atrophy）が発生すると考えられている．特に後部ぶどう腫が発生している症例ではびまん性萎縮病変や限局性萎縮病変の発生は顕著である．その理由として，ぶどう腫内の脈絡膜の菲薄化がさらに顕著であることから，脈絡膜循環がさらに障害されるためと考えられている．びまん性萎縮病変は検眼鏡的に黄斑部および視神経乳頭周囲に境界不鮮明な黄色の萎縮病巣として面状の萎縮病変として認められ（図4），さらにその進行具合から点状線状病変（D1）と面状病変（D2）に分類される．限局性萎縮病変は検眼鏡的には斑部および視神経乳頭周囲にコーヌスと同程度の灰白色の色調を有し，周囲の網膜とは境界明瞭な病変として観察され（図5），その広がりと大きさから斑点状病変（P1）と斑状病変（P2）に分類される．びまん性萎縮病変のFAでは造影初期から病変に一致する過蛍光がみられる（図4）．時に病変の一部のみが初期に過蛍光として認められ，その後徐々にほかの部位が過蛍光として認められることがある．このことは網膜色素上皮，Bruch膜，脈絡膜といったすべての層にわたり障害が存在することを示すものである．また，造影初期に脈絡膜背景蛍光にムラが認められることがあり部分的な脈絡膜の循環障害を示すものである．一方，限局性萎縮病変のFAは網膜色素上皮の限局的な萎縮のために，造影初期から後期にかけて萎縮病変に一致してwindow defectによる過蛍光を示す（図5）．OCT検査では，びまん性萎縮病変では

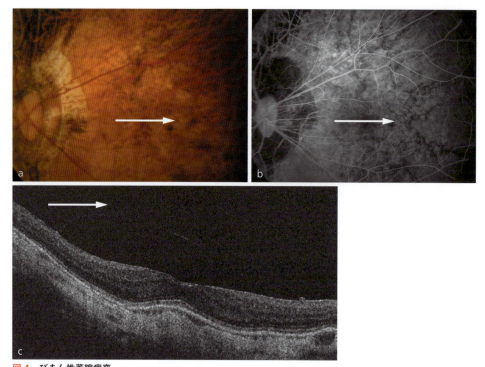

図4 びまん性萎縮病変
a：眼底写真，b：FA画像，c：OCT画像．
FAでは萎縮病変の過蛍光と背景に脈絡膜循環障害のために低蛍光が混在する．OCTでは脈絡膜の菲薄化がみられるものの網膜は保たれている．

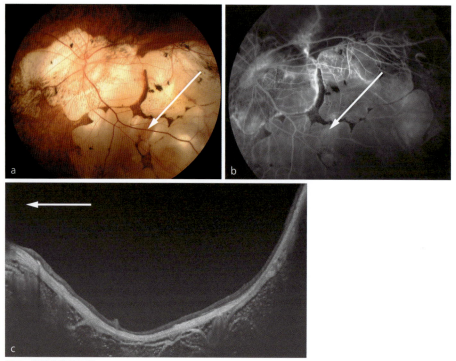

図5 限局性萎縮病変
a：眼底写真，b：FA画像，c：OCT画像．
広範囲に斑状の萎縮病変を認める．FAでは萎縮病変に一致して脈絡膜の背景光は消失しており，OCTでは脈絡膜と網膜外層は消失しているのがわかる．

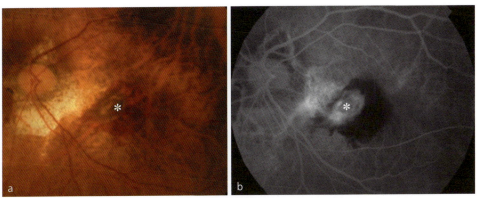

図6　強度近視眼に発生した脈絡膜新生血管による黄斑部出血（＊）
a：眼底写真，b：FA画像．
FAでは新生血管からの蛍光色素の漏出を認める．

脈絡膜の厚さは菲薄化し，脈絡膜大血管のみが残存した状態となるが，網膜外層や網膜色素上皮は比較的保たれており（図4），びまん性病変のみの場合には視力が良好に保たれている．一方限局性萎縮病変では，脈絡膜全層の消失に加え，網膜外層，網膜色素上皮も消失し，網膜内層が直接強膜に接しているような状態となり（図5），視野検査ではその部位は絶対暗点となり，萎縮部位が黄斑部を含む場合は視力低下の原因になりうる．

4. 黄斑部出血による瘢痕性萎縮病変

　強度近視眼における最も深刻な合併症の1つが黄斑部出血である．特に脈絡膜新生血管を本態とする近視性脈絡膜新生血管による黄斑部出血（図6）は中心視野を障害する不可逆的な病変であり，患者の生活を著しく制限する可能性が高いため問題となる．近視性脈絡膜新生血管は通常加齢黄斑変性の脈絡膜新生血管と比較し新生血管の活動性は低いことが多く，発症後3〜6か月で自然消褪する傾向にあり，新生血管を含んだ黄斑部の滲出性変化は吸収され線維性の瘢痕組織が形成される．一部の症例では視力低下が少ないこともある．しかしながら脈絡膜新生血管消褪後に数年かけて新生血管が消褪した線維性瘢痕病巣周囲に灰白色で色素沈着を伴う網脈絡萎縮病変が徐々に拡大していき，黄斑部を含む瘢痕性萎縮病変〔黄斑萎縮病変（MA）〕を形成することにより深刻な視力障害を引き起こすことがわかっている（図7）．この時期になるとFAでは萎縮病変に一致した脈絡膜毛細血管のfilling defectがみられ後期になると病巣中心の瘢痕組織でtissue stainingがみられる．実際の臨床ではこの瘢痕性萎縮病変と限局性萎縮病変の面状病変は非常に似ており鑑別が困難なこともあり，両者の鑑別には線維性瘢痕病巣の有無や経過の過程を知ることが重要になってくる．瘢痕性萎縮病変のOCT像は限局性萎縮病変と同様に網膜色素上皮を含む網膜外層の消失であるが，瘢痕組織の中心に高輝度に検出される脈絡膜新生血管が瘢痕化した線維性瘢痕病巣がみられる（図7）．

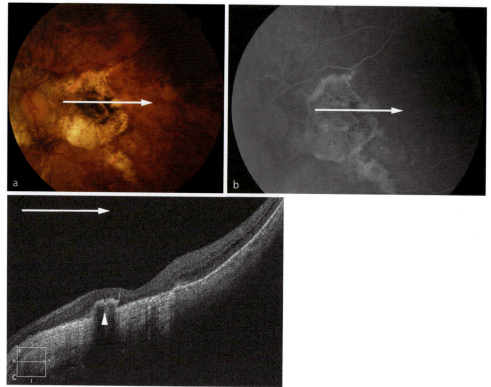

図7 瘢痕性萎縮病変
a：眼底写真，b：FA画像，c：OCT画像．
OCTでは萎縮病変部位の網膜外層と脈絡膜は消失しており，病変中央に退縮した脈絡膜新生血管の線維組織を認める（矢頭）．

5. その他のタイプ

　強度近視眼では眼軸延長に伴い後部ぶどう腫形成がしばしばみられる．後部ぶどう腫には大きく分けてもⅠ〜Ⅹまでのタイプが存在し（Curtin分類），このなかで後極部と視神経鼻側を含む広い範囲，視神経のすぐ耳側に隆起（ridge）を伴うぶどう腫であるⅨ型では強膜が眼球内方向に急峻に突き出ており，網膜をストレッチさせている．Akagiらの研究によればこのようなridgeを伴う症例では，ridgeの程度が強いほど網膜神経線維層は有意に萎縮し薄く，かつ深刻な視野障害を生じることを報告している．

　また，筆者らの研究では，ぶどう腫の縁の部位において網膜脈絡膜萎縮がみられることがあり，このような部位では網膜外層のみならず内層も菲薄化，萎縮する症例があり，視野欠損の原因となる場合があることが明らかになっている（図8）．

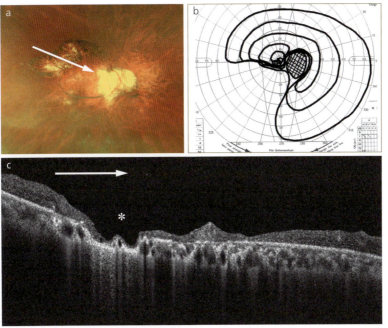

図8 コーヌス縁に発生した網膜脈絡膜萎縮
a：眼底写真，b：視野画像，c：OCT画像．
OCT画像から萎縮部位の網膜組織は消失しており，わずかに脈絡膜血管が強膜上に残存するのがわかる（＊）．視野検査では萎縮病変に対応する視野欠損を認める．

II. 網膜脈絡膜萎縮病変の進行パターン

　筆者らの研究では，強度近視患者の初診時から平均12.7年の経過観察中に紋理眼底（T）から10.1％がびまん性網膜脈絡膜萎縮（D）へ，2.9％がLcへ，0.4％が近視性脈絡膜新生血管へ進行することがわかっている．さらにLcをもつ症例では42.7％の高い頻度でLcそのものの幅が拡大し限局性萎縮病変〔P(Lc)〕へと進行し，13.3％の症例で近視性脈絡膜新生血管を発症した．D群では19.4％の症例で萎縮の面積が拡大融合し限局性萎縮病変〔P(D)〕となり，2.2％がLcを発症し，1.6％が近視性脈絡膜新生血管を発症した．P群では67.6％の症例が経過観察中に萎縮病変がさらに拡大しており，2.7％で近視性脈絡膜新生血管を発症した．特にP(D)と後部ぶどう腫形成に伴い発生した限局性萎縮病変P(St)が拡大融合するような症例では有意に視力低下が大きいことが明らかになっている．また，近視性脈絡膜新生血管を発症した症例では90％の症例で将来的に黄斑部萎縮となっており，非常に視力予後不良の病態であることがわかる（図9）．

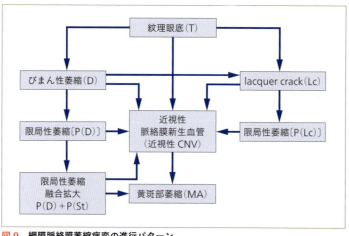

図9　網膜脈絡膜萎縮病変の進行パターン

III. 近視性網膜脈絡膜萎縮の視力と視力予後

　コーヌスは通常 Mariotte 盲点の拡大として認められるがコーヌス自体で視力低下に至ることはない．びまん性萎縮病変においては視力低下をきたすことは稀であってもごく軽度である．しかしながら限局性萎縮病変では網膜外層と脈絡膜が消失しているためにその部分は絶対暗点となることが多く，黄斑外にあれば視力は保たれるが黄斑を含む場合には中心暗点となり視力は低下する．なお，単純性出血や脈絡膜新生血管の発生母体となりうる Lc は，Lc の存在だけでは視力低下をきたすことはない．しかしながら，Lc には黄斑部に近い部位で脈絡膜新生血管が発生しやすい傾向にあるため，脈絡膜新生血管が発生すると急激な視力低下をもたらす．出血は3～6か月で吸収され瘢痕化することにより萎縮病変となり，その部位は絶対暗点となる．さらには新生血管の消褪後から数年かけて徐々に周囲に網膜脈絡膜萎縮病変は拡大していく．近視性脈絡膜新生血管はもともと新生血管の活動性が低いため脈絡膜新生血管の発生位置が中心窩外の症例では自然消褪後においても視力が比較的良好な症例も見かけるが，数年後には黄斑部を含む広範囲の網膜脈絡膜萎縮に進行し，結局は深刻な視力低下をもたらすことが多い．筆者らの研究でも近視性脈絡膜新生血管の発生から10年後になると，ほぼ全例において矯正視力は0.1以下になることがわかっている．近年では近視性脈絡膜新生血管の治療として VEGF(vascular endothelial growth factor)阻害薬が用いられており，近視性脈絡膜新生血管を発症から早期に縮小退縮させることが可能になっており，一定の効果が認められている．このことは網脈絡へのダメージも抑えられると考えられ，近視性脈絡膜新生血管消褪後に生じる萎縮病変の拡大を抑制できる可能性があるのではないかと推察されるものであり，今後のさらなる研究が期待される．

　近視に伴う網膜脈絡膜萎縮病変にはさまざまなバリエーションがあることを述べた．その進行過程や病態を正しく理解することは患者への説明や進行予想をするうえで非常に重要である．しかしながら現在のところ眼軸延長に伴う自然発生する網膜脈絡膜萎縮病変を

抑制するような有効な治療法はまだない．今後さらなる研究が進み，いつの日か網膜脈絡膜萎縮の発生抑制が可能な治療法の開発が望まれる．

参考文献

1) Curtin BJ：The posterior staphyloma of pathologic myopia. Trans Am Ophthalmol Soc 75：67-86, 1977
2) Akagi T, Hangai M, Kimura Y, et al：Peripapillary scleral deformation and retinal nerve fiber damage in high myopia assessed with swept-source optical coherence tomography. Am J Ophthalmol 155：927-936, 2013
3) Tanaka Y, Shimada N, Ohno-Matsui K：Extreme thinning or loss of inner neural retina along the staphyloma edge in eyes with pathologic myopia. Am J Ophthalmol. 2015 doi：10. 1016/j. ajo. 2015. 01. 004.
4) Hayashi K, Ohno-Matsui K, Shimada N, et al：Long-term pattern of progression of myopic maculopathy：a natural history study. Ophthalmology 117：1595-1611, 2010
5) Yoshida T, Ohno-Matsui K, Yasuzumi K, et al：Myopic choroidal neovascularization：a 10-year follow-up. Ophthalmology 110：1297-1305, 2003

（吉田武史，大野京子）

F 近視性牽引黄斑症

近視性牽引黄斑症(myopic traction maculopathy：MTM)は，病的近視眼の後極部に生じる牽引に伴った黄斑の障害を示す総称である．黄斑円孔網膜剥離が生じる前に，光干渉断層計(OCT)にて黄斑部に網膜分離や牽引性網膜剥離が強度近視眼で認められることが1999年に報告され，網膜分離症をはじめ，中心窩分離症，黄斑分離症といった名称でこのような病変が表現されてきた．しかしながら黄斑円孔網膜剥離の前駆病変には網膜分離以外の多彩な病変が含まれるため，2004年に黄斑円孔網膜剥離の前駆病変となる牽引に伴ったさまざまな変化を呈する黄斑部病変に対して，近視性牽引黄斑症という呼称が提唱された．適切な時期に手術を行うことによって，視機能の改善や黄斑円孔網膜剥離進展の予防が徐々に可能になっている．現在のところ治療は硝子体手術が最も広く行われており，黄斑バックルの有効性の報告や，酵素的硝子体融解薬の硝子体注射も有用である可能性がある．黄斑円孔や初期の黄斑円孔網膜剥離は全層網膜裂孔を伴った病態であり，近視性牽引黄斑症という名称に含むかどうか一定していないが，本項では含めておく．

I. 診断まで

1. 疑うことが重要

網膜の肥厚や網膜分離のみを生じている近視性牽引黄斑症の眼では，自覚症状や眼底変化がはっきりしないことが多く，OCTを視力良好例にも行っていない場合には見過ごされていることが多い．強度近視眼に対しては，自覚症状がなくてもOCTによる検索が必要である．内層分層黄斑円孔や網膜前膜，牽引性網膜剥離，硝子体牽引を伴っている場合，ゆがみや視力低下といった症状を呈することが多く，これらの自覚症状があれば，近視性脈絡膜新生血管などのほかの病変検索とともに，近視性牽引黄斑症の有無のOCTでの検索が必要である．また，OCTがなくても，日頃から眼底検査で網膜分離の存在を疑う必要がある．網膜厚がおおむね400 μmを超えて網膜分離が生じている部位では，網膜がうっすらとむくんでいるように観察される(図1, 2)．また，黄斑部を走行する網膜血管周囲は，血管自体の可塑性の低下から網膜の分離が生じていることが多く，網膜血管やその周囲の微細な神経線維層の乱れから網膜表層の位置を把握しやすいため，特に入念に観察する．

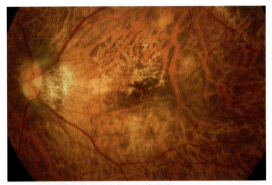

図1 近視性牽引黄斑症を疑う眼底写真
中心窩付近は色素を伴ったびまん性萎縮がありその下方や耳側の網膜は浮腫んでみえる．

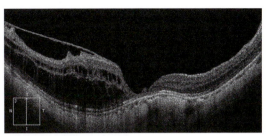

図2 図1の症例のOCT画像
中心窩下方の浮腫んでみえた部位に網膜分離が存在していることがわかる．

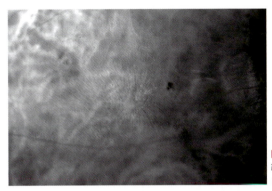

図3 レトロモード眼底写真でみられる網膜分離の指紋様変化
網膜分離は，中心窩付近では車軸または花火様，その周囲はさざ波様にみえる．

　しかしながら，丈の低い網膜分離や，斑状の網膜脈絡膜萎縮のため，強膜が透見される眼や，中間透光体が混濁している眼では網膜分離の観察は困難である．このような眼では，急深な後部ぶどう腫や，後部ぶどう腫内の強いびまん性網膜脈絡膜萎縮，網膜血管（特に動脈）の直線化，網膜動脈と交差する場所での網膜静脈の屈曲といった網膜の強い伸展を示唆する所見や，網膜表層の膜様の反射，網膜前の硝子体索状物を伴っている場合には，網膜分離の存在を疑ったほうがよい．

　近赤外光を用いたレトロモード眼底撮影では，網膜分離に一致した部位に指紋様の変化がみられる（図3）ことがわかっており，認められれば，網膜分離の存在を強く疑う根拠となる．

2. 病態

　近視性牽引黄斑症の後部硝子体皮質は，内境界膜の増殖性変化を伴って黄斑部網膜と付着していることが多く，組織学的にも網膜表層の増殖変化が生じている．さらに，OCT上網膜血管微小皺襞が認められることから，網膜血管の可塑性が網膜の伸展についていけず，網膜血管が網膜を内方へ牽引していると考えられている．また網膜血管微小皺襞を伴う眼の中に，血管周囲での硝子体癒着が外れた場所で網膜嚢胞の上方の組織が牽引により外れてできた，傍血管の内層分層円孔が高頻度に生じている．このような後極部の傍血管

表 1　近視性牽引黄斑症の東京医科歯科大学分類

網膜分離の範囲による分類		合併病変による分類	
S0	分離なし	M	網膜前膜
S1	分離が中心窩外のみ	V	硝子体黄斑牽引
S2	分離が中心窩内のみ	L	内層分層黄斑円孔
S3	S1 + S2 で S4 に至っていないもの	D	網膜剝離
S4	分離が黄斑全体に広がっている	H	全層黄斑円孔
		A	網膜萎縮

の内層分層円孔を有する眼には有さない眼に比べ，網膜分離が高頻度に認められる.

　これらを踏まえ，近視性牽引黄斑症の発症メカニズムを考えると，まず眼軸長延長や後部ぶどう腫形成に伴う網膜伸展が生じると考えられる．その際，血管部位での硝子体牽引や血管の可塑性の低下により血管部位が持ち上げられて網膜微小皺襞や傍血管の内層分層円孔が生じると考えられる．同時に，網膜表層の増殖変化や局所的な強い硝子体牽引もこの病態を修飾し，網膜分離が生じてくると推察される.

3. 診断

　近視性牽引黄斑症の診断には OCT が必須である．Panozzo らによれば，近視性牽引黄斑症の診断は病的近視眼底に加えて，**表1**に示した網膜前の牽引か牽引に伴う網膜の障害として，① 網膜前膜，② 硝子体黄斑牽引，③ 網膜の肥厚，④ 網膜分離，⑤ 浅い網膜剝離，⑥ 内層分層黄斑円孔の計 6 つのうち，いずれかを認めることによる．これに黄斑円孔を含めると，7 つのうちいずれかを認めることによる．網膜剝離は intrachoroidal cavitation に合併したピット黄斑症候群類似疾患や脈絡膜新生血管，dome-shaped macula，後部ぶどう腫縁からの漏出でもみられることがあり，鑑別が必要である.

II.　診断後〜治療まで

1. 分類

　表1に東京医科歯科大学分類(TMDU 分類)を示す．まず，網膜分離の有無または範囲によって，S0(網膜分離なし)，S1(中心窩以外の網膜分離)，S2(中心窩内の網膜分離)，S3(S1 + S2 で S4 に至ってないもの)，S4(黄斑全域の網膜分離)に分類し，網膜前膜，硝子体黄斑牽引，網膜剝離，内層分層黄斑円孔，全層黄斑円孔，網膜萎縮の有無によりさらに細かく分類している．網膜剝離についてはさらに，網膜分離のみの状態から，黄斑外層分層円孔を伴って黄斑部網膜剝離に進行する 4 つのステージに分類している(**図4**)．まず，黄斑部網膜分離のみの状態では網膜分離層の外側の網膜外層に異常はなく，網膜厚が通常 500 μm 程度になると牽引性網膜剝離が生じ始める．まず，黄斑部の網膜外層の乱れあるいはわずかな上昇が認められる(stage 1)．次に，同部位に網膜外層の分層円孔が生じ(stage 2)，その後，この分層円孔が上昇したように見え，網膜分離と剝離は共存する(stage 3)．最後に，分層円孔の端の網膜外層が網膜内層にくっついて見える状態となる(stage 4)．これらの分類を行

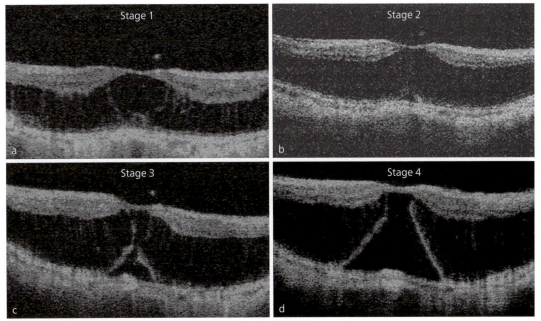

図4　近視性牽引黄斑症における網膜分離から網膜剝離の4つのstage
stage 1(a)では網膜外層の不整や上昇がみられ，stage 2(b)では外層分層黄斑円孔が発症，stage 3(c)では外層分層黄斑円孔周囲の網膜外層が上昇して分離と剝離が円孔縁で共存する．その後 stage 4(d)では，分層円孔の端の網膜外層が網膜内層にくっついて見える状態となる．

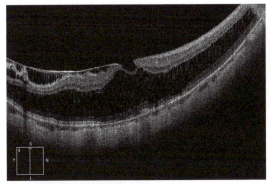

図5　網膜分離のある症例のOCT
このOCT断面だけを見て東京医科歯科大学分類でS4と分類してしまうと大切な病変を見失うことになる．

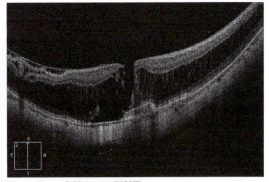

図6　図5の症例のOCT別断面
この断面を見ると脈絡膜新生血管とその上方に stage 3の網膜剝離があり，全層黄斑円孔の一歩手前であることがわかる．東京医科歯科大学分類で S4LD3A と分類される．

う際には眼底のOCTを動的に観察する必要があり(図5, 6)，1切片だけのOCTでは重要な変化を見失う可能性がある．

2. 自然予後

　近視性牽引黄斑症はおおむね安定した病態であるが，緩徐に，あるいは時に急激に進行することがある一方，自然軽快することもある．近視性牽引黄斑症の進行でよくみられるものは網膜分離の範囲や丈の増加である．また，その他，網膜分離のみから牽引性網膜剝離(図4)，内層分層黄斑円孔から黄斑円孔，全層黄斑円孔や網膜剝離から黄斑円孔網膜剝

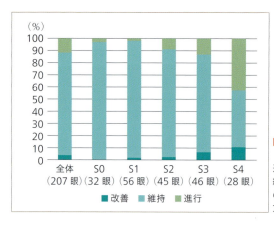

図7 網膜分離の範囲による近視性牽引黄斑症の自然経過

近視性牽引黄斑症 207 眼の 2 年以上の自然経過では，網膜分離のない S0 に比べて　網膜分離が黄斑全体の S4 では，42％で悪化がみられ，進行しやすい一方で，1 割に改善もみられる．

離，硝子体黄斑牽引から内層分層黄斑円孔や黄斑円孔を生じうる．通常網膜分離のみの症例では視力低下の症状はないか軽微であり，黄斑前膜，硝子体黄斑牽引，網膜剝離，内層分層黄斑円孔，黄斑円孔を伴った症例では視力低下を自覚しやすいため，近視性牽引黄斑症の症例で自覚症状の変化がみられた場合，これらの変化がないか OCT で精査する必要がある．近視性牽引黄斑症 207 眼の 2 年以上，平均 36 か月の自然経過では，84％は OCT にて変化はなく，矯正視力も不変であった．12％は何らかの進行，4％は軽快した．網膜分離の範囲による自然経過を図7に示す．網膜分離が黄斑全体の S4 では，42％で悪化がみられ，網膜分離の狭い症例に比べ進行しやすい．また，同じ S4 では約 1 割で軽快する症例も認められ，網膜分離の狭い症例に比べ軽快する率も高い可能性がある．

3. 悪化または軽快の要因

　網膜分離の範囲が黄斑全体に及んでいる症例では，黄斑全体に及んでいない症例に比べ進行しやすい．これはこのような症例では網膜の牽引が広く多く働いているため，全体的に牽引する力が強くなっていることが要因と考えられる．近視性牽引黄斑症が軽快する要因としては，後部硝子体剝離や，内境界膜の断裂がある．後部硝子体癒着がとれそうな症例や内境界膜が広く網膜表層から浮き上がっている症例ではこれらの変化が生じていないかどうか注意深く経過観察する必要がある．しかしながらどのような機転で内境界膜の断裂が生じるかについてはよくわかっていない．網膜分離が黄斑全体の S4 では，軽快する率も高い可能性がある点について，網膜の牽引が広く多く働いている S4 では，解除される可能性のある牽引も多いためかもしれない．網膜分離が黄斑全体に及んだ近視性牽引黄斑症は，より不安定な状態といえる．経過観察を行う場合，OCT で注意深く観察し，手術適応を検討する必要がある．

III. 治療

1. 治療を行う前に

近視性牽引黄斑症の症例には近視性脈絡膜新生血管や網膜脈絡膜萎縮（図6），視野障害，白内障を合併しているものもあり，これらも総合的に評価し手術適応を検討する．術直前にも黄斑全体，網膜血管アーケード周囲までのOCTを詳細に把握し，全層黄斑円孔の有無を含めた中心窩の詳細な状態だけでなく，後極部の分層または全層裂孔の有無や位置，網膜前の増殖牽引の部位を把握する必要がある．

2. 手術適応とそれぞれの治療

現時点での手術適応と考えられるものを次項目より列挙し，手術手技について解説する．

1) 外層分層黄斑円孔を中心窩に伴い全層黄斑円孔のリスクが高い症例

実際には近視性牽引黄斑症のうち，この状態で手術となるケースが最も多い．外層分層円孔が生じると歪みや視力障害をきたすことが多く，全層黄斑円孔を生じると，予後がさらに悪くなってしまうため，網膜分離を伴って外層分層黄斑円孔を中心窩に生じ，症状の進行をきたしている症例に対して手術を検討している（図8）．近視性牽引黄斑症に対する硝子体手術の一番の問題点として，術後の全層黄斑円孔が挙げられる．眼軸長延長により

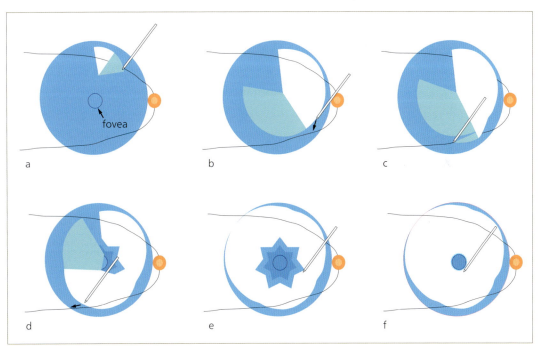

図8　fovea-sparing法での内境界膜剥離のシェーマ
内境界膜を黄斑周辺より剥離し始め（a），中心窩に及んだら違うところから剥離することを繰り返す（b〜d）．中心窩に寄った内境界膜はカッターでトリミングする（e, f）．

I　病的近視の黄斑部病変　　159

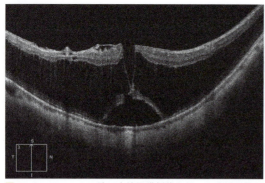 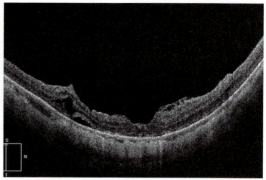

図9 fovea-sparing 法で内境界膜剥離を行った症例の経過（1）
術前．東京医科歯科大学分類でS4 LD3と黄斑円孔網膜剥離の一歩手前であった．

図10 fovea-sparing 法で内境界膜剥離を行った症例の経過（2）
術後12か月後．網膜分離や網膜剥離はほぼ吸収した．

菲薄化した中心窩網膜に，手術操作が加わり，穴が開いてしまうと考えられる．ひとたび全層黄斑円孔を生じれば，強度近視ゆえに黄斑円孔の閉鎖を得ることがしばしば難しい．さらに，開存した黄斑円孔周囲に網膜剥離が発生し，黄斑円孔網膜剥離へと進展するとさらに難治となる．このような症例には硝子体切除の際や内境界膜剥離の際に，中心窩への牽引を極力避け，術後の全層黄斑円孔の発症を予防する目的で，中心窩周囲内境界膜剥離術（fovea-sparing ILM peeling：FSIP）で内境界膜剥離を行う（図8～10）．後部硝子体膜を除去するだけで内境界膜を剥離しなくても網膜分離の吸収が期待できる症例もあるが，内境界膜を剥離しないと治癒しない症例も多く存在する．FSIPはその中間の方法であり，中心窩網膜への牽引を回避することで術後の黄斑円孔を高率に防ぐことができ，さらに中心窩周囲の内境界膜を剥離することで網膜分離や網膜剥離の吸収を期待できる．

われわれは，中心窩網膜剥離を伴う近視性牽引黄斑症に対して，黄斑全体の内境界膜剥離を併用した硝子体手術と，FSIPを併用した硝子体手術について，術後全層黄斑円孔を調べたところ，黄斑全体の内境界膜剥離併用群では30眼中5眼に生じたが，FSIP併用群15眼では生じなかった．また，術後の矯正視力はFSIP群で有意に改善がみられた．FSIPを行うことで，中心窩の保護による全層黄斑円孔へのリスク軽減以外にも，残した内境界膜が術後適度に収縮することによる中心窩網膜剥離に合併する外層分層黄斑円孔の縮小の2つのメリットがあると考えている．

ガスや空気によるタンポナーデは症例に応じて使用する．術中に特に問題がなければ70％程度まで空気への置換を行って術翌日までうつ伏せとした後に中心窩のOCT評価を行っている．このくらいの空気置換を行うと術翌日には水平位で中心窩が液相で評価できるようになっている．

2）進行性の牽引性網膜剥離を中心窩に伴っている症例

外層分層黄斑円孔の生じたのちに網膜剥離が増加してきている症例についても手術を検討している．ただし，陳旧化して中心暗点を生じている場合は除く．萎縮を伴って網膜分離との鑑別が困難になっている場合もあり，注意が必要である．手術手技は前項目とほぼ

同様であるが，網膜剝離進行に伴って外層分層黄斑円孔の部位が不明瞭になっている場合もあり，術中 OCT がない施設では，残す内境界膜の部位を術前にある程度決めておく必要がある．また，網膜剝離の早期吸収にガスタンポナーデが有効と考えられ，希釈したSF6 ガスに全置換して終了することが多い．

3）黄斑前膜もしくは硝子体が中心窩に癒着し，歪視や視力低下に影響しているもの

網膜前膜や硝子体黄斑牽引を伴ってゆがみや視力低下を生じていると考えられる場合（**図 7**）に手術を検討する．強度近視眼では後部ぶどう腫だけでもゆがみを生じることもあり，問診やアムスラーチャートでの歪視の評価，詳細な OCT 評価の後に，ゆがみが術後残る可能性が十分あることを説明のうえで手術を検討する．硝子体手術時は中心窩への過度な牽引は避けるが，近視性視神経症や緑内障性視神経症を合併していない症例では内境界膜も可能な限り剝離している．視神経症を合併しているものでは内境界膜を残して黄斑前膜や硝子体黄斑牽引の除去のみを行い視野障害の進行をできる限り予防する．

4）全層黄斑円孔を伴っているもの

発症後半年くらいまでの全層黄斑円孔（**図 8**）に対して手術を検討している．黄斑円孔の小さいものや初期では自然軽快の期待もあり，2〜3 週の経過観察後に手術を検討する．網膜分離を周囲に伴っている場合は急速に黄斑円孔網膜剝離に移行することが多く，早めに手術加療を予定する．通常黄斑全体の内境界膜を剝離してガスタンポナーデを行うが，円孔径が大きい症例や，網膜分離を伴い黄斑前膜のない症例，円孔の上下の近傍に vascular microfold がある症例などで，通常の方法で円孔閉鎖が得られにくいと考えられた場合にはシリコーンオイルタンポナーデや inverted flap 法や autologous transplantation 法による内境界膜処理，lens capsular flap transplantation 法を用いる．これらのうちシリコーンオイル以外の手技は最近次々と報告があり，どの方法が最も有効かは今後の検討が必要であろう．

参考文献

1）Takano M, Kishi S：Foveal retinoschisis and retinal detachment in severely myopic eyes with posterior staphyloma. Am J Ophthalmol 128：472-476, 1999
2）Panozzo G, Mercanti A：Optical coherence tomography findings in myopic traction maculopathy. Arch Ophthalmol 122：1455-1460, 2004
3）Shimada N, Tanaka Y, Tokoro T, et al：Natural course of myopic traction maculopathy and factors associated with progression or resolution. Am J Ophthalmol 156：948-957, 2013
4）Shimada N, Sugamoto Y, Ogawa M, et al：Fovea-sparing internal limiting membrane peeling for myopic traction maculopathy. Am J Ophthalmol 154：693-701, 2012
5）Chen SN, Yang CM：Lens capsular flap transplantation in the management of refractory macular hole from multiple etiologies. Retina 36：163-170, 2016

（島田典明）

G 黄斑円孔網膜剝離

黄斑円孔を伴う網膜剝離の頻度は，欧米に比較して強度近視眼の多いアジアで高く，本邦では全網膜剝離の5%以上と報告されている．黄斑円孔網膜剝離の治療は難治なものもあるうえに，強度近視眼では網膜剝離の発症前から網膜脈絡膜萎縮や脈絡膜新生血管を合併して視力が不良であったり，他眼も視力不良なことが多い．したがって，網膜剝離手術の適応や手技や治療後の経過観察の方法に関してもまだまだ課題が多い疾患である．

屈折異常が軽度な眼に黄斑円孔が生じても，網膜剝離に進行することは少ない．一方，強度近視眼の黄斑円孔は網膜剝離に合併していることが多い．裂孔原性網膜剝離の発生には，網膜裂孔，硝子体による牽引，網膜下液となる液化硝子体の3大要因が挙げられるが，強度近視眼では，硝子体と網膜の癒着，後部ぶどう腫による黄斑の形態変化が，円孔周囲の牽引に大きく関与している．近年の画像診断の進歩で，黄斑の変形や円孔の所見を描出できるようになり，黄斑円孔網膜剝離の病態が把握しやすくなった．そして，黄斑円孔網膜剝離の前駆病変の大半が牽引性黄斑症の進行によるもので，黄斑円孔網膜剝離になる前に手術が適応されることも多くなってきた．しかし，黄斑円孔網膜剝離になって重篤な視力低下に至ってから治療が始まることも依然として多く，本項では，強度近視眼の黄斑円孔網膜剝離の特徴を最近の画像検査と硝子体手術中の画像から呈示する．

I.　診断

1. 眼底検査

黄斑円孔を合併する網膜剝離のすべてが，黄斑円孔を原因とする網膜剝離ではない．特に強度近視ではない眼の網膜剝離に黄斑円孔を認めた場合には，網膜周辺部裂孔を合併している可能性が高い．周辺部裂孔と黄斑円孔の両方が存在する場合は，周辺部裂孔が網膜剝離の原因裂孔のことが多い．

通常の裂孔原性網膜剝離で黄斑剝離を呈しているときは，黄斑部が嚢状に変化して，円孔のように見えることもあるが，網膜剝離の原因となる黄斑円孔に比較して，円孔にみえる形が小さく辺縁が明瞭ではない．これは全層円孔ではなく中心窩の浮腫である．

黄斑円孔網膜剝離の症例の大半は，強度近視眼の高齢女性である．高度な硝子体液化と後部ぶどう腫を合併している．後部硝子体剝離(posterior vitreous detachment：PVD)が生じて

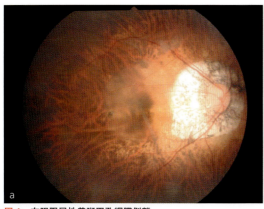
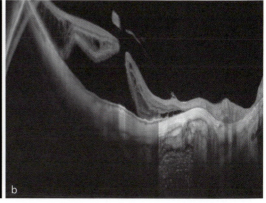

図1　右眼限局性黄斑円孔網膜剝離
79歳女性．a：眼底写真，b：SS-OCT所見．OCTの黄斑水平断・黄斑円孔とその周囲に限局する中心窩剝離と黄斑分離が確認される．
Vd =（0.2×IOL×−2.5 D ◠ c−0.5 D Ax55°），眼軸長30.96 mm．

いるように見えても，大きな液化腔の後方で菲薄な後部硝子体皮質が後極網膜に癒着していて，黄斑円孔を接線方向に牽引している（図1～5）．

網膜剝離はしばしば後部ぶどう腫内に限局し長期間拡大しないことが多い（図1, 4, 5, 8）．後部硝子体皮質による接線方向の牽引によって円孔にかかる前方への牽引が，曲率半径の小さい後部ぶどう腫内では強くなる．そのため，強度近視牽引性黄斑分離も黄斑円孔網膜剝離も，後部ぶどう腫辺縁まで進行すると，前方へ向かうベクトルが小さくなり剝離がそれ以上に進行しにくいのかもしれない．長期間にわたって重力に従って下方に網膜剝離が広がらないのは，残存硝子体ゲルの働きによるものか網膜の接着力の違いによるものか不明である．

一方，長期の後極部の限局性網膜剝離から急速に胞状の網膜全剝離に進展する例があり，時に強い炎症と低眼圧と脈絡膜剝離を伴う（図2）．このような場合は，硝子体牽引の強いことを想像させるが，それでもPVDは必ずしも存在しない．大きな脈絡膜剝離を合併して，黄斑円孔が観察しにくいこともある．また，PVDが明らかに存在する網膜全剝離は，むしろ手術後の網膜復位率は良好であることが多い．

黄斑円孔網膜剝離は，強度近視眼の牽引性黄斑症が前駆病変であることが多い．牽引性黄斑症には，中心窩分離，中心窩剝離，部分後部硝子体剝離，黄斑前膜，外層黄斑円孔，浅層黄斑円孔，網膜血管による牽引などさまざまな病変があり，光干渉断層計（optical coherence tomography：OCT）で全層黄斑円孔の有無を観察するが，固視不良な症例も多く，中心窩を注意深くOCTで走査観察する必要がある．また，網膜血管や網膜脈絡膜萎縮に隣接して小さい網膜裂孔を合併して裂孔原性網膜剝離をきたす場合もあり，鑑別を要する．

2. 超広角眼底写真（Optos® 200Tx）

黄斑円孔網膜剝離は後部ぶどう腫内に限局するタイプが多い．網膜剝離領域と後部ぶどう腫の形態を比較しながら記録するために，超広角眼底写真は非常に有用である．同時に強度近視眼に合併する網膜周辺部変性も把握しやすい（図4）．さらに網膜全剝離や高度な

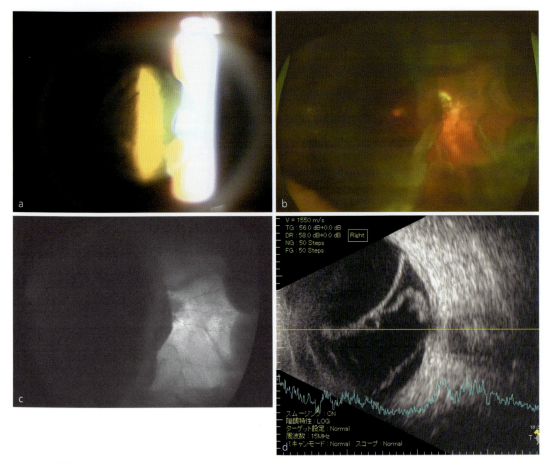

図2 右眼黄斑円孔網膜剝離
79歳女性．網膜全剝離に脈絡膜剝離を合併（a）．超広角眼底写真で網膜全剝離が確認できる（b）．超広角眼底写真のFAFで脈絡膜剝離部位の低蛍光の範囲が観察される（c）．超音波検査（Bモード）で脈絡膜剝離と網膜剝離を確認（d）．
Vd＝（0.06×IOL×－3.25 D）．

　脈絡膜剝離を合併している場合も，広角眼底写真で網膜剝離や脈絡膜剝離の部位が眼底検査よりも把握できることがある（図2, 4, 6～8）．高齢者では，散瞳不良，白内障，後発白内障（特に強度近視眼の白内障手術後は囊収縮が著明）などを合併する頻度が高いが，小瞳孔などで眼底観察する面積が狭くても，広角眼底写真で網膜剝離を記録できることが多い．
　術後，強膜短縮した際の強膜内陥状態やシリコーンオイル注入眼での乳化状態などの把握にも有用である（図6～8）．

3. 光干渉断層計（OCT）

　後極に限局する黄斑円孔網膜剝離を強度近視の網膜分離や中心窩剝離あるいは滲出性網膜剝離を伴う脈絡膜新生血管や黄斑上膜から鑑別するためにOCTは欠かせない．前述したように，黄斑円孔の大半は，黄斑分離や中心窩剝離などを呈する近視性牽引黄斑症から進行するため，牽引性黄斑症が黄斑円孔網膜剝離に切迫しているかを判定するためにOCT検査は重要である（図1, 3～5, 7, 8）．後部ぶどう腫が強いと現状のspectral domain

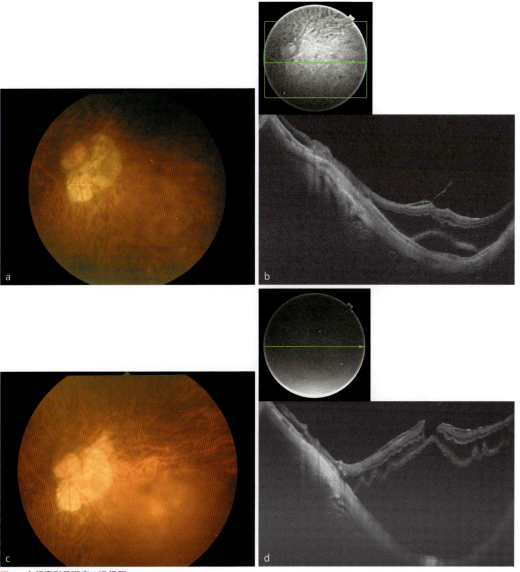

図3　左眼牽引黄斑症の進行例
66歳女性．左眼牽引性黄斑症が進行して中心窩剥離型(a, b)から黄斑円孔網膜剥離(c, d)に切迫するほどまで進行．
Vs＝(0.07×－20.0 D ◯ c－1.75 D Ax100°)，眼軸長 30.5 mm．

(SD)OCTではピントが合う範囲が狭くなるため，後部ぶどう腫例や黄斑剥離の進行した症例ではswept-source OCT(SS-OCT)が有用である．

また，強度近視の黄斑剥離には，血管周囲や網膜脈絡膜萎縮部位の辺縁に裂孔が生じて黄斑剥離が生じていることもあり，血管周囲などの菲薄した部位に全層裂孔がないか，黄斑円孔が確実に存在するかをOCTで観察することができる．

さらに，手術後の黄斑復位の状態の観察や黄斑円孔閉鎖の有無の観察にも欠かせない．

I　病的近視の黄斑部病変　165

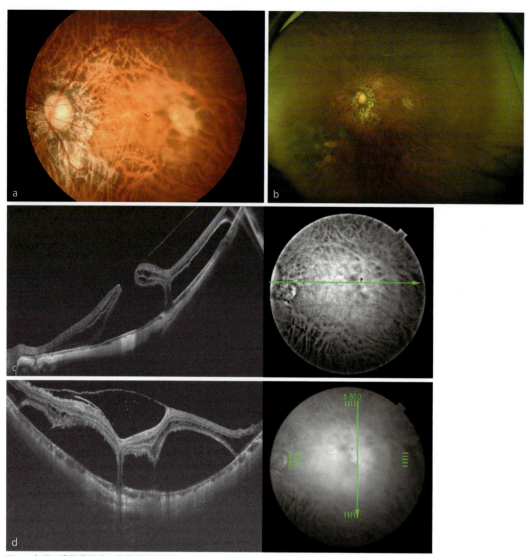

図4 左眼の牽引黄斑症に黄斑円孔を合併
60歳女性．後極写真(a)．超広角眼底写真(b)で8時方向の周辺に網膜裂孔と光凝固瘢痕がみられる．OCTで黄斑円孔を合併し開孔周辺に黄斑分離と網膜剥離がみられる(c)．黄斑の別の部位に黄斑円孔に連続しない牽引性剥離が存在し，後部硝子体皮質が分離し網膜を牽引しているようにみえる(d)．
Vs = (0.3 × −16.0 D)，左眼軸長 29.43 mm．

4. 眼底自発蛍光検査（FAF）

　　網膜剥離部位の低蛍光や剥離境界部位の過蛍光などの蛍光のムラは，網膜剥離範囲の判定の参考になる（図2）．また，red-free写真などと同様に，網膜菲薄部や裂孔部位が剥離領域の低蛍光のなかで過蛍光を示し，剥離領域の裂孔の検出に有用となることがある．

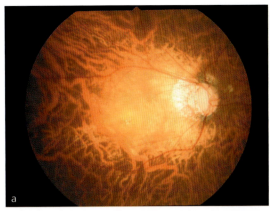
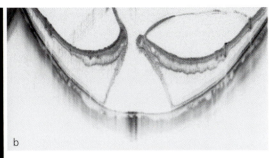
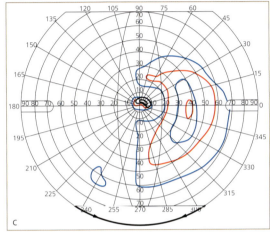

図5　右眼黄斑剝離
66歳女性．眼底写真(a)．OCTでは黄斑円孔と周囲の黄斑分離と中心窩周囲の後部硝子体剝離がみられる(b)．緑内障合併で視野欠損は剝離範囲以外に大きく存在する(c)．
Vd＝(0.2×−15.0 D◯c−1.25 D Ax145)，眼軸長30.33 mm.

II.　治療

1. 適応

　黄斑円孔網膜剝離は基本的には手術適応であるが，もともと視力が不良で自覚症状に乏しく，網膜剝離が後極に限局して進行が明らかでないものは，進行がみられないタイプの近視性黄斑分離と同様に経過観察をしながら，手術適応の有無を検討する．

　手術法には硝子体手術，黄斑バックル手術などの方法があるが，現状では硝子体手術が第1選択される場合が多い．

2. 硝子体手術

1) PVD作製（図6）

　硝子体ゲル切除後，トリアムシノロンアセトニド（マキュエイド®）で硝子体皮質膜を可視化すると，ほとんどの症例で黄斑上に皮質膜が存在する．特発性円孔などの症例とは異なり，後極網膜が剝離しているうえに，さらに後部硝子体皮質の癒着は強いので，カッター

やバックフラッシュニードルの吸引だけでは PVD 剥離を作製することは難しい. マイクロフックニードル, DDMS(diamond dusted membrane scraper), 硝子体鑷子やピックなどで後部硝子体皮質や黄斑上膜を剥離する. 後極の限局性網膜剥離では近視性分離と同様に操作できるが, 剥離が広範に拡大した症例では, 硝子体皮質膜剥離操作で剥離網膜も挙上され操作が難しい. そのような場合は, 黄斑円孔から粘稠性の網膜下液を少し排液して剥離網膜の丈を低くしたり, 液体パーフルオロカーボン(PFCL)で剥離網膜の可動性を抑制して操作したり, シャンデリア照明の下, 双手法で膜剥離を施行する. 後部硝子体皮質は網膜との癒着が強く, 一塊に剥離することは難しくてちぎれてしまうことが多く, 少しずつ剥離網膜を傷つけないように操作する.

後極からゆっくりと皮質膜は剥離されるが網膜との癒着が強く, 鑷子やカッターの吸引を利用しても剥離できるのは赤道部くらいまでで, 周辺部の PVD 作製が困難なことが多い. 増殖硝子体網膜症(proliferative vitreoretinopathy：PVR)を合併していなければ, 赤道部まで PVD を広げたら, ゲル切除を可及的に施行して無理をしない. ただ網膜周辺部変性がある場合は, 変性部周辺のゲルはできるだけ切除する. PVR 合併の症例は, 双手法などを駆使して, 可及的に PVD を拡大させる.

2) 内境界膜(ILM)剥離 (図 6b〜d)

内境界膜(internal limiting membrane：ILM)剥離が網膜復位率や円孔閉鎖率に有用であると報告されているが, 最終視力に有用となるかどうかは確立していない. 強度近視の ILM は神経網膜に癒着する程度が強く, 特に剥離眼では特発性黄斑円孔眼のように一塊に円滑に剥離できることは少ない. ILM 剥離による神経網膜への障害に関しては不明であり, できるだけ丁寧な操作が求められる. PVD 作製と同様に, 双手法や PFCL を利用して剥離網膜を固定して操作することも多い.

3) 網膜下液の眼内排液

網膜下液は硝子体切除中に黄斑円孔から排液されてくることが多い. 下液は粘性が高く, 勢いよく排液すると円孔が拡大するので, 網膜が復位するのを観察しながら丁寧に行う. その際, 網膜皺襞の進展具合も観察しながら, 網膜上膜の残存の有無などを観察する. 円孔周囲の牽引がとれていれば, 排液はある程度できれば無理をしない. 液空気置換時に完全な排液を試みて無理をすると黄斑円孔縁や黄斑円孔部の色素上皮の損傷につながる. 眼軸が長く器具の操作がしにくいので, 色素上皮障害をきたさないように注意する. 特に後述する inverted ILM flap を円孔に充填する場合, 円孔からの排液は行わず, 網膜剥離が広範囲まで拡大している場合は, 後部ぶどう腫の周辺側に内部排液用の意図的裂孔を作製して, 網膜下液を後極側からは PFCL 周辺に移動させ, 周辺側からは空気で網膜復位を行い, 空気と PFCL でサンドイッチして網膜下液を意図的裂孔から排液することもある.

4) inverted ILM flap

ILM 剥離だけでは網膜が復位しても, 黄斑円孔が閉鎖しないことが多く, 近年は黄斑

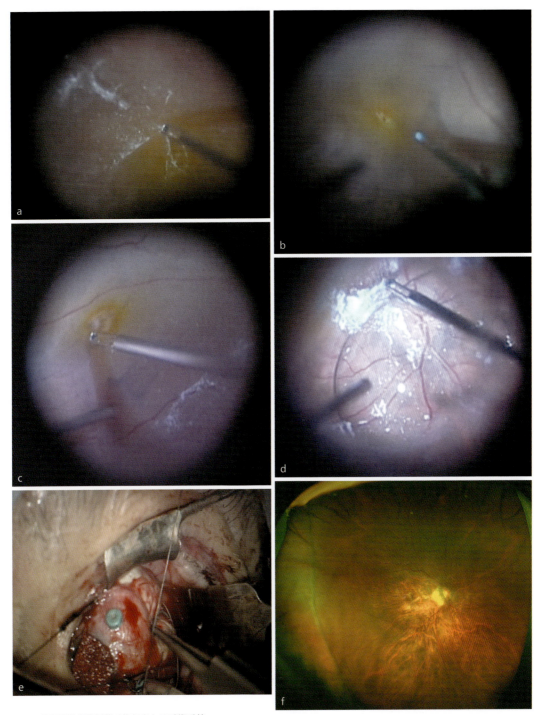

図6 黄斑円孔網膜剥離で施行される手術手技
a：トリアムシノロンアセトニドで可視化して後部硝子体皮質を剥離．
b：BBG 染色して ILM 剥離．
c：シャンデリア照明下で双手法で ILM 剥離．
d：液体パーフルオロカーボン（PFCL）を利用して剥離網膜を固定して ILM 剥離．
e：耳側強膜を縫合して耳側強膜縫合．
f：耳側強膜短縮術後の超広角眼底写真．耳側強膜が内陥して網膜は復位．

I 病的近視の黄斑部病変

円孔縁のILMを円孔内に挿入するinverted ILM flap法が円孔閉鎖率を向上させると報告されている．黄斑のILMを広く剥離して，中心窩周辺のILMは剥離しても円孔辺縁は剥離せずに円孔周囲のILMを翻転させて円孔に挿入する方法である．その際に，網膜下液が黄斑円孔から排出されて，せっかく挿入したflapが反転してしまう可能性もあり，網膜下液がわずかならば完全な下液排液はしない場合が多い．ILMを挿入せずに広く翻転したILMで円孔をカバーする方法も報告されている．また，網膜剥離が広域で網膜下液が豊富な場合は，前述したように後部ぶどう腫より周辺で意図的裂孔を作製し，PFCLで後極の下液を周辺側に移動させ，inverted ILM flapを黄斑円孔に挿入することもある．ILM flapを円孔部位に固定させるために粘弾性物質をflapの前後に付着させるとよいともいわれている．

5）眼内タンポナーデ

復位率を向上させるために長期のタンポナーデが推奨され，14% C3F8が使用されたことも多かったが，ILM剥離が普及してからは20% SF6のガスタンポナーデが使用されることが多い．しかし，高齢者で伏臥位などの体位制限が難しかったり，他眼の視力が不良な症例も多く，そのような場合はシリコーンオイルがPVRを合併していなくても使用されることが多い．

3. 黄斑バックル手術

黄斑部を内陥することで網膜復位を得る方法で，従来から施行されてきたが，日頃行われていない手技であり，長期予後で変視症や黄斑萎縮なども危惧されることから，現在は難治例に施行されている．たいてい硝子体手術眼であるので，黄斑バックルの眼圧のコントロールや術野確保はしやすくなった．ただし，黄斑部にバックルを縫着することは，深部であるために一時的な外直筋や下斜筋の切断を要することがある．また穿孔や眼圧変動により駆出性出血などにも注意する必要がある．黄斑部の位置決めは，長後毛様体動脈や下斜筋の後縁を指標にする．筋切断や後極強膜の操作の欠点を補うために，ステンレスの針金をシリコンが覆った安藤式黄斑バックルは有用である．ステンレス製でMRI検査ができなくなるため，チタン製に変更されたものもでてきている．

4. 耳側強膜短縮術 （図6e, f）

硝子体手術を施行しても復位しない症例や再剥離例に，耳側強膜短縮術を併用することで網膜復位率や黄斑円孔閉鎖率が向上する報告がみられる．耳側強膜を短縮して眼軸が短縮することが作用機序として考えられているが，自験例では，後部ぶどう腫の形態も耳側強膜短縮で変化していて，後部ぶどう腫の形態によって強膜短縮による網膜牽引の改善の程度が異なるかもしれない．

耳側強膜短縮術には，強膜切除を施行する場合と強膜縫合で強膜を内陥する場合がある．強膜切除は，外直筋をいったん起始部で切筋し，外直筋付着部後縁から1 mmの位置を強膜切除前縁，そこから6〜8 mmくらい後方を切除後縁として，弓状に上下直筋の位置まで強膜を厚く切除する．切除前縁と後縁をマットレス縫合し，眼軸を短縮する．そ

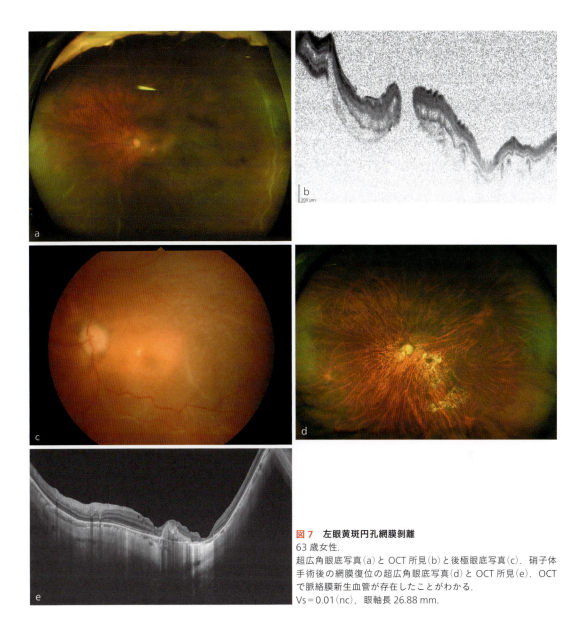

図 7　左眼黄斑円孔網膜剥離
63 歳女性.
超広角眼底写真(a)と OCT 所見(b)と後極眼底写真(c). 硝子体手術後の網膜復位の超広角眼底写真(d)と OCT 所見(e). OCT で脈絡膜新生血管が存在したことがわかる.
Vs = 0.01(nc), 眼軸長 26.88 mm.

の際に，十分眼圧を低く調整する．

　強膜縫合を施行する場合は，硝子体手術に外直筋と上直筋，外直筋と下直筋の間にダクロン®などの非吸収糸で幅6～10 mm くらいの幅でマットレス縫合糸を前置する（前端は外直筋起始部の1 mm 後方くらい）．硝子体手術後，眼圧を低めにコントロールしながら縫合糸を結紮して，強膜を内陥させる．その後，硝子体液ガス置換して終了する．

　耳側強膜短縮によって，強膜と脈絡膜の隆起が赤道部に高く形成され，1～1.5 mm の眼軸短縮や後部ぶどう腫の形態変化がえられる．術後の倒乱視の増強の問題があり，2次的なトーリック IOL®挿入の対応策も報告されている．しかし，長期的な眼軸長や復位率，黄斑円孔閉鎖率については不詳である．

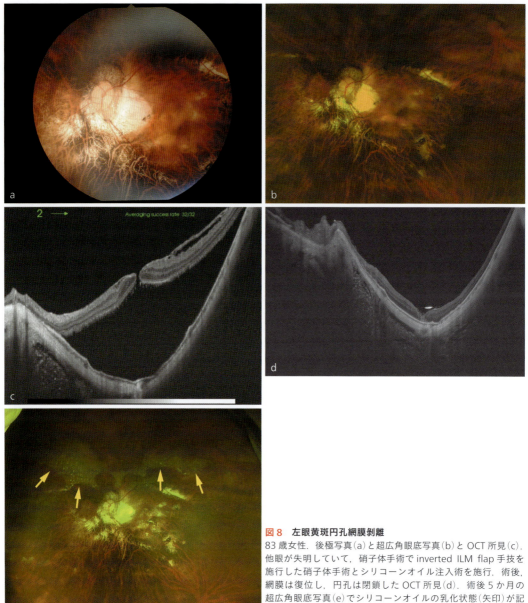

図8 左眼黄斑円孔網膜剥離
83歳女性．後極写真(a)と超広角眼底写真(b)とOCT所見(c)．他眼が失明していて，硝子体手術でinverted ILM flap手技を施行した硝子体手術とシリコーンオイル注入術を施行．術後，網膜は復位し，円孔は閉鎖したOCT所見(d)．術後5か月の超広角眼底写真(e)でシリコーンオイルの乳化状態(矢印)が記録される．
Vs＝(0.5 p×IOL)．

5. 合併症

　高齢者の強度近視眼の内眼手術は，術中，術後の脈絡膜出血の危険性が高いと考えられる．術中の眼圧変動ばかりでなく，術後の眼圧にも注意する．硝子体手術は小切開硝子体手術(MIVS)の時代となって強膜創を縫合する機会が減少したが，強度近視眼では強膜厚も薄く，術後低眼圧になった場合の眼球変形で創閉鎖がずれる可能性もあり，低眼圧誘発の危険を予防するためにも，強膜創の縫合を検討する．また，網膜周辺部変性部が多く，術後に周辺部裂孔から網膜剥離を再発する可能性もあり，周辺部変性には予防的光凝固を

施行しておいたほうがいい.

　耳側強膜短縮を施行した場合, 倒乱視は増強することから白内障手術時の眼内レンズにトーリックIOL®の適応も有用とする報告もある.

　手術治療で網膜復位を得ても, 数年後に網膜剝離が再発したり, 網膜脈絡膜萎縮が進行して視力が低下したり, 脈絡膜新生血管, 続発性緑内障あるいは近視性視神経症の進行で視機能が低下する可能性があり, さまざまな画像検査を駆使した眼底所見ならびに眼圧の変動などに注意して長期の経過観察が重要である(図5, 7).

参考文献

1) 平形明人:黄斑円孔網膜剝離. 田野保雄(編)黄斑部疾患の外科的治療. Practical Ophthalmology 1: 48-52, 文光堂, 1998
2) Nakanishi H, Kuriyama S, Saito I, et al:Prognostic factor analysis in pars plana vitrectomy for retinal detachment attributable to macular hole in high myopia:a multicenter study. Am J Ophthalmol 146:198-204, 2008
3) Kuriyama S, Hayashi H, Jingami Y, et al:Efficacy of inverted internal limiting membrane flap technique for the treatment of macular hole in high myopia. Am J Ophthalmol 156:125-131, 2013
4) Baba T, Tanaka S, Maesawa A, et al:Scleral buckling with macular plombe for eyes with myopic macular retinoschisis and retinal detachment without macular hole. Am J Ophthalmol 142:483-487, 2006
5) Fujikawa M, Kawamura H, Kakinoki M, et al:Scleral imbrication combined with vitrectomy and gas tamponade for refractory macular hole retinal detachment associated with high myopia. Retina 34:2451-2457, 2014

(平形明人)

Topics

ICC を伴った網膜剥離

高度近視眼において乳頭周囲剥離が生じることが知られていた．乳頭周囲剥離は視神経乳頭周囲の黄橙色病変として観察され，網膜色素上皮剥離であると考えられていた．近年，光干渉断層計（OCT）の解像度が向上し，この視神経乳頭周囲の病変は脈絡膜層の中にある低反射領域であり，網膜色素上皮剥離ではないことが明らかとなった．この脈絡膜層の低反射領域である裂隙は intrachoroidal cavitation（ICC）と命名された．この ICC は強度近視の 5〜11％に存在し，乳頭周囲萎縮の領域に乳頭小窩（視神経乳頭上の凹み）や網膜血管近傍の網膜分離（網膜血管周囲の裂隙）を伴うことが知られていた．高度近視眼で ICC と乳頭小窩を伴った黄斑剥離や網膜分離の合併も報告されている．このような症例では ICC 上の網膜に全層欠損がみられ硝子体腔と ICC との交通が観察された．また ICC は黄斑剥離がある網膜下腔とも交通していた．ICC に伴う黄斑剥離や網膜分離症は高度近視でなくても白内障手術後に観察されたとの報告もある．

Yeh らの報告では ICC がみられた 122 眼の屈折は −9.03±5.22 D であり，眼軸は 27.36±2.09 mm であった．このなかで−6.0 D 以上の屈折は 73.8％，−6.0 D 未満の中程度近視が 19.7％，正視眼（±1.0 D）が 4.1％，遠視眼（＋1.0 D 以上）が 2.6％であった．高度近視でない ICC 合併眼は高度近視で ICC を合併していた症例と比べて有意に高齢であった．そこで ICC の形成には高度近視だけではなく年齢的変化もあると考えられている．Yeh らの報告では乳頭周囲 ICC がみら

れた 46.7％で黄橙色病変がみられ，約半数の ICC には黄橙色病変はみられなかった．これらの黄橙色病変がなかった ICC は緑内障の精査のため偶然発見された症例であった．Parks らは enhanced depth OCT 画像で乳頭周囲 ICC を検討し，乳頭周囲 ICC があれば緑内障様視野欠損が高率にみられることを報告した．

Ando らは硝子体黄斑牽引症候群や乳頭ピット黄斑症候群ではない黄斑剥離に対して硝子体手術を行った 69 眼を検討し，そのなかで ICC 合併は 3 眼であった（図 1）．OCT で ICC と硝子体腔との交通が 2 眼，ICC と網膜下腔の交通が 2 眼で観察された．後部硝子体剥離は 3 眼とも未剥離であり，硝子体手術で後部硝子体剥離を起こし，内境界膜剥離を行った．全例で網膜復位が得られたが，網膜復位には 5〜6 か月を要した．黄斑剥離を合併した 3 眼はいずれも非高度近視眼で，同時期に黄斑剥離で手術を行った 66 眼は ICC を伴わない高度近視であった．そこで ICC が高度近視に高率に合併するが黄斑剥離を合併する ICC は高度近視眼でないことが多いと報告している．しかし黄斑剥離と ICC を合併した症例は傾斜乳頭，後部ぶどう腫，菲薄化した脈絡膜などの近視性眼底の特徴をもっていた．Yeh らは ICC 合併眼には眼軸の延長，年齢，屈折異常よりも乳頭周囲萎縮の存在が関連していると報告している．そこで Ando らは高度近視でなくても乳頭周囲萎縮を伴った乳頭周囲組織の後方への変形が，年齢の変化による硝子体牽引の増加と相まって ICC と傍網膜血管の間隙を通じて硝子体液を網膜下腔に浸

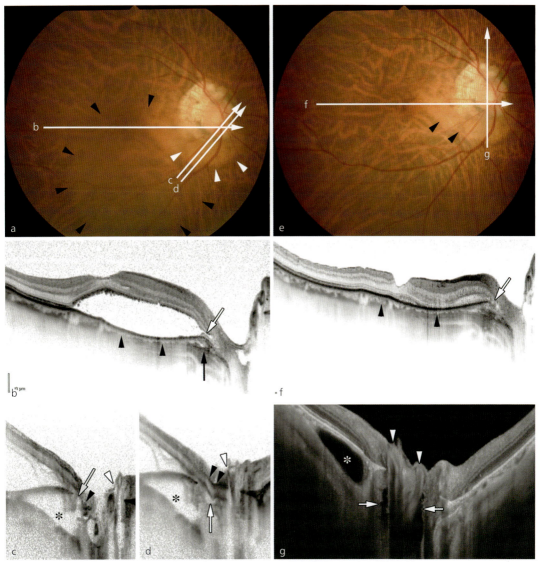

図1 非高度近視眼でのICCを伴う黄斑剥離の症例

a：黄斑剥離（黒矢頭）がある乳頭周囲の黄橙色病変（白矢印）と乳頭周囲萎縮を伴う右眼の眼底写真．

b：OCTの水平断層像（図1aのbライン）では黄斑剥離と菲薄化した脈絡膜層（黒矢頭）がみられる．網膜内の裂隙（白矢印）は網膜下腔とICC（黒矢印）上にある網膜内分離と接続している．硝子体腔と網膜分離の交通（白矢印）はみられる．

c, d：OCTの斜め断層像（図1aのc, dライン）ではICC（＊）と網膜内嚢胞（白矢印），乳頭周囲萎縮にある網膜血管（黒矢頭）とが隣接している．網膜内嚢胞と硝子体腔との交通（白矢印）もある．

e：硝子体手術6か月後の眼底写真では網膜は復位しているが乳頭周囲の黄橙色病変（黒矢頭）は残存している．

f：OCTの水平断層像（図1eのfライン）では網膜の復位と菲薄化した脈絡膜層（黒矢頭）を示している．網膜内の裂隙（白矢印）は消失している．

g：swept-source OCTの垂直断層像（図1eのgライン）ではICC（＊）に隣接した網膜内分離（白矢印）が視神経内の網膜血管（白矢頭）に沿って視神経の奥へ伸長している．

（Ando Y, Inoue M, Ohno-Matsui K, et al：Macular detachment associated with intrachoroidal cavitation in non-pathological myopic eyes. Retina 35：1943–1950, 2015 より）

入させていると推測している．

参考文献

1) Freund KB, Ciardella AP, Yannuzzi LA, et al：Peripapillary detachment in pathologic myopia. Arch Ophthalmol 121：197–204, 2003
2) Yeh SI, Chang WC, Wu CH, et al：Characteristics of peripapillary choroidal cavitation detected by optical coherence tomography. Ophthalmology 120：

544-552, 2013
3) Park SC, De Moraes CG, Teng CC, et al：Enhanced
depth imaging optical coherence tomography of
deep optic nerve complex structures in glaucoma.
Ophthalmology 119：3-9, 2012
4) Ando Y, Inoue M, Ohno-Matsui K, et al：Macular
detachment associated with intrachoroidal cavita-
tion in non-pathological myopic eyes. Retina 35：
1943-1950, 2015

（井上　真）

II 緑内障，近視性視神経症

A 病的近視の緑内障

　病的近視のみならず近視眼の乳頭や網膜には構造的異常が多く，（近視性網膜視神経症と呼んでもよいと思うが）典型的な緑内障性視神経症に伴う構造変化が判断しにくく，写真でも光干渉断層計(OCT)を用いても診断が困難である．しかし，病的近視でも明らかに異常な高眼圧であれば，原発開放隅角緑内障として診断して積極的な治療が必要であることはいうまでもないだろう．しかし，眼圧が正常なとき，病的近視の緑内障か否か判断しかねる．いくら乳頭所見の構造が異常でも近視による変形，近視性網膜視神経症，だけかもしれない．統計学的な正常値の圧負荷でも，明らかに病的近視の視神経乳頭障害を悪化させているならば緑内障でよいのであろう．いわゆる病的近視でない正常眼圧緑内障と同じ考え方である．しかしその判断は現時点では誰にもできない．たとえ，病的近視で眼圧を下げて視野狭窄の進行が抑制できたとしても，眼圧下降効果の解釈は微妙である．眼圧下降すれば基本的に進行を抑制できるとする緑内障の定義にも関わるが，これは本当に緑内障だったのか？　眼圧下降薬が病的近視の網膜障害に効いたのかもしれない，後部ぶどう腫の伸展を抑制したのかもしれない，でもやはり典型的な緑内障のように乳頭における圧負荷を軽減したのかもしれない．残念ながら，病的近視また強度近視を含めて，眼圧下降により視野進行が抑制できたとするエビデンスが得られても，元来高眼圧でない限り緑内障も合併していたと診断すること，つまり視神経乳頭への圧負荷が存在したのか否か判断することが困難である．

　したがって，本項では基本的には高眼圧の病的近視ならば，画像所見はどうあれ明らかに病的近視の緑内障としたい．正常眼圧の病的近視のなかには，緑内障もあるのか，つまり眼圧下降が有効な疾患群なのか，画像所見で診断できるのか，については答えがない．そして病的近視の緑内障の治療については，明らかな高眼圧のときは眼圧下降治療を行うことに異論はないであろうが，正常眼圧のときの治療については十分なエビデンスがないため，私見を交えて筆を進めることをお断りさせていただく．この点を十分に理解してい

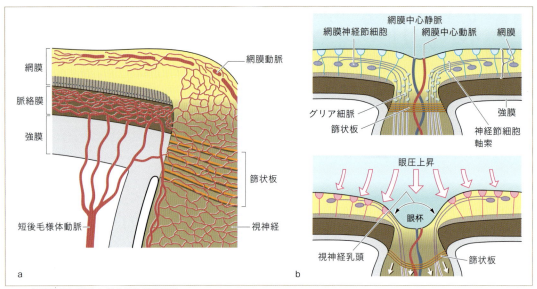

図1 視神経乳頭構造と緑内障性乳頭陥凹

ただき，読み進めていただきたい．前置きが長くなったが，それぐらい病的近視の緑内障という概念は曖昧なのである．また，本項では近視という単語でも，単なる近視以外に，強度近視，病的近視，非強度近視といった単語を用いているので区別して理解していただきたい．

I. 視神経乳頭への圧ストレスと病態

　まず通常の緑内障性神経症の機序を考えてみよう．視神経強膜トンネルがあいている眼球の構造上，眼圧による視神経乳頭への負荷は正常値であっても常に存在するが，篩状板構造が視神経軸索に障害がないように支えている（図1）．篩状板は乳頭を通過する網膜神経節細胞の軸索を取り囲む，主としてコラーゲンを中心とする細胞外マトリックスとアストログリア細胞と主として短後毛様体動脈からの毛細血管から構成される構造で，いわば眼球の強膜にあいているトンネルに詰めた，多孔性の栓のような支持組織である（図2）．篩状板の網目状構造はゴムでできたハンモックが上下にもつながって何層にも重なっているようなイメージである．典型的な視神経強膜トンネルと正常な篩状板構造であれば，いわゆる統計学的な眼圧によるストレスは軽度であり，生涯かけて緩徐に篩状板構造が変化しても軸索も軽度に減少するだけであろう．しかし異常な高眼圧になれば，急速に篩状板が変形して軸索障害が急速に進行する．

　篩状板構造はある程度の構造の可塑性は認められており，眼圧を下降すれば乳頭陥凹が軽減することがOCT画像でも判明している．可塑性は若年者であるほど高い可能性があり，特に先天緑内障の例でも一度障害された乳頭所見が少なくとも構造上は回復するのが顕著に見てとれる．篩状板の可塑性には限界があり，圧負荷による伸展力がある臨界点に達すると戻らなくなる可能性が高い．それは，ゴム風船と同じように少し膨らませて空気

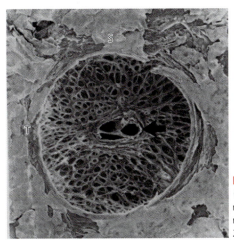

図2 正常乳頭篩状板構造
(Roberts MD, et al：Remodeling of the connective tissue microarchitecture of the lamina cribrosa in early experimental glucoma. Invest Ophtalmol Vis Sci 50：681-690, 2009 より)

を抜けば元の形に戻るが，膨らませすぎ，あるいは，しばらく膨らませてから空気を抜いても元通りにならないのと同じである．若年者では構造障害が戻りやすく，一過性の眼圧での障害が少ない一方，慢性の高眼圧や高齢者では障害が改善せず悪化の一歩をたどるのは，このような篩状板の性質によると考えられるが，残念ながら個々の眼においてどの程度の圧負荷，圧力値とその持続時間あるいはその変動に篩状板が耐えうるか，これは測定する方法がない．おそらくその圧に対する篩状板構造の耐力が個々の眼の健常眼圧と相関している可能性がある．人種あるいは遺伝的，加齢により篩状板構造の細胞外マトリックスの組成や細胞機能が先天的後天的に異なることが，いわゆる圧力負荷による視神経軸索障害，緑内障の眼圧以外の最大の危険因子と考える．

視神経乳頭は生涯を通じて常に眼圧負荷のターゲット組織であり，その組織構造の耐力，裏を返せば脆弱性が，どのような眼圧に対しても障害を決定づけるのではないか．実際，正常眼圧の緑内障，いわゆる正常眼圧緑内障も存在すれば，高眼圧の正常乳頭，いわゆる高眼圧症も存在するのは，こういうわけであろう．ちなみに，実際視神経乳頭篩状板には眼圧以外にも毛細血管圧や篩状板近辺にまで存在するくも膜下腔の脳脊髄液の圧も存在するため，篩状板と軸索に起こりうる圧バランスは実際複雑であるが，本項では単純に眼圧だけのことを取り上げることにする．

II. 近視眼の視神経乳頭へのストレスと病態

近視眼，特に強度近視では，近視性網膜視神経症とでも呼ぶべき構造変化が起きている（表1）．黄斑部病変，網膜脈絡膜萎縮，後部ぶどう腫，巨大コーヌス，傾斜乳頭，巨大乳頭のような構造異常である（図3）．それがさらに悪化して機能異常に至った病的近視では，乳頭構造にどのようなストレスを起こすのだろうか．少なくとも眼軸長の延長が後極部に起こるため，乳頭の耳側に明らかに牽引がかかることは異論がないであろう．その牽引力は神経網膜だけでなく網膜色素上皮層，脈絡膜層，強膜層に至るまですべての層に障害を起こすが，各層の伸展性が異なると考えられるため，ストレスによる構造障害は複雑である．

表1　強度近視による乳頭構造変化

1. 視神経乳頭の大きさと脆弱性
   ・強膜トンネルの拡大と乳頭の変形に伴い脆弱性が増加　　Bellezza AJ 2000, Chihara E 1990, Dichtl A 1998
   ・強度近視では近視が強いほど広い disc area を呈する　　Jonas JB 1998
2. 強膜にかかる張力に伴い篩状板が菲薄化し裂ける　　Hernandez MR 1986, Levy NS 1984, Quigley HA 1987
3. 眼軸長の伸展に伴い強膜，篩状板にかかる張力は増加する　　Bellezza AJ 2000, Cahane M 1992
4. 細胞外マトリックスの変化に伴う脆弱性の増加　　McBrien 2003, 2004, Gentle 2003
5. 篩状板の菲薄化により脳脊髄液腔と硝子体腔の距離が短縮し篩状板への圧勾配が強くなる　　Jonas JB 2004

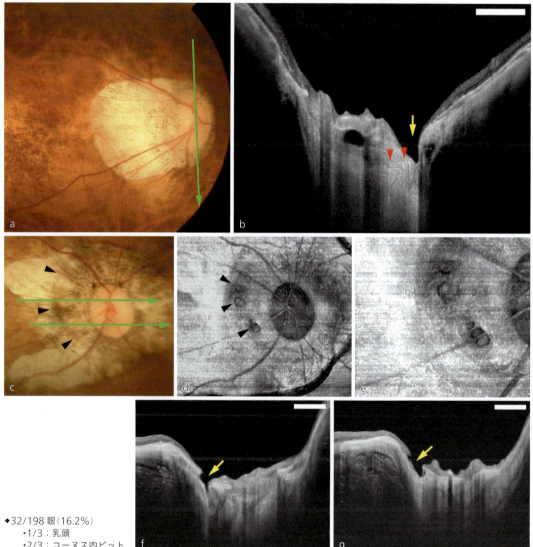

◆32/198 眼（16.2％）
・1/3；乳頭
・2/3；コーヌス内ピット

図3　病的近視の乳頭ピット・コーヌス内ピット
a：眼軸長 33 mm の右眼の眼底写真．大きな耳側コーヌスが見られる．緑線は OCT の画像 b の検査面を示す．
b：a の緑線の OCT 画像．乳頭下方に pit 様の所見があり，篩状板に達している．
c：眼軸長 32.8 mm の右眼の眼底写真．Curtin 分類タイプ IX のぶどう腫が存在する．黒矢頭はぶどう腫の土手の乳頭側斜面にある pit を指す．
d：3 次元眼底 OCT 画像で 3 つ pit が見える．
e：d の拡大．
f，g：図 c の pit 下 2 つを通る断面の OCT 画像．Pit と断裂した網膜視神経線維が見える．
（Ohno-Matsui K, Akiba M, Moriyama M, et al：Acquired optic nerve and peripapillary in pathologic myopia. Ophthalmology 119：1685-1692, 2012 より引用）

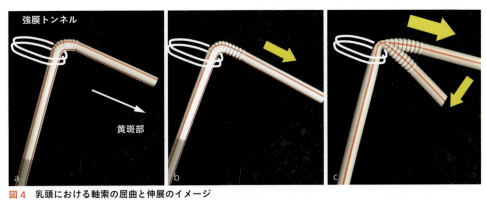

図4　乳頭における軸索の屈曲と伸展のイメージ
a：正常の線維走行．乳頭辺縁で屈曲する．b：後極黄斑部に向かって牽引がかかり，軸索が伸展する．c：さらに牽引がかかると軸索障害が起こるし，角度も鋭角に曲げられるかもしれない．

　まず，神経網膜層のなかでも内層の神経線維層は軸索という線維状組織なので単純に黄斑側に牽引され伸展せざるをえないが，どの程度の牽引に耐えうるかは全く不明である．しかも網膜面では軸索の軸方向と同様に牽引されるだけですむが，乳頭で篩状板に向かって屈曲する点では相当な負荷が起こっている可能性がある．ジャバラ付きストローを曲げた状態を考えてほしい．単に曲げてもストロー管腔は保たれるが，引っ張れば管腔が潰れる(図4)．当然軸索流は障害されやすくなるであろう．特に，曲げた角度が通常の視神経と眼球の接続角度のように鈍角や90°であればよいが，後部ぶどう腫のパターンによっては鋭角に曲げられてしまう可能性もある．そうなれば何か障害が起きても不思議ではない．病的近視ではこのような病態が乳頭で起こっていると考えられる．

　次に，軸索以外の膜状構造である網膜色素上皮やBruch膜と脈絡膜は後極に眼球が伸びたとき，本来乳頭周囲で終わっている組織なので，膜全体が黄斑部にずれて外れていくようである．つまりコーヌスとか乳頭周囲網膜脈絡膜萎縮(peripapillary atrophy：PPA)と呼んでいる画像所見になる．OCTでもよく観察されて，乳頭周囲で層状に網膜外層構造がずれるのがわかっている(図5)．脈絡膜まで完全に乳頭耳側から外れると透明な網膜内層と強膜だけになった状態が観察される．この部位の視野はMariotte盲点の拡大として認められる．

　最も外層の強膜でさえ乳頭篩状板構造との連続性が危うくなる所見が観察される．視神経乳頭ピットは先天性によくみられる所見であるが，後天性に外れたと思われる所見がよく緑内障でも観察される(図3)．このようなピットの部分は篩状板が強膜と分離しているわけであるから図1にあるような短後毛様体動脈から篩状板への分枝がすべて外れてしまっていて，血流が途絶え篩状板が萎縮し，その付近を通過する軸索にも障害が起きる可能性が高い．このような病態はいくら眼圧下降しても回復不可能なのは明白で，緑内障といえず近視性視神経症と呼んでもよいであろう．こう考えると病的近視の状態に眼圧下降が有効なのかは疑問に思える．個人的には完成してしまった構造変化には当然効果がないが，近視の進行，特にぶどう腫の進行とそれに伴う乳頭変化，また末梢の毛細血管流を保つには効果的ではないかと考えているが，現時点ではエビデンスがない．

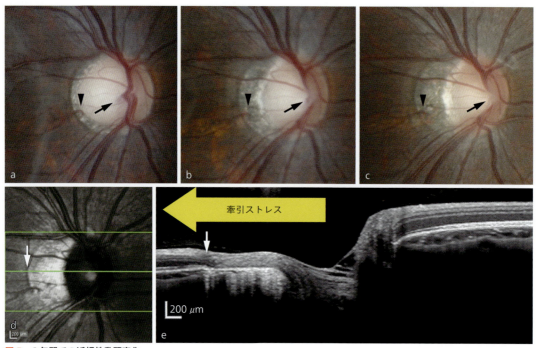

図5　6年間での近視性乳頭変化
OCTでも著明な変化がみられる．近視の進行により強い牽引ストレスが乳頭黄斑線維にかかっている可能性を示唆する所見．
（Kim TW, Kim M, Weinreb RN, et al：Optic disc change with incipient myopia of childhood. Ophthalmoloqy 119：21-26. e1-3. doi：10.1016/j.ophtha. 2011.07.051. Epub 2011 Oct 5. より引用）

III. 近視と緑内障の複雑な関係

　先に，先天性ではなく，近視に伴うピットのように完成した構造変化には眼圧下降の効果がないと述べたが，それならば進行しない緑内障のような近視眼があってもおかしくはない．最近の緑内障の疫学的あるいは横断的な病院レベルでの研究では，緑内障には近視が多いが，意外と進行の危険因子にはならないことがわかっている．つまり緑内障のように視野障害が起きていて，過去に一時進行したことは間違いないが，現在はほぼ障害が停止している状況があるということである．

　まず，緑内障と近視の関係を述べた論文で注意したいことは，ほとんどの緑内障研究では対象に近視眼を含めたとしても，基本的に−6Dや−8Dを境界に強度近視の除外基準を設け，それ以上の強度近視眼はもちろん病的近視は対象から除外している点である．理由は明らかで，強度近視眼の構造解析と機能解析が困難であるため診断できないからである．進行解析には再現性のよい定期的な定量的データが必要であるが，強度近視の視神経乳頭は変形しているため乳頭構造解析が困難であり，また網膜の非薄化や網膜脈絡膜変性もあるため網膜神経線維層の評価も困難である．また，後部ぶどう腫のあるような視野では近視暗点が検出されたり，中心視力が悪くて固視不良であることが多く，精度の高い視野検査が困難である．こうして，緑内障の分野では，対象選択基準として確実なデータが得られる強度近視でない近視眼（非強度近視）を含めた研究が行われているのが現状である．

　このような背景から，横断的に診断する緑内障の疫学調査では近視は必ず緑内障発症の

危険因子とされ，近視と緑内障は切っても切り離せないと認識されている．しかし，緑内障の進行解析を行うときには，精度の高い解析が困難な強度近視や病的近視は前述のように対象外とされた結果，近視は危険因子として現れず，むしろ近視あるいは強度近視眼のほうが進行しにくいという結果が得られてきている．

　一方，本題の病的近視，つまり後部ぶどう腫や高度の網膜脈絡膜萎縮を伴った病態では逆に進行が明らかで，特にぶどう腫の形状分類 type IX で顕著であると報告がある．このぶどう腫は乳頭耳側に ridge があるタイプで，先に述べたようにその場所での神経線維の屈曲ストレスは相当なものだと想像できる．

　さて，近視眼では緑内障が多いものの非強度近視眼までを含めた緑内障の進行解析では，近視は進行の危険因子となっていない．となると，生来の近視は存在しないので，われわれが成人で目にする近視眼の緑内障のなかには，近視眼になる経過でなんらかの視神経障害が起き，乳頭構造変化やそれに伴う視野変化がまさに起こっている状態や，障害がある程度進行して停止しているものをみている可能性がある．

　そのため，眼圧が正常の場合は，近視性網膜視神経症という病態を定義してよいなら，近視性網膜視神経症による異常が緑内障のようにみえるので，緑内障と診断されてしまうことが多いが，近視の進行も停止し眼球構造が変形しないなら，乳頭構造障害も進行せず，視野狭窄も進行しない可能性がある．この場合がいわゆる正常眼圧緑内障などで近視が進行の危険因子に検出されない理由かもしれない．病的近視の場合は，明らかに強度近視から進行してきたことになるから，実際には視野障害が進行するため危険因子になるはずだが，前述の理由で病的近視や一部の強度近視は緑内障としての進行解析研究対象から外されているため，危険因子にはならないのであろう．

　一方，眼圧が異常値である場合は，近視性視神経症の有無に関係なく，乳頭篩状板の変形が顕著となり，軸索が障害されやすくなるため，進行の危険因子として近視が検出されない可能性がある．それを裏づけるように，スウェーデンの Malmö 市での大規模疫学調査では，緑内障と診断された異常高眼圧群（＞30 mmHg）と正常低眼圧群（＜15 mmHg）の屈折度をみたところ，高眼圧群では屈折に関係なく緑内障の有病率が高かったが，低眼圧群では近視が強いほど高かった．これは進行解析ではなく横断的な疫学調査であるが，より低眼圧，正常眼圧眼では，近視が強いほど緑内障が多く存在し，高眼圧では近視と関係なく緑内障である，ということを示唆している．つまり，正常眼圧で緑内障のようにみえる眼の多くは，単に近視による乳頭変形を緑内障としてしまっているか，近視乳頭が正常眼圧でもより障害を受けやすい脆弱性を有することを示唆している可能性がある．簡単にいうと，緑内障性視野障害を伴う強度近視眼でベースライン眼圧が明らかに高い場合は進行する緑内障とすべきであり，逆に変動もなくて低い眼圧の場合は，いわゆる正常眼圧緑内障ではなく，近視性変化だけかもしれないので，進行評価を厳密に行って，進行すれば治療すればよいのかもしれない．

IV.　病的近視の緑内障診断の問題点

　　緑内障の特徴的変化という定義は，通常の近視があっても軽度で，乳頭形状が円形で乳

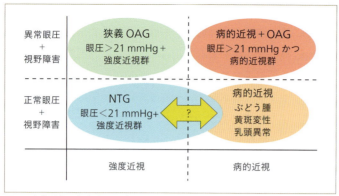

図6 病的近視と緑内障の強度近視群

頭径や傾斜などの変形の少ない乳頭でみられる変化である．しかし強度近視や病的近視では変形している乳頭所見が多いため，たとえ眼圧が高くても特徴的変化が明らかにならないことが多い．円形の乳頭ならばともかく，傾斜乳頭や小乳頭，巨大乳頭を伴う強度近視の緑内障性構造変化の診断基準は確立していないのが現状である．

　病的近視眼における緑内障合併の論文がある．そこでは日本人病的近視336眼における緑内障の有病率は28％，94眼であり，眼軸長と有病率は有意な相関がなく，乳頭面積が大きいほど有病率が高いと報告している．この論文では，1人の専門家による定性的な写真読影を基本に緑内障性乳頭所見を定義し，絶対条件として，上下耳側乳頭リムの減少や網膜神経線維束欠損（nerve fiber layer defect：NFLD），異常に大きな乳頭陥凹，付帯条件として，上方より下方のリム減少，びまん性のNFLD，乳頭出血の存在，の3条件のうち2条件を満たした場合も緑内障性乳頭所見ありと診断しているため，残念ながら検者が異なれば写真の読影が異なり大きく診断が変化する可能性がある．おそらくそのため，1人の専門家の読影になったと考えられる．また，緑内障性視野所見はGoldmann視野計を用いており，しばしば正常眼圧緑内障でみられる中心傍中心の視野障害のパターンについては基準に含めず，緑内障特異的な鼻側階段やBjerrum暗点などの基準を用いて定義して診断している．しかし実際には強度近視ましてや病的近視眼の乳頭や視野変化に対して，この基準で判断できる所見ばかりではなく，判断に困ることが多いことは否めないし，検者間でも意見が分かれることが多い．また定量的診断が可能なOCTで判別できるかというと，病的近視でなくても，強度近視の緑内障の診断に際しても，正常人データベースとの比較では精度が低いため，強度近視の正常眼データベースを使用すべきと報告されている．このように現時点では，病的近視はおろか強度近視と緑内障の鑑別は，構造と機能変化だけでは困難であるといわざるをえない．したがって，病的近視眼で確実に緑内障といえるのは，明らかに眼圧が高い場合でしかない．

　結局，近視なのか緑内障なのか，という究極の問題は眼圧が正常なときに存在する（図6）．病的近視眼，またそこに至らないまでも強度近視眼で構造異常もあり明らかに局所的に視野感度が低下していて，かつ正常眼圧の場合ははたして慢性進行性の正常眼圧緑内障といえるのだろうか．実際は単なる強度近視による乳頭変化に伴う異常だけで，眼圧依存

性の視神経障害は存在しないのではないだろうか．残念ながら現時点では明確な回答はないと考える．ならば治療はどうするか？　診断が明確でない現時点では，治療に対しても明確なエビデンスはないのは当然である．したがって以下個人的な考えを述べさせていただくことをご理解いただきたい．

V.　病的近視の緑内障の治療方針

　先述のとおり，強度近視も含め病的近視でも明らかに高眼圧の場合は十分な眼圧下降が必要であることには反対意見はないであろう．目標眼圧値については開放隅角緑内障（open-angle glaucoma：OAG）に準じればよいが，末期はもちろん近視眼に多い傍中心暗点や下方中心暗点の場合は 10 mmHg 台前半には眼圧下降治療をすべきである．また眼圧測定にあたっては病的近視眼の日内変動や角膜厚に対する報告がないため，十分眼圧の評価を行うべきであることはいうまでもない．また強度あるいは病的近視により効果的な眼圧下降薬は報告されていない．

　また，強度近視も含め病的近視でも正常眼圧の場合も進行が明らかであれば現時点では眼圧下降を行うのが望ましい．強度近視ではすでにさまざまな乳頭構造変化がみられるので，すでに脆弱な乳頭への圧負荷はたとえ正常値であっても悪化因子である可能性は否定できないからである．病的近視眼でぶどう腫があるような場合でも，ぶどう腫を悪化させないように，また残った毛細血管血流を保つために，眼圧下降は有効である可能性がある．しかし残念ながら病的近視眼では，進行の評価の精度が問題であり，再現性の高く信頼度の高い視野測定，変化をとらえうる眼底画像解析が不十分な現状では，薬物治療の強化や手術のタイミングが難しい．

　薬物による眼圧下降治療にもかかわらず進行する場合には手術治療になるが，レーザーも含め病的近視の眼圧に対する効果は報告がない．強度近視特に病的近視眼では硝子体の液化が顕著なので，線維柱帯切除術を施行する際には術中の眼球変形が著しく，駆血性出血の可能性や網膜剥離の可能性が懸念される．また，術後の過剰濾過低眼圧による合併症も黄斑病変に対する負荷の面で回避したい．したがって個人的にはエクスプレス®を用いた濾過手術をお勧めする．1 つには房水流量がゆるやかなので眼球が術中に虚脱しにくい．術後も極端な低眼圧や低眼圧黄斑症が起きにくいと報告されている．ただし，エクスプレス®のデバイスによる不具合を避けるには人工水晶体眼のほうが望ましいので，強度近視眼の場合にはある程度高齢者であれば白内障が軽度でも屈折矯正を兼ねて refractive lens exchange とエクスプレス®の同時手術の選択肢がよいと考える．これはあくまで経験上の戦略であって，実際にこの選択肢による成績は報告されていないので留意されたい（**表 2**）．

　現状では，画像診断でも鑑別が困難な網膜乳頭構造をしている病的近視では，緑内障であるか否かは，眼圧が明らかに高い場合を除いては判断できない．したがって治療についても診断が曖昧な状態では評価が困難となるため，病的近視はもちろん，かなりの強度近視眼が研究対象から省かれていることを理解していただきたい．少なくとも眼圧が高い場合は通常の緑内障と同様に眼圧下降治療を行うべきである．しかし，どんな眼も一生眼圧

表2 病的近視に対する眼圧下降療法

- 眼圧が高いときはOAGと同様に治療
- 構造機能変化を経時的に評価しにくいのが現状
- 病的近視は特に中心視力が悪い例も多く,定量的に測定が困難だが,眼圧下降治療はQOLを損ねないなら,決して否定されるものではない
- 眼圧下降によるぶどう腫進行抑制効果や血流維持効果の可能性
- 高眼圧の場合は線維柱帯切除術を行うべきだが,手術の有効性安全性についても報告がなく,ほかの手技を含め今後検証が必要
- 最近ではエクスプレス®による手術が安全と考えられるが,今後の検証が必要

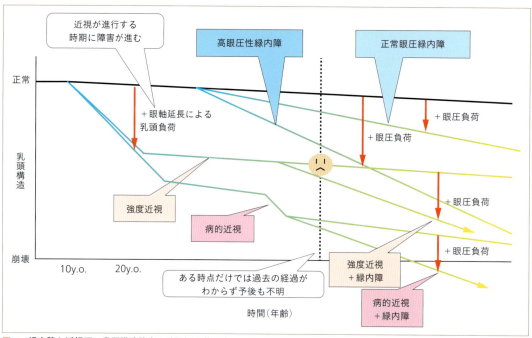

図7 緑内障と近視眼の乳頭構造障害の時間経過(仮説)

という圧に晒されているわけであるから,圧負荷による脆弱性が異なるとはいえ,一生かけて乳頭構造障害は起こり続けている可能性があり,病的近視では正常眼圧でも患者のQOLを考えて,一応ある程度の眼圧下降治療戦略を練るべきであろう.薬物治療が優先だが,手術治療に頼らざるをえない場合もある.最後に強度近視と病的近視の緑内障の病態と治療について私見を交えてまとめた(図7,表3).病的近視も含め,今後高度近視の緑内障に対してのエビデンスが増えることを期待したい.

表 3 病的近視の緑内障の病態と対処(私見)

- ・正常眼圧だが,強度近視が進行して,乳頭障害,後部ぶどう腫,黄斑網膜脈絡膜萎縮像を呈しているのが病的近視
- ・ぶどう腫による眼球後部変形が強いため,強度近視から存在した乳頭構造障害はさらに進行する
- ・乳頭ピット,視神経ピット,ICC などの明らかな構造障害に伴う神経障害は,治療できない
- ・組織が脆弱になりすぎたため,正常眼圧でも網膜脈絡膜萎縮,強膜菲薄化が起こり,網膜から強膜までの全組織での神経,血管萎縮が進行するために視野障害も進行する
- ・したがって,軸性近視の進行による障害と,圧による障害の区別は困難
- ➤ ぶどう腫は拡大しないほうが望ましいため,眼圧下降による病態進行抑制の可能性は否定できない
- ➤ ただしどの程度の眼圧下降が望ましいか,個々の眼を見ながら検証する必要性がある

参考文献

1) Burgoyne CF：A biomechanical paradigm for axonal insult within the optic nerve head in aging and glaucoma. Experimental eye research 93：120-132, 2011

2) Ernest PJ, Schouten JS, Beckers HJ, et al：An evidence-based review of prognostic factors for glaucomatous visual field progression. Ophthalmology 120：512-519, 2013

3) Lee JY, Sung KR, Han S, et al：Effect of myopia on the progression of primary open-angle glaucoma. Investigative ophthalmology & visual science 56：1775-1781, 2015

4) Araie M, Shirato S, Yamazaki Y, et al：Risk factors for progression of normal-tension glaucoma under beta-blocker monotherapy. Acta ophthalmologica 90：e337-e343, 2012

5) Nagaoka N, Jonas JB, Morohoshi K, et al：Glaucomatous-Type Optic Discs in High Myopia. PloS one 10：e0138825, 2015

(相原　一)

B 病的近視の視神経周囲構造異常

1 くも膜下腔拡大，後天ピット形成，ICC

　近年の光干渉断層計(optical coherence tomography：OCT)の発展により，これまで生体眼では観察できなかったより深部の構造が可視化され，さまざまな新知見が得られてきた．そのなかで，最後まで観察が困難な組織として残されてきたのが球後視神経であった．しかし強度近視眼では，乳頭周囲に大きなコーヌスを伴い，このコーヌス部分を通して視神経周囲を深部まで観察することが可能である．そこで本項では，強度近視眼の視神経およびその周囲組織(主にくも膜下腔)のOCT所見について筆者らの知見をもとに概説したい．

I. 視神経周囲くも膜下腔とは

　視神経は，ほかの中枢神経と異なり，その全長を脳脊髄液に囲まれている．球後視神経は，内側から軟膜，くも膜，硬膜で覆われており，くも膜と軟膜の間がくも膜下腔である．くも膜下腔は，眼球後方の視神経周囲で盲端になり終わっている．くも膜下腔の中には，arachnoid trabeculaeと呼ばれるコラーゲン線維束が横走し，軟膜とくも膜を結んでいる．軟膜は薄いmeningoepithelial cellで覆われた結合組織であり，くも膜は数層のmeningoepithelial cellとコラーゲン線維束からなり，硬膜は内面にmesotheliumを有する結合組織からなる．

　Killerは，電子顕微鏡を用いてヒトの視神経周囲くも膜下腔を詳細に観察し，くも膜下腔の中は，脳脊髄液が満たすだけの単純な液性空間ではなく，arachnoid trabeculaeが横走し隔壁で分けられた複雑な構造であること，さらに眼球に近い側で最もくも膜下腔は広いことを明らかにしている．

II. 視神経周囲くも膜下腔の観察

　これまで生体眼で，球後視神経やくも膜下腔などの深部構造を観察することは不可能であったが，enhanced depth imaging(EDI)-OCTや長波長光源を用いたswept-source(SS)OCTの登場により，これらの視神経周囲深部構造を可視化できるようになった．特に，

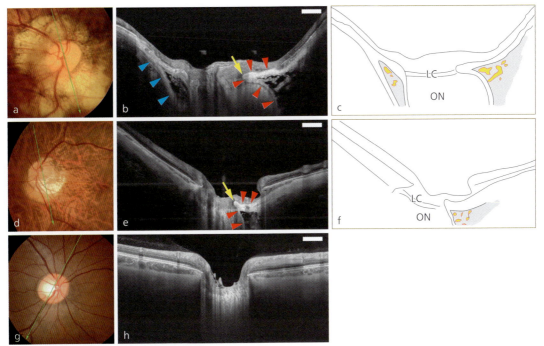

図1 OCTによる視神経周囲くも膜下腔の観察
a～d：病的近視眼，e, f：正視眼．
a：大きな輪状コーヌスを伴う病的近視眼の視神経乳頭．
b：同患者の乳頭を通る斜め方向の OCT Bスキャン画像では，視神経の両側に硝子体側に逆三角形状に拡張したくも膜下腔を低反射像として観察される．くも膜下腔内を横切る arachnoid trabeculae が帯状，dot 状にみられる．乳頭周囲強膜は視神経に向かって食い込んだ後（矢印），くも膜下腔周囲の軟膜へと移行している（赤矢頭）．乳頭上方では，乳頭周囲強膜が硬膜へと移行するのが観察される（青矢頭）．
c：b のシェーマ．
d：耳側コーヌスを伴う病的近視眼の視神経乳頭．
e：同患者の乳頭を通る垂直～斜め方向の OCT Bスキャン画像では，視神経下方にくも膜下腔が低反射像として観察され，その中に arachnoid trabeculae の dot 状の陰影が見える．乳頭周囲強膜は視神経に突出した後に，軟膜へと移行している（赤矢頭）．
f：e のシェーマ．
g：正視眼の視神経乳頭．
h：同患者の乳頭を通る斜め方向の OCT Bスキャン画像．正視眼では視神経周囲にくも膜下腔は観察されない．
LC：篩状板，ON：視神経．
(Ohno-Matsui K, Akiba M, Moriyama M, et al : Imaging the retrobulbar subarachnoid space around the optic nerve by swept source optical coherence tomography in eyes with pathologic myopia. Invest Ophthalmol Vis Sci 52 : 9644-9650, 2011 より)

　乳頭周囲にコーヌスを伴う強度近視眼では，乳頭周囲コーヌスを通して，視神経周囲のくも膜下腔を明瞭に観察することが可能である（図1）．くも膜下腔の内腔は低反射であり，眼球に近いほうを底辺とした逆三角形状に観察される．強度近視眼におけるくも膜下腔の幅は 263～1,850 μm であった．くも膜下腔上の強膜は菲薄化し，平均 190.6±51.2 μm であった．くも膜下腔の外壁は乳頭周囲強膜部分の外側部分が移行した硬膜により覆われ，また内壁では強膜の内側部分が移行した軟膜により覆われる様子も観察される（図1）．強膜が軟膜と硬膜に分かれる部位において，強膜カーブの段差がみられ，くも膜下腔はこの段差のところまで広がっている．また，くも膜下腔内部には arachnoid trabeculae が横切っている様子も明瞭に観察される（図1）．眼球に近い側でのくも膜下腔の拡大と，その上の強膜の菲薄化により，眼窩脂肪ではなくくも膜下腔上にある強膜の範囲が増大し，眼圧に

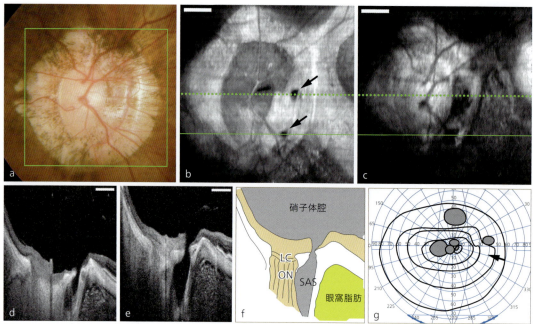

図2 コーヌス内のピット様裂隙を介して硝子体腔とくも膜下腔に直接交通がみられた症例
a：大きな輪状コーヌスを伴う巨大乳頭様である．
b：OCT画像から再構成したCスキャン画像では，乳頭耳側のコーヌス内に2つのピットがある（矢印）．
c：もう少し深い部位ではピットはそのままくも膜下腔に移行している．
d：bとcの点線でスキャンしたOCT画像では，視神経の耳側強膜にピットがあり，強膜は同部位で完全に離解している．そのため，硝子体腔とくも膜下腔が交通している．
e：bとcの実線でスキャンしたOCT画像でも，硝子体腔とくも膜下腔の交通がみられる．
f：eのシェーマ．
g：同患者のGoldmann視野では傍中心暗点がみられる．
LC：篩状板，ON：視神経，SAS：くも膜下腔．
（Ohno-Matsui K, Akiba M, Moriyama M, et al：Imaging the retrobulbar subarachnoid space around the optic nerve by swept source optical coherence tomography in eyes with pathologic myopia. Invest Ophthalmol Vis Sci 52：9644-9650, 2011 より）

対し強膜篩状板を支える乳頭周囲強膜の脆弱化が促進されると推察される．

さらに，乳頭周囲強膜が高度に菲薄化した症例では，強膜内のピット様裂隙を介して硝子体腔とくも膜下腔が直接交通する症例がみられる（図2）．このような症例では，強膜篩状板と乳頭周囲強膜との連続性は完全に破綻し，眼圧の変動に対しきわめて脆弱な状態になると推察されるが，一方で translaminar pressure はゼロとなっており，硝子体腔とくも膜下腔の交通が視神経障害の進行においてどのように働くのか今後の検討を要する．

III. 強度近視の後天性視神経ピット

上述のように，強度近視眼では乳頭周囲のピット様裂隙を介して，眼内腔とくも膜下腔が直接交通することがあり，このような後天的ピット形成が眼内とくも膜下腔とに影響を及ぼすことが示された．

swept source（ss）OCTを用いて，198眼の強度近視眼の視神経乳頭およびその周囲構造を解析すると，32眼（16.2%）にピット様構造があり（図3～5），うち11眼は視神経乳頭内

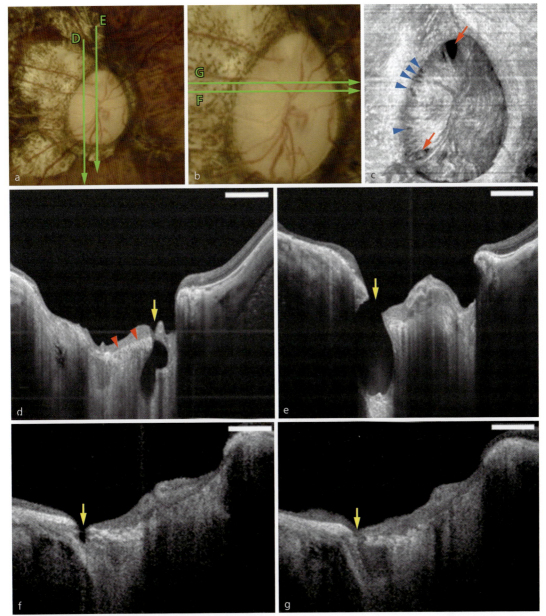

図3 病的近視眼の視神経乳頭ピット

a：輪状コーヌスを伴う巨大乳頭様の視神経乳頭がみられる．
b：a の拡大写真．
c：OCT 画像から再構成した C スキャン画像では，乳頭の上下に底辺を乳頭縁に向けた三角状のピットがある（矢印）．さらに乳頭の耳側縁に沿って多数の小さいピット様の低反射がみられる（矢頭）．
d：a のスキャンライン D での OCT B スキャン画像では，強膜篩状板（矢頭）の連続性が矢印の部位で破綻し，ピットがみられる．ピット腔は篩状板の高さを超えて深く広がっている．
e：a のスキャンライン E での OCT B スキャン画像では，内腔が卵型に広いピットがみられる（矢印）．
f：b のスキャンライン F での OCT B スキャン画像では，篩状板と乳頭周囲強膜の接合部が離解し，浅いピットがみられる（矢印）．
g：b のスキャンライン G での OCT B スキャン画像では，篩状板と乳頭周囲強膜の接合部が離解し，その後方に低反射領域を認める．

（Ohno-Matsui K, Akiba M, Moriyama M, et al：Acquired optic nerve and peripapillary pits in pathologic myopia. Ophthalmology 119：1685-1692, 2012 より）

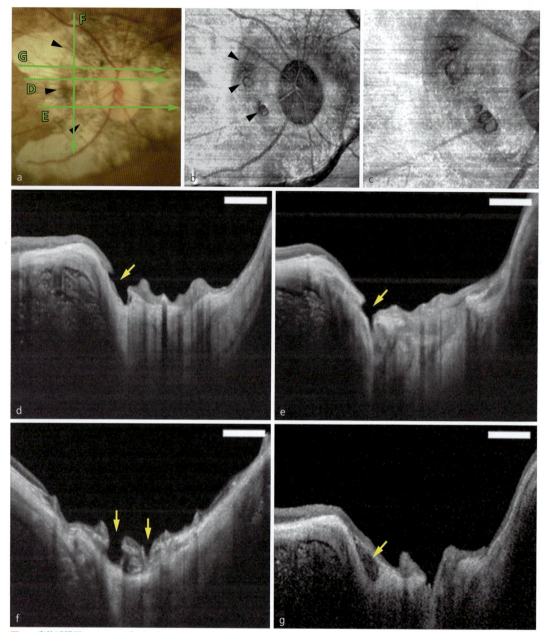

図4 病的近視眼のコーヌス内ピット
a：大きな輪状コーヌスを伴う視神経乳頭の写真．
b：OCT から再構成した C スキャン画像ではコーヌス内の ridge 状隆起の内側斜面に沿って，乳頭からほぼ等間隔に複数のピットがみられる（矢頭）．
c：b の拡大画像．
d，e：a のスキャンライン D または E での OCT B スキャン画像では，乳頭周囲強膜の ridge 内側の斜面にピットがみられる（矢印）．
f：乳頭耳側の垂直スキャンではコーヌス内の強膜に複数のピットがみられる（矢印）．
g：a のスキャンライン G の OCT 画像では乳頭周囲強膜内に低反射がみられ，ピットの前段階の強膜分離様所見と考えられる（矢印）．
(Ohno-Matsui K, Akiba M, Moriyama M, et al：Acquired optic nerve and peripapillary pits in pathologic myopia. Ophthalmology 119：1685-1692, 2012 より)

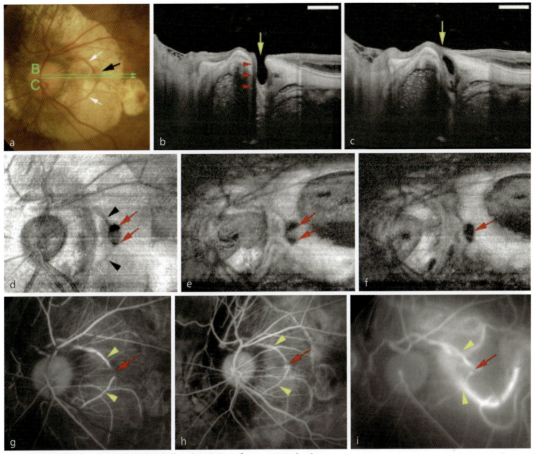

図5 短後毛様動脈が強膜に刺入する部位に生じるタイプのコーヌスピット

a：乳頭耳側のコーヌス内に先天ピットにみられるようなオレンジ色の領域があり（黒矢印），同部位から2本の短後毛様動脈が流入する（白矢印）．
b：検眼鏡的にオレンジ色に見える部位に一致して乳頭周囲強膜の離解がありピットになっている（矢印）．ピットの鼻側に短後毛様体動脈の陰影（矢頭）が映っており，ピットが血管刺入部位に生じていることがわかる．
c：ピット部位と乳頭周囲強膜の離解を示す（矢印）．
d〜f：OCTから再構成したCスキャン画像ではピットが浅い面では2つの独立したピット（矢印）であり（d, e），深くなると1つに融合している（f）．ピットから流入する短後毛様体動脈も観察される（d, 矢頭）．
g, h：フルオレセイン蛍光眼底造影ではピット部位（矢印）は造影早期には低蛍光（g）で，後期には過蛍光を呈する（h）．ピットから流入する短後毛様体動脈も観察される（矢頭）．
i：インドシアニングリーン赤外蛍光眼底造影では短後毛様体動脈は矢印のピット部位で球後から刺入し，乳頭周囲へと向かう（矢頭）．
(Ohno-Matsui K, Akiba M, Moriyama M, et al：Acquired optic nerve and peripapillary pits in pathologic myopia. Ophthalmology 119：1685-1692, 2012 より)

のピット（図3），22眼は乳頭周囲コーヌス内のピット（図4, 5）であった．乳頭内ピットは視神経乳頭の上下極に好発し，乳頭縁を底辺とする三角状の形状を示す（図3）．隣接切片において，強膜篩状板-乳頭周囲強膜接合部の離解がみられることなどから，強度近視眼における乳頭周囲の機械的伸展により，乳頭が巨大乳頭様となり，それに伴い，もともと篩状板構造が脆弱であるとされている乳頭の上下極において，篩状板-乳頭周囲強膜接合部の離解が生じる．さらに機械的伸展が持続すると，篩状板を越えて深部にまで離解が進行してピット状となり，さらにピット上の網膜神経線維が断裂しピットが完成すると考えられる．

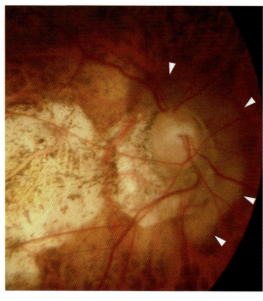

図6 病的近視の乳頭周囲 intrachoroidal cavitation の眼底写真
乳頭の下方から鼻側にかけてややオレンジ色の領域が観察される（矢頭）．

　一方，コーヌス内のピットは，2つのタイプがあり，最も多いものは，Curtin の IX 型ぶどう腫を合併する眼において，乳頭耳側の ridge 状突出の内側斜面に多発するタイプである（図4）．Type IX ぶどう腫の眼では，くも膜下腔は ridge 状突出の部位まで広がっているため，このタイプのコーヌスピットは，時にくも膜下腔までつながり，眼内腔とくも膜下腔が直接交通する経路となる．

　もう1つのコーヌス内ピットは，短後毛様動脈が強膜を貫く孔の拡大として生じるタイプである（図5）．短後毛様体動脈刺入部位は，もともと強膜の全層の孔であり，眼軸延長とコーヌス拡大に伴い，刺入部位がコーヌス内にある場合には，機械的伸展に伴い孔が拡大し，やがて孔上の神経網膜が欠損してコーヌスとなると考えられる．いずれにしても，ピット上では網膜神経線維の断裂を伴い，視野障害の原因となるとともに，ピット形成による強膜篩状板の構造の脆弱化，篩状板-乳頭周囲強膜の連続性破綻，さらにピットを介する眼内とくも膜下腔の交通と，複雑な要素が絡み合って視神経障害の原因となることが推察される．

IV. intrachoroidal cavitation（ICC）

　Freund らは，病的近視眼の乳頭下方にしばしば三日月状のオレンジ色病変がみられ，OCT でこの病変が網膜色素上皮剥離であると報告し，peripapillary detachment of pathologic myopia（PDPM）として命名した（図6）．われわれは，PDPM は強度近視眼の約5％にみられ，本病変があると70％に緑内障様視野障害を合併することを報告した．その後，Toranzo らは，より高解像度の OCT を用いて，本病変が色素上皮剥離ではなく，脈絡膜内の洞様構造であることを明らかにし，intrachoroidal cavitation（ICC）と呼んだ．Spaide とわれわれの共同研究では，ICC の部位では強膜のカーブが眼球後方に偏位していることが

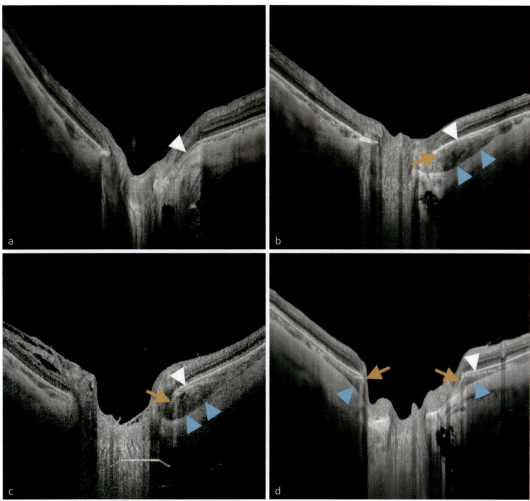

図7　intrachoroidal cavitation(ICC)の OCT 所見
さまざまなレベルでの OCT 所見では，ICC は脈絡膜〜上脈絡膜腔レベルの cavitation が低反射像としてみられ，網膜の欠損部位を介して硝子体腔と交通している．ICC 部位では強膜カーブ（水色矢頭）が眼球後方に偏位している．黄矢印は視神経周囲の border tissue of Jacoby の断裂を示す．白矢頭は色素上皮のレベルを示す．
(Ohno-Matsui K, Akiba M, Moriyama M, et al：Acquired optic nerve and peripapillary pits in pathologic myopia. Ophthalmology 119：1685-1692, 2012 より)

と(図7)，さらに ICC と乳頭の境界領域に沿って網膜内層の欠損がみられる(図7)ことを EDI-OCT と swept-source OCT を用いて明らかにした．

また，非常に深い ICC の症例では時に上脈絡膜腔で組織の離解がみられ，少なくとも一部の症例は suprachoroidal separation というべき病態であると考えられた．さらに，詳細な観察により ICC 縁で border tissue of Jacoby が伸展され破綻していることを明らかにし，病的近視眼における視神経周囲の機械的伸展に伴う border tissue の破綻が，ICC 形成につながることを示した．後天的ピットと同様に，ICC においても，境界部位における網膜内層の連続性の途絶により，当該の神経線維走行に一致する視野欠損を示す．

通常の ICC は乳頭下方に生じるが，時に乳頭耳側を中心に ICC が生じることがある．耳側 ICC は広範囲に拡大しやすく，時に中心窩を越えて広がる場合がある．その際には，

中心窩を通る垂直スキャンにおいてあたかも中心窩の脈絡膜厚が増加しているように観察される．したがって，病的近視眼の中心窩脈絡膜厚を測定する場合には ICC の有無や範囲に留意する必要がある．

　以上の所見を総合すると，強度近視眼の視神経周囲では予想以上にさまざまな組織で断裂が生じており，これらの構造破綻が視野障害に関与する可能性が示唆される．

参考文献

1) Anderson DR, Hoyt WF：Ultrastructure of intraorbital portion of human and monkey optic nerve. Arch Ophthalmol 82：506-530, 1969
2) Park SC, De Moraes CG, Teng CC, et al：Enhanced depth imaging optical coherence tomography of deep optic nerve complex structures in glaucoma. Ophthalmology 119：3-9, 2012
3) Freund KB, Ciardella AP, Yannuzzi LA, et al：Peripapillary detachment in pathologic myopia. Arch Ophthalmol 121：197-204, 2003
4) Shimada N, Ohno-Matsui K, Yoshida T, et al：Characteristics of peripapillary detachment in pathologic myopia. Arch Ophthalmol 124：46-52, 2006
5) Spaide RF, Akiba M, Ohno-Matsui K：Evaluation of peripapillary intrachoroidal cavitation with swept source and enhanced depth imaging optical coherence tomography. Retina 32：1037-1044, 2012

（大野京子）

2　強度近視眼の強膜変形と網膜神経線維障害

　近視は緑内障の危険因子とされ，強度近視眼では緑内障発症のリスクが高いとされる．緑内障は視神経乳頭深部に存在する篩状板における網膜神経節細胞の軸索障害で生じるとされ，強度近視眼では篩状板が菲薄化しているために眼圧に対する脆弱性が高いことが，強度近視眼で緑内障リスクが高い原因の1つと考えられている．

　強度近視眼の視神経乳頭は，巨大あるいは極小であったり，著しい乳頭傾斜あるいは乳頭回旋，全体的な蒼白化や浅い乳頭陥凹や，広範囲の乳頭周囲網膜脈絡膜萎縮（peripapillary atrophy：PPA）を伴うなどさまざまなパターンを呈する．強度近視眼の視神経乳頭陥凹は浅く大きいことが多いが緑内障でも陥凹はあまり深くないことが多く，緑内障の診断そのものが容易ではないことも多い．また，病的近視においては近視性変化によって生じる視神経障害（近視性視神経症）が生じうると考えられているが，現時点で両者に明確な線引きをできる診断基準は存在しないため，強度近視眼に生じた視神経障害を緑内障か近視性視神経症か，あるいは両者の要素が混在しているかを完全に区別することは困難である．

　病的近視眼ではしばしば視野障害を伴うことが知られている．緑内障と近視性視神経症の明確な区別はできないが，少なくとも一部はその特殊な眼球の変形に伴って生じていると考えられている．その1つのパターンが視神経乳頭耳側の強膜盛り上がり（ridge）によるものである．

I.　なぜ視神経乳頭耳側の ridge が重要なのか

　視神経乳頭耳側に ridge が存在するということは，強度近視眼の後部ぶどう腫の境界部が視神経乳頭耳側に存在することを意味する．つまり，Curtin 分類における type Ⅶ，もしくは type Ⅸ に相当する（図1）．このタイプの ridge を有する強度近視眼では視野障害を生じる頻度が有意に高いため注意が必要であり，必要に応じて視野検査を行う必要がある．

II.　視神経乳頭耳側に ridge を伴う強度近視眼症例

　実際の症例を図2, 3に示した．このタイプの眼は通常広い PPA を有しており，ridge はその PPA の内部に存在する．一口に ridge といっても，強膜の突出部と視神経乳頭との位置関係や突出の程度は症例によって異なっている．ridge 直上の網膜神経線維層が著しく菲薄化している症例や，その突出に対して網膜組織が追従できず PPA 内部に網膜剥離を生じている症例も存在する（図2）．

II　緑内障，近視性視神経症　　197

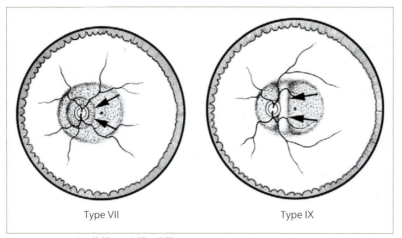

図 1　Curtin による後部ぶどう腫の分類の type VII と type IX
このタイプの後部ぶどう腫では結果的に視神経乳頭耳側に強膜の盛り上がり（ridge）を呈する．
(Curtin BJ：The posterior staphyloma of pathologic myopia. Trans Am Ophthalmol Soc 75：67-86, 1977 より)

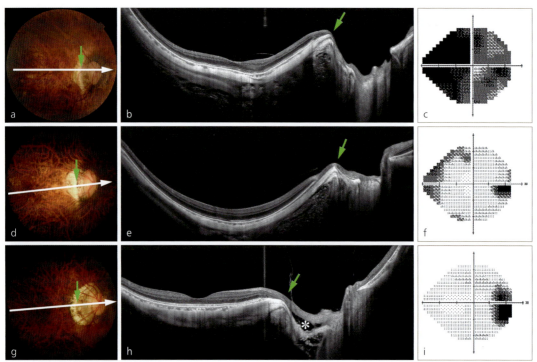

図 2　視神経乳頭周囲強膜の変形症例
3 症例の眼底写真，swept-source OCT B スキャン画像，Humphrey 静的視野検査 24-2 のグレースケールを示す．
a〜c：70 歳女性．眼軸長 29.1 mm．視神経乳頭耳側強膜に急激な盛り上がり（ridge，緑矢印）を認め，その部で網膜が急激に折れ曲がり著明に菲薄化している．視野は MD 値 -23.7 dB で重度の視野障害を認める．
d〜f：49 歳女性．眼軸長は 24.4 mm だが屈折は -17.5D の強度近視．視神経乳頭耳側強膜に急激な盛り上がり（ridge，緑矢印）を認めるが，網膜の菲薄化はそれほど強くない．MD 値は -5.98 dB．
g〜i：62 歳女性．眼軸長 29.4 mm．視神経乳頭耳側強膜に急激な盛り上がり（ridge，緑矢印）を認めるが，ridge の角度はあまり強くない．ridge の視神経乳頭側に網膜分離所見（h，＊）を認め，網膜の菲薄化は明らかでない．視野障害は軽度（MD 値は -3.84 dB）で広い PPA に伴う Mariotte 盲点の拡大を認める程度である．
(Akagi T, Hangai M, Kimura Y, et al：Peripapillary scleral deformation and retinal nerve fiber damage in high myopia assessed with swept-source optical coherence tomography. Am J Ophthalmol 155：927-936, 2013 より改変)

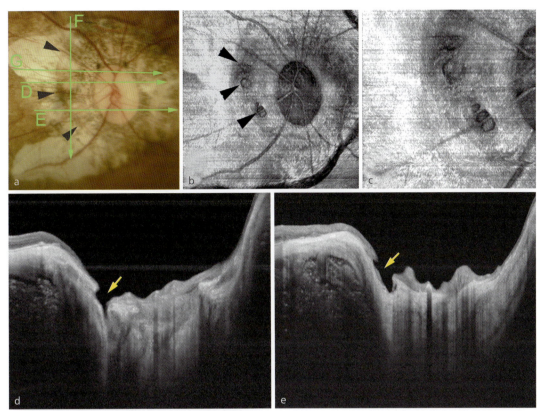

図3 乳頭周囲網膜脈絡膜萎縮（PPA）に pit を認める症例
64歳女性，眼軸長 32.8 mm の強度近視眼．
a：視神経乳頭周囲に広範な PPA を認める．矢頭は ridge を示している．
b，c：三次元 swept-source OCT から再構築した en face 画像で，矢頭は pit 様構造を示している．
d，e：swept-source OCT の B スキャン画像．ridge よりも視神経乳頭側の PPA に pit があり，その部の網膜組織が完全に欠損している．
(Ohno-Matsui K, Akiba M, Moriyama M, et al：Acquired optic nerve and peripapillary pits in pathologic myopia. Ophthalmology 119：1685-1692, 2012 より)

III. ridge のある症例における網膜神経線維障害の機序

　ridge を有する眼で視野障害が多くみられる理由は厳密にはよくわかっていないが，ridge の角度が急なほど ridge 直上の網膜神経線維層は薄く視野障害が重度である傾向が報告されている．このことから，ridge 部で網膜神経線維が直接的に圧迫あるいは牽引されることで障害を受けている可能性が示唆されている．また，ridge 部近傍の PPA 内部に網膜神経線維の完全欠損を生じる症例もあり（図3），ridge 周囲の強膜伸長に伴って網膜組織に破綻を生じるパターンも存在するようである．いずれにしても，異常な強膜の変形に伴って ridge 周囲の網膜に大きなストレスが生じることが，網膜神経線維障害の一因であることは間違いなさそうである．

　網膜神経節細胞が障害されうる篩状板以外の部位として，ridge 以外にも視神経乳頭の強膜開口部での障害も報告されており，視神経乳頭やその周囲の変形が強い症例では生じやすいと考えられている．強度近視に伴う眼球や視神経乳頭の変形はさまざまな形で網膜

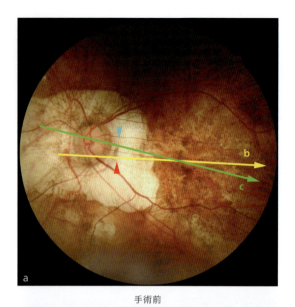
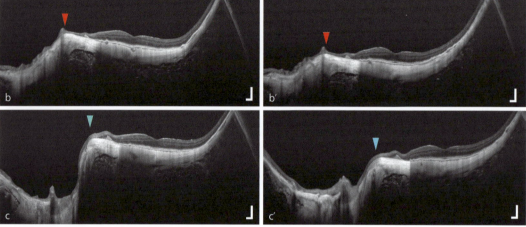

図4　緑内障手術前後での ridge の変化
73歳男性，眼軸長 33.5 mm.
a：手術前の眼底写真．視神経乳頭周囲に広範な PPA を認める．矢頭に ridge を認める．
b，c：swept-source OCT の B スキャン画像．手術前眼圧は 23 mmHg，トラベクレクトミー 10 か月後の眼圧は 9 mmHg．ridge 周囲の強膜が短縮し，結果的に ridge の角度がゆるやかになっている．手術後の眼軸長は 33.3 mm で眼圧下降によって少し短縮している．
（Akagi T, Nakanishi H, Yoshimura N：Morphological Changes after Trabeculectomy in Highly Myopic Eyes with High Intraocular Pressure using Swept-source Optical Coherence Tomography. Am J Ophthalmol Case Rep 29：54–60, 2016 より改変）

神経線維障害に影響している可能性がある．

IV. 強度近視眼と高眼圧

　ridge に関連する網膜神経線維障害に眼圧依存性があるかどうかはよくわかっていない．しかし，眼圧下降に伴って ridge 周囲の強膜が短縮し，結果的に ridge の角度がゆるやかになる症例が存在することから，高眼圧が ridge の形成や進行に影響している可能性があ

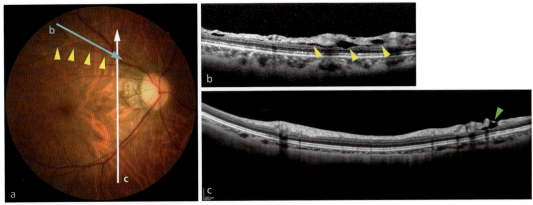

図5 強度近視に伴う血管周囲網膜内層断裂
46歳女性,眼軸長27.1 mm.
a:網膜神経線維欠損に似た薄暗い色調(黄矢頭)を認める.神経線維走行に沿っているように見えるが,血管周囲に限局性に生じ視神経乳頭までは伸びていない.
b, c:OCTのBスキャン画像.血管周囲に間隙(b,黄矢頭)を認め,部分的に網膜内層に完全欠損(c,緑矢頭)を生じている.

る(図4).

　ridgeを呈する強度近視眼は眼球変形の1つの表現型でしかなく,実際に強度近視眼にはさまざまな変形パターンが存在する.眼球構造上脆弱な部分が変形を生じやすく眼圧に対する影響も大きく受けやすいと考えられ,高眼圧の影響を受けやすい部分は症例によって異なり,篩状板だけが眼圧の負荷を受けるわけではないようである.いずれにせよ高眼圧は眼球に対して悪影響を与えることは間違いなく,高眼圧を伴う症例に対しては眼圧下降治療を検討する必要がある.

V. 強度近視に伴う血管周囲の網膜内層欠損

　強度近視では網膜血管周囲の網膜内層欠損所見を認めることがある.inner retinal cleavageやparavascular inner retinal defectなどと呼ばれ,眼軸伸長に網膜が対応しきれなかった結果として生じると考えられる.網膜神経線維の走行に沿った暗い色調変化として認め,網膜血管に沿って局所的な網膜内層の断裂を認める(図5).視野障害は認めないことも多いが,対応する位置に視野障害を認める場合もある.眼底所見上,緑内障による網膜神経線維層欠損と見間違えやすいため注意が必要である.血管周囲に生じて視神経乳頭にはつながらないことが特徴であり,光干渉断層計(OCT)がその鑑別には有用である.

　強度近視眼では視神経乳頭や眼球形状に強い変形が生じる.症例によって変形の強い部分は異なり,変形に伴う網膜神経線維障害が生じうる.OCTによる形状把握はその理解の一助となり,眼球の変形と網膜神経線維障害の関係にはまだ不明な点が多いが,データの蓄積によって今後理解が深まるものと考える.

参考文献

1）Ohno-Matsui K, Shimada N, Yasuzumi K, et al：Long-term development of significant visual field defects in highly myopic eyes. Am J Ophthalmol 152：256-265, 2011
2）Akagi T, Hangai M, Kimura Y, et al：Peripapillary scleral deformation and retinal nerve fiber damage in high myopia assessed with swept-source optical coherence tomography. Am J Ophthalmol 155：927-936, 2013
3）Ohno-Matsui K, Akiba M, Moriyama M, et al：Acquired optic nerve and peripapillary pits in pathologic myopia. Ophthalmology 119：1685-1692, 2012
4）Sakugawa M, Chihara E：Blockage at two points of axonal transport in glaucomatous eyes. Graefes Arch Clin Exp Ophthalmol 223：214-218, 1985
5）Akagi T, Nakanishi H, Yoshimura N：Morphological Changes after Trabeculectomy in Highly Myopic Eyes with High Intraocular Pressure using Swept-source Optical Coherence Tomography. Am J Ophthalmol Case Rep 29：54-60, 2016

（赤木忠道）

III 後部ぶどう腫と関連病態

A Curtin 分類と, Optos® + MRI の新分類

I. 後部ぶどう腫とは

　後部ぶどう腫とは, 病的近視を特徴づける代表的な病態であり, 病的近視眼の眼球後極部の一部が眼球後方に突出した状態である. その部分では薄い強膜を透かしてマクロでぶどう膜を見ることができるため, 腫瘍ではないものの日本語ではぶどう腫といわれている. 一方, 英語名では posterior staphyloma という. 歴史的にはイタリアの解剖学者 Antonio Scarpa により発見された病態である. staphyloma とはギリシャ語でぶどうの房を意味する.

　傾斜乳頭症候群による下方ぶどう腫以外のぶどう腫は病的近視以外には生じず, そのため, ぶどう腫は病的近視にきわめて特徴的, 特異的な病態である. Curtin は, ぶどう腫を伴う眼では伴わない強度近視眼よりも視力が有意に悪いことを報告している. Ohno-Matsui も, 同様にぶどう腫を伴う強度近視眼では伴わない症例よりも視力も有意に悪く, また近視性牽引黄斑症や脈絡膜新生血管といった黄斑部合併病変を有意に高頻度に生じることを報告している. しかしこれほど重要な病変でありながら, ぶどう腫の定義はあいまいであり, 論文によっても混同されていた. そこで 2014 年 Spaide は, 「ぶどう腫とは, 周囲の眼球の曲率半径よりも小さい曲率半径を有する第 2 の突出である（図 1）」という明確な定義を示した. したがって, ぶどう腫とは軸性近視にみられる強膜のなだらかなカーブの変化を指すのではなく, ある限られた範囲の後方への突出を指す. 図 1 に示されるように, ぶどう腫のない軸性近視では眼底後極部は伸展されても 2 倍にはなりえないが, ぶどう腫が生じると後極部は 2 倍にも伸展されることが予想される. したがって, 病的近視眼において, ぶどう腫の有無は黄斑部網膜や視神経に与える影響が大きく違うことが予想できる.

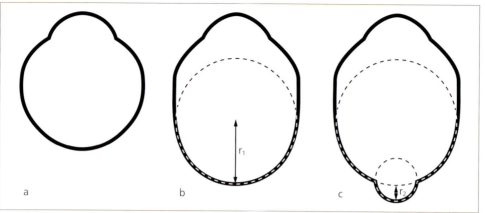

図 1 後部ぶどう腫の定義
軸性近視（b）では正視眼（a）に比べ眼軸長が延長しているが，眼球後部の曲率半径は大きく変化していない．しかし後部ぶどう腫を有する眼（c）では，周辺の曲率半径より小さい第 2 の後方への眼球の突出が生じる．
（Spaide RF：Staphyloma：Part 1. pp167-176, Springer, New York, 2014 より）

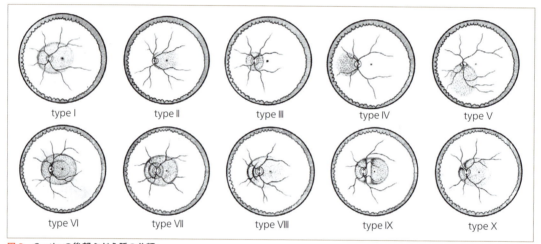

図 2 Curtin の後部ぶどう腫の分類
基本型（type I～V）と複雑型（type VI～X）に分類されている．
（Curtin BJ：The posterior staphyloma of pathologic myopia. Trans Am Ophthalmol Soc 75：67-86, 1977 より）

II. Curtin 分類

　　現在まで最も多く用いられている分類は Curtin の分類である（**図 2**）．この分類は，彼が検眼鏡を用いて眼底を観察し，チャートを描くことによって分類したものである．I～X までの 10 のタイプから構成されているが，I～V が基本の staphyloma, VI～X が compound staphyloma とされている．compound staphyloma は基本型のいくつかが組み合わさってできたような眼球後部の形状が複雑なタイプである．750 眼について調べた結果，type I が最も多く 249 眼（33%），type II が 38 眼（5%），type III が 7 眼（1%），type IV が 22 眼（3%），type V が 12 眼（2%）であったと報告した．さらに Curtin は各タイプの眼軸長も調べており（**表 1**），同じタイプのぶどう腫でも眼軸長は正視眼近くから非常に眼軸の長い眼まで幅広く分布していると述べ，病的近視を定義するのに眼軸長がいかにあてにならな

表1 ぶどう腫のタイプ別の眼軸長分布

ぶどう腫の分類	眼軸長（mm）
I	25.1–38.0
II	25.7–32.0
III	27.5–29.3
IV	26.2–32.5
V	26.5–33.9
VI	26.7–34.0
VII	28.0–32.3
VIII	27.6–34.0
IX	27.5–36.0
X	28.7–35.5

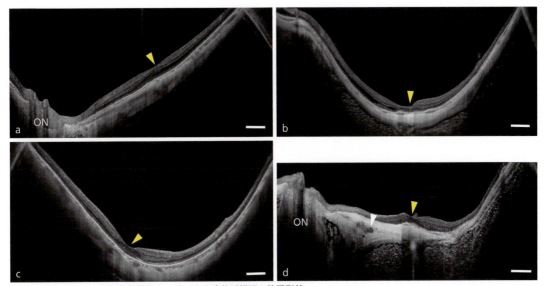

図3 swept-source 光干渉断層計（OCT）による病的近視眼の強膜形状
病的近視の強膜形状は，視神経に向かい傾斜する乳頭傾斜型（a），弯曲は大きいが中心窩が一番底にある黄斑対称型（b），同様の弯曲で中心窩が slope 上にある非対称型（c），全く不規則な形状を有する不規則型（d）になる．
(Ohno-Matsui K, Akiba M, Modegi T, et al：Association between shape of sclera and myopic retinochoroidal lesions in patients with pathologic myopia. Invest Ophthalmol Vis Sci 9：9, 2012 より)

い指標かと考察している．

　Curtin 分類はぶどう腫の範囲や特徴を詳細に緻密に検討した重要な分類であるが，主観的観察に基づいているため，客観的，定量的に評価できないという問題があった．光干渉断層計（OCT）は，強膜の形状を解析するのに有用な方法であり，Ohno-Matsui らは swept-source（SS）OCT を用いて病的近視眼の強膜形状を4つに分類している（図3）．しかし現在市販されている OCT のスキャン長は最大 12 mm であり，最も頻度の高い Type I staphyloma を一画面にとらえることは困難である．

III. 3D MRI による眼球形状解析

　深いぶどう腫を有する症例ではしばしば周辺部眼球形状が前方に偏位しており，単に眼球後部だけでなく，眼球全体の形が変化している可能性が，強度近視外来における診療か

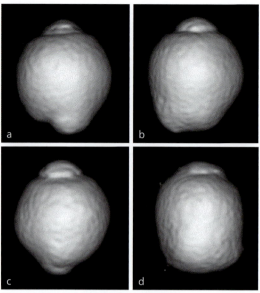

図4　3D MRI による病的近視眼の眼球形状
眼球を下から見た画像により，鼻側偏位型(a)，耳側偏位型(b)，紡錘型(c)，樽型(d)に分けられる．

ら実感されていた．そこで，Moriyama らは，2D MRI で得られた T2 強調画像を用いて，volume rendering により三次元構築し，その後に眼球部分だけを抽出することにより，世界で初めて眼球の 3D MRI 画像をとらえることに成功した．3D MRI 画像を下から観察することにより，病的近視の眼球形状は，鼻側偏位型，耳側偏位型，紡錘型，樽型の4つに分けられた（図4）．Spaide の定義によれば，樽型眼球は後部ぶどう腫がなく，眼軸が単純に前後に延長した眼であり，ぶどう腫を有さない病的近視眼も少なからずあることが示された．さらに Moriyama らは眼球形状ソフトウェアを開発し，3D MRI で得られた眼球形状を定量的，客観的に解析している．

IV.　3D MRI と Optos® を用いた新分類

　3D MRI は眼球形状全体を客観的，定量的に評価できる有用な方法であるが，多数の患者にルーチンに施行することは難しい．そこでルーチンに施行できる方法として超広角眼底撮影（Optos® 200Tx，以後 Optos®）に着目し，Ohno-Matsui は，個々の病的近視患者において Optos® の疑似カラー画像，自発蛍光画像，近赤外蛍光画像と，3D MRI の眼球画像との相関を調べた．その結果，Optos® 画像で，特にぶどう腫のエッジが急峻な上方エッジに沿った色素異常が，3D MRI におけるぶどう腫の有無やタイプと高度に相関することを見出した（図5）．

　Ohno-Matsui が Optos® と 3D MRI を用いた新分類において，Curtin 分類を簡略化しより使いやすくすること，非常に稀なものは others として一括することを提唱した．

　まず，ぶどう腫の範囲は一番外周のエッジの範囲で評価するとした（図6）．これにより，旧 Curtin 分類の VI～X はすべて I に統合されることとなる．さらに，Types I～V までを，

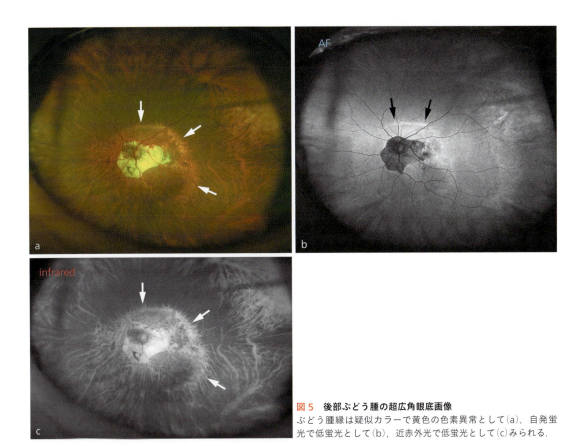

図5 後部ぶどう腫の超広角眼底画像
ぶどう腫縁は疑似カラーで黄色の色素異常として(a),自発蛍光で低蛍光として(b),近赤外光で低蛍光として(c)みられる.

ぶどう腫の範囲に応じて呼ぶようにした(図7).つまり Type I は wide, macular, type II は narrow, macular, type III は peripapillary, type IV は nasal, type V は inferior, その他はすべて others とした.

105名198眼の病的近視患者において上記の分類を用いてぶどう腫の有無とタイプを調べたところ,平均年齢64歳,平均眼軸長30 mm の198眼において,ぶどう腫なしは100眼(50％)であった.残りの50％には何らかのぶどう腫があり,そのタイプは wide macular は74眼(37％),narrow, macular は14眼(7％),peripapillary は5眼(3％),nasal は2眼(1％),inferior は3眼(2％),others は2眼(1％)であった.図8,9 に代表例の画像を示す.

以上の結果を受けて,人種や国を超えたぶどう腫の有無やタイプの違いを解析すべく,Optos® を用いた国際共同研究が日本とスペインで行われた.同じように病的近視になっても眼球変形のタイプが人種により異なるのか研究により明らかになることが期待される.

後部ぶどう腫は病的近視を定義する最大の特徴であり,ぶどう腫が起こることにより黄斑部網膜や視神経といった重要な中枢神経系組織が機械的に障害され失明の原因となる.ぶどう腫を正確に定量的に評価することは,将来ぶどう腫を標的とした治療を確立するうえできわめて重要である.

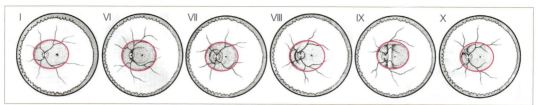

図6　Ohno-Matsui による後部ぶどう腫の分類のコンセプト
ぶどう腫の最外周の範囲により分類する．
（Ohno-Matsui K：Proposed classification of posterior staphylomas based on analyses of eye shape by three-dimensional magnetic resonance imaging. Ophthalmology 121：1798-1809, 2014 より）

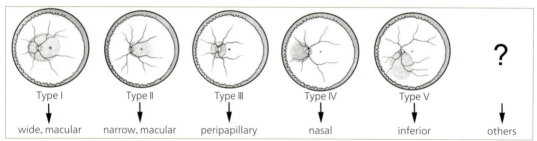

図7　Ohno-Matsui による後部ぶどう腫のネーミング
ぶどう腫は範囲によりネーミングされた．すなわち，wide, macular/narrow, macular/peripapillary/nasal/inferior/others となる．
（Ohno-Matsui K：Proposed classification of posterior staphylomas based on analyses of eye shape by three-dimensional magnetic resonance imaging. Ophthalmology 121：1798-1809, 2014 より）

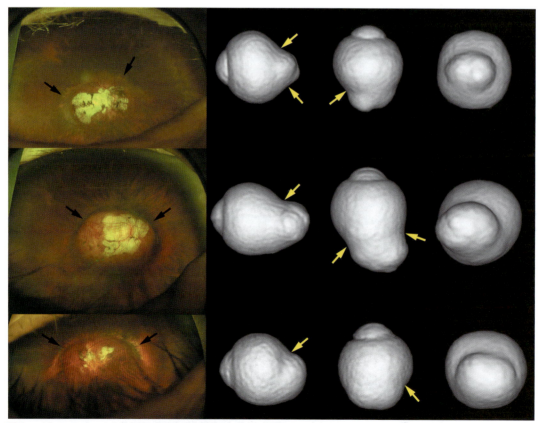

図8　wide, macular のぶどう腫の超広角眼底画像と 3D MRI 画像
眼球後部の広範囲が突出し，主に上方縁にノッチを認める．超広角眼底画像でもぶどう腫縁の色素異常を認める．

208　第4章　病的近視の合併病変の画像診断と治療

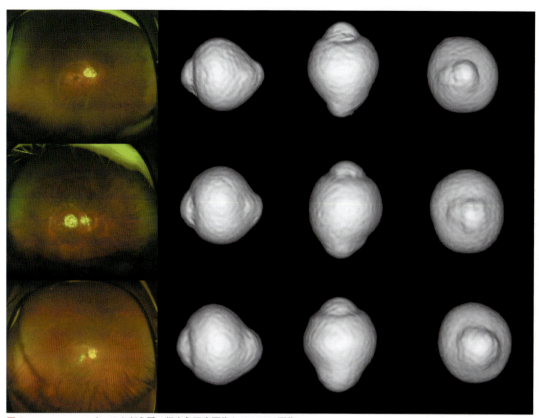

図9 narrow, macular のぶどう腫の超広角眼底画像と 3D MRI 画像
眼球後部が紡錘型に突出している．超広角眼底画像での，ぶどう腫縁の色素異常は wide, macular ほど著明ではないが認められる．

参考文献

1) Curtin BJ：The posterior staphyloma of pathologic myopia. Trans Am Ophthalmol Soc 75：67-86, 1977
2) Ohno-Matsui K：Proposed classification of posterior staphylomas based on analyses of eye shape by three-dimensional magnetic resonance imaging. Ophthalmology 121：1798-1809, 2014
3) Ohno-Matsui K, Akiba M, Modegi T, et al：Association between shape of sclera and myopic retinochoroidal lesions in patients with pathologic myopia. Invest Ophthalmol Vis Sci 9：9, 2012
4) Moriyama M, Ohno-Matsui K, Hayashi K, et al：Topographical analyses of shape of eyes with pathologic myopia by high-resolution three dimensional magnetic resonance imaging. Ophthalmology 118：1626-1637, 2011
5) Ohno-Matsui K, Alkabes M, Salinas C, et al：Features of posterior staphylomas analyzed in wide-field fundus images in patients with unilateral and bilateral pathologic myopia. Retina, 2016, epub ahead of print

〔大野京子〕

B 傾斜乳頭症候群

　傾斜乳頭症候群(tilted disc syndrome：TDS)は眼杯裂の閉鎖不全により生じる乳頭先天異常と考えられており，有病率は1〜2％と言われている．多くは両眼性にみられる．TDSの視神経乳頭は検眼鏡的に幅広い変化を呈するが，これは眼杯裂の閉鎖不全の程度に多様性があるためと考えられている．本項ではTDSの画像所見を中心に，その特徴を解説する．

I. 画像所見

1. 検眼鏡

　検眼鏡的な特徴として，視神経乳頭の上下方向の傾斜，前後軸を中心とした視神経乳頭の回旋，視神経乳頭下方のコーヌス，下方ぶどう腫，下方強膜の菲薄化と網膜脈絡膜萎縮，血管逆位などがある(図1)．

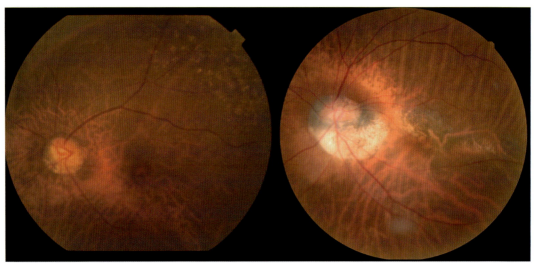

図1　TDSのカラー眼底写真

2. OCT

　TDSのOCT所見については，黄斑部ならびに視神経乳頭部についての報告がある．TDSの黄斑部では，OCTにて上方から下方にかけて強膜カーブの後方への突出がみられる(図2)．また，脈絡膜と強膜に関してMarukoらはswept-source(SS)OCTとenhanced depth imaging(EDI)OCTを用いて中心窩下と中心窩上方，下方の脈絡膜ならびに強膜の解析を行い報告した．その報告によると，中心窩上方と比較して中心窩下ならびに中心窩下方の脈絡膜が有意に菲薄化しており，また中心窩下の強膜がほかの部位と比較して有意に厚い結果であった．これらの結果から，Marukoらは中心窩下の強膜の肥厚により脈絡膜の菲薄化と血流低下をきたし，二次的な網膜色素上皮萎縮と漿液性網膜剥離の原因となっていると考察している．

　TDSの視神経乳頭のOCT所見について，我々のグループではSS-OCTにて解析を行い報告した．我々の解析では，①篩状板の後方への傾斜，②Bruch膜/脈絡膜の乳頭上縁での突出，③網膜神経組織の突出下部へのヘルニア，④乳頭上縁での網膜神経線維組織の挙上，⑤intrachoroidal cavitation(ICC)が特徴として認められた(図3)．TDSでは後述

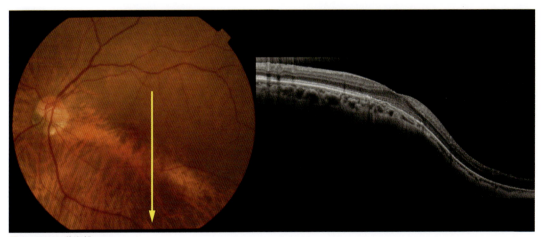

図2　TDSの黄斑部OCT
黄斑部から下方にかけて強膜カーブの後方への突出がみられる．黄斑部下方の脈絡膜は菲薄化している．

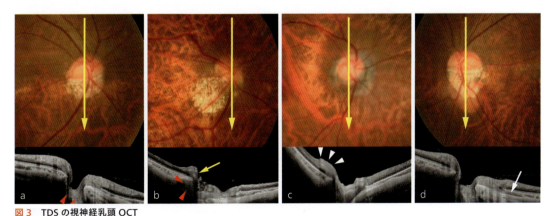

図3　TDSの視神経乳頭OCT
a：篩状板の後方への傾斜(矢頭)，b：Bruch膜/脈絡膜の乳頭上縁での突出(矢印)，網膜神経組織の突出下部へのヘルニア(矢頭)，c：乳頭上縁での網膜神経線維組織の挙上(矢頭)，d：intrachoroidal cavitation(矢印)．

III　後部ぶどう腫と関連病態

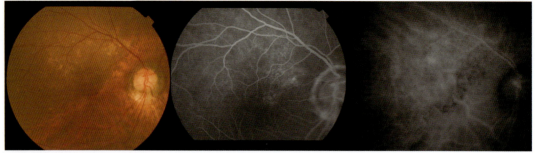

図4 TDSのFA(中央)，ICGA(右)
ぶどう腫辺縁と一致して，FAでは過蛍光が，ICGAでは低蛍光がみられる．

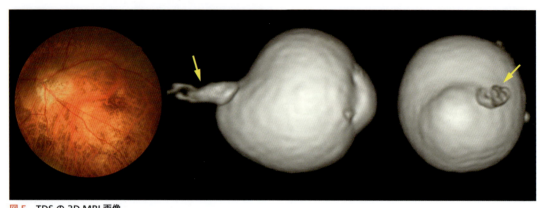

図5 TDSの3D MRI画像
鼻側視野(中央)，後方視野(右)．眼球下部の後方への突出，眼球突出部上縁での視神経(矢印)の付着，視神経付着部の傾斜がみられる．

のとおり視野障害を伴うことが多いが，これらの視神経乳頭の構造的変化が視野障害の原因となっている可能性が推察される．

3. 蛍光眼底造影，眼底自発蛍光検査

　TDSではぶどう腫辺縁に一致して，フルオレセイン蛍光眼底造影(FA)ではwindow defectによる過蛍光が，インドシアニングリーン蛍光眼底造影(ICGA)では脈絡膜毛細管板の閉塞による低蛍光が認められる(図4)．脈絡膜新生血管や漿液性網膜剝離を合併した際は，FAで蛍光漏出による過蛍光所見が認められる．自発蛍光では，ぶどう腫辺縁の網膜色素上皮萎縮部と一致して低自発蛍光がみられる．

4. 3D MRI

　TDSでは視神経乳頭の傾斜と下方ぶどう腫がみられるため，眼球形状変化が生じていることが推察される．そのため我々のグループでは3D MRIを用いてTDSの眼球形状の解析を行った．3D MRIでは，TDSでは眼球下方の後方への突出，眼球突出部上縁での視神経の付着，視神経付着部の傾斜という特徴がみられた(図5)．OCTと3D MRI所見から，TDSは視神経付着部のみの異常ではなく，眼球下方の突出を中心とした眼球形状異常であり，視神経は二次的に構造変化を生じている可能性が推察される．

II. 検査

　TDSは視覚予後が良好といわれているが，視機能低下を生じることもある．視野障害をきたすことが多く，特に上耳側の感度低下が高頻度にみられる．これは視神経乳頭下方の低形成と下方ぶどう腫に伴う網膜脈絡膜萎縮によるものと推察されている．しかしながら下方ぶどう腫による屈折暗点のため屈折矯正にて消失する場合もあり，視野の評価には注意を要する．TDSでは乳頭所見から緑内障の合併の有無を判断することが難しいことが多いが，TDSによる視野障害は非進行性のため，緑内障合併を疑うケースでは経時的な視野評価を行う必要がある．

　TDSでは色覚異常を伴うことが多いとされており，約50％において色覚異常がみられたという報告もある．みられる色覚異常としては，赤緑異常，青黄異常がある．赤緑異常は先天異常によるものが多いと考えられるが，青黄異常は黄斑部合併症により後天的に生じるものが多いといわれており，TDSにおける青黄異常は黄斑部合併症により生じている可能性がある．

　TDSでは屈折異常を伴うことも多い．中等度の近視を伴うことが多いといわれているが，下方ぶどう腫が黄斑部をどの程度含むかによって近視の程度には差が生じる．著者らのグループの研究では，下方ぶどう腫の後方最突出部位の中心窩からの距離と深さは，非強度近視眼のTDSでは強度近視眼のTDSと比較して，有意に距離が長く深い結果であった．すなわち，非強度近視TDSでは強度近視TDSよりも黄斑部が後部ぶどう腫に含まれる程度が軽度であり，その結果として近視度が軽度になっているものと推察される．

III. 黄斑部合併症

　TDSでは黄斑部にぶどう腫辺縁が位置するため，黄斑部に合併症を生じる頻度が高いと報告されている．NakanishiらはTDSの32眼において，25眼（78％）で黄斑部合併症を認めたと報告している．この報告では，ポリープ状脈絡膜血管症が7眼（22％），クラシック脈絡膜新生血管が1眼（3％），脈絡膜新生血管を伴わない漿液性網膜剥離が13眼（41％）であった（図6）．このようにTDSでは黄斑部に合併症を生じる頻度が高いため，定期的な経過観察をする必要がある．

　TDSの特徴を，画像所見を中心に概説した．TDSは眼球形状異常に視神経の構造変化が伴う疾患であり，その結果として視野異常や黄斑部合併症などを生じる頻度が高い．一方で，TDSは先天異常と考えられているが，これまで小児期からの長期の経過観察の報告がなく，TDSに伴う下方ぶどう腫と視神経異常が出生時から生じているのかは明らかではない．下方ぶどう腫が後天的に生じ，その結果として視神経が二次的に傾斜した可能性も考えられる．今後長期経過観察の報告がされることにより，更に病態が解明されることが期待される．

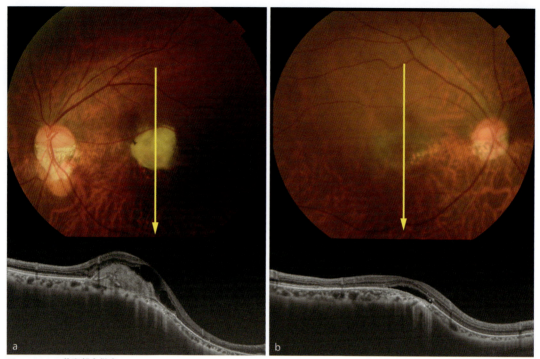

図6 TDSの黄斑部合併症
a：クラシック脈絡膜新生血管合併例，b：漿液性網膜剝離合併例

参考文献

1) Apple DJ, Rabb MF, Walsh PM：Congenital anomalies of the optic disc. Surv Ophthalmol 27：3-41, 1982
2) Maruko I, Iida T, Sugano Y, et al：Morphologic choroidal and scleral changes at the macula in tilted disc syndrome with staphyloma using optical coherence tomography. Invest Ophthalmol Vis Sci 52：8763-8768, 2011
3) Shinohara K, Moriyama M, Shimada N, et al：Analyses of shape of eyes and structure of optic nerves in eyes with tilted disc syndrome by swept-source optical coherence tomography and three-dimensional magnetic resonance imaging. Eye(Lond)27：1233-1241；quiz 42, 2013
4) Vuori ML, Mantyjarvi M. Tilted disc syndrome and colour vision. Acta Ophthalmol Scand 85：648-652, 2007
5) Nakanishi H, Tsujikawa A, Gotoh N, et al. Macular complications on the border of an inferior staphyloma associated with tilted disc syndrome. Retina 28：1493-1501, 2008.

〔篠原宏成〕

Topics

dome-shaped macula

dome-shaped macula は，2008 年に Gaucher らによって報告された所見である．オリジナルの報告には光干渉断層計（OCT）で観察される高度近視に伴う後部ぶどう腫内の凸状の隆起と記載されている．Curtin の後部ぶどう腫のいずれの分類にも該当しない所見である．

❶概念

Gaucher らの報告では a particular type of macular profile within a posterior myopic staphyloma と記載されているので疾患概念というよりは高度近視に伴う 1 つの眼球の形態と考えるほうが適切である（図 1）．ただし，この報告では後極部の凸状の隆起と記載されているが，何が隆起しているのかについては記載されていない．眼球形状の変形に伴い，後極部の網膜色素上皮が凸状に眼球内側に向かって隆起していると考えるのが一般的であろう．

その後の報告では，概念が徐々に変化してきている．後部ぶどう腫を伴っていない高度近視に伴う隆起も dome-shaped macula と呼ぶようになり，最近は，高度近視を伴っていない dome-shaped macula の報告もある．

dome-shaped macula は長い OCT の垂直スキャンで明瞭に判別できることが知られていた．Ellabban らは OCT の垂直スキャンにおいて dome-shape macula の形状を示した 51 眼における網膜色素上皮の 3D 解析を行った．全例で，網膜色素上皮は後極部の上方と下方の 2 か所で後方に突出している所見が得られた．それに伴い，実際にドーム上に網膜色素上皮が眼球内側に向かって突出している典型的な dome-shaped macula は 51 眼中 9 眼であり（図 2），残り 42 眼は網膜色素上皮が中心窩を含む水平方向にバンド状に突出していたと報告している（図 3）．すなわち，通常 dome-shaped macula と診断されてい

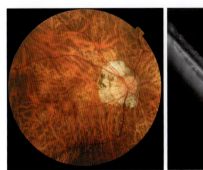 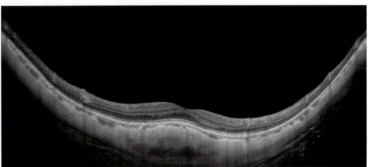

図 1　dome-shaped macula の眼底写真と OCT 垂直断面
視力 1.5．眼軸長は 27.9 mm の高度近視．眼底写真では隆起はわからないが OCT では網膜色素上皮が眼球内側に向かって隆起しているのがわかる．

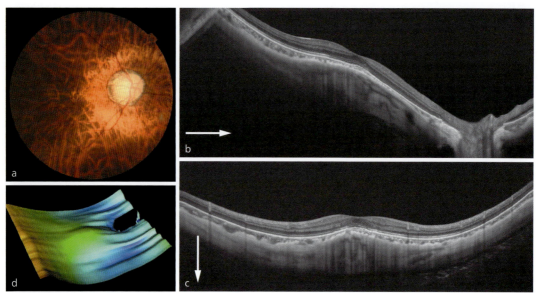

図2 典型的な dome-shaped macula
a：眼底写真．視神経乳頭周囲にリング状の萎縮を認める．
b，c：OCT の水平断（b），垂直断（c）両方において，中心窩下の強膜の肥厚と脈絡膜の菲薄化を認めており，網膜色素上皮が眼球内側に向かって隆起している．
d：網膜色素上皮の 3D 再構成画像（d）ではドーム状の隆起が明らかである．
（高橋綾子，辻川明孝：Dome-shaped macula と Inferior staphyloma．岸章治，吉村長久（編）：黄斑疾患診療 A to Z，pp315-319，医学書院，2014 より改変）

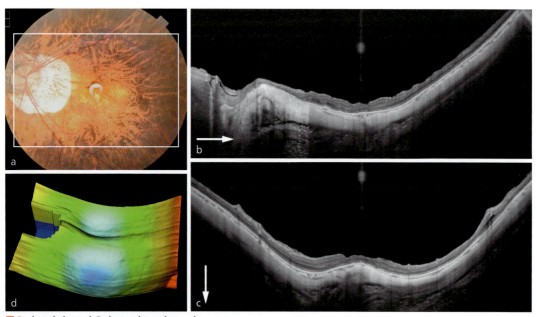

図3 band-shaped の dome-shaped macula
a：眼底写真ではぶどう腫は明らかではない．
b：OCT の水平断では黄斑部は平らである．
c：垂直断では，中心窩下で強膜が局所的に肥厚し，網膜色素上皮が眼球内側に向かって隆起しているのがわかる．
d：網膜色素上皮の 3D 再構成画像（d）ではぶどう腫内で，上下 2 か所で網膜色素上皮が眼球外側に向かってくぼんでおり，その間に水平方向のバンド状隆起を認める．dome-shaped macula と呼ばれている症例のなかでも，隆起はバンド状のもののほうが多い．

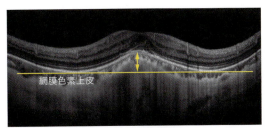

図4 dome-shaped macula の診断基準
高度近視眼において，OCT の垂直断面もしくは水平断面で網膜色素上皮が中心窩近傍で 50 μm 以上隆起していることを dome-shape macula の定義にすることが多い．

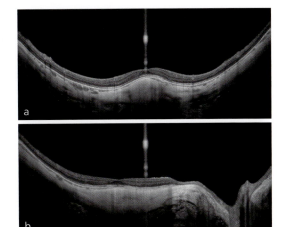

図5 dome-shaped macula の原因となっている強膜の肥厚
a：垂直断，b：水平断．
高度近視眼では強膜全体が菲薄化している．しかし，dome-shaped macula では視神経乳頭から水平方向に強膜が薄くなりにくく，不均一に菲薄化している．

る症例のうち，約 80％は band-shaped に眼球内側に隆起していることになる．さらに，数は少ないが，垂直方向の稜線状に隆起している症例もあることが報告されている．

最近，Liang らは，多数例の高度近視眼の解析から，高度近視眼の 20％程度に dome-shaped macula を認め，そのうち，77％が垂直方向の OCT 断面のみで隆起がわかるいわゆる band-shaped であり，垂直水平の両方向で隆起が明瞭な典型的な dome-shaped macula は 20％であり，水平方向の OCT 断面のみで隆起がわかる dome-shaped macula は 2％であったと報告している．また，隆起の位置は中心窩のことが多いが，中心窩から少しずれていることもある．

最近では，図4 に示すように，高度近視眼において，OCT の垂直断面もしくは水平断面で網膜色素上皮が中心窩近傍で 50 μm 以上隆起していることを dome-shaped macula の定義にすることが多い．

❷病態

dome-shaped macula の原因は中心窩近傍の強膜の肥厚とされていることが多い．しかし，実際には dome-shaped macula を伴った眼球の中心窩下の強膜も正視眼に比べると薄くなっている．高度近視眼では強膜が菲薄化していることはよく知られている．高度近視眼で何らかの原因で中心窩下，もしくは，視神経乳頭から水平に強膜が薄くなりにくく，その結果，強膜が不均一に菲薄化することが dome-shaped macula の原因である（図5）．また，脈絡膜も全体に菲薄化している．さらに，dome-shaped macula は時間とともに隆起が高くなる傾向がある．これは，隆起部以外の強膜の菲薄化が徐々に進行するためである．

❸合併症

dome-shaped macula には種々の合併症が報告されている．dome-shaped macula の頂上部付近には漿液性網膜剝離を合併していることが多い．急激な視力低下は伴わないが，治療に抵抗しがちである．また，近視性脈絡膜新生血管も高頻度で合併するという報告もある．しかし，dome-shaped macula を伴っていない高度近視と新生血管を発症する頻度は変わらないとする報告もある．

dome-shaped macula を伴った高度近視眼では，網膜分離は中心窩外に認めることが多い．しかし，中心窩下の網膜分離は稀である．網膜分離が dome-shaped macula 周囲で止まっている症例があることから，dome-shaped macula の隆起が自然の黄斑バックルのように保護的に働いていると推測される．一方で，dome-shaped macula に黄斑円孔が合併している症例もある（図6）．

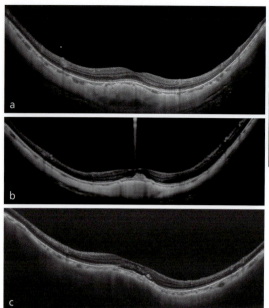
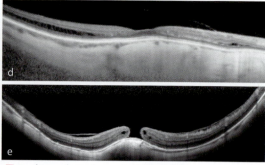

図6 dome-shaped macula に伴う合併症
a：合併症なし．
b：脈絡膜新生血管．
c：漿液性網膜剝離．ドーム状の網膜色素上皮の隆起上に漿液性網膜剝離を伴っている．
d：網膜分離．中心窩下のドーム状の網膜色素上皮の隆起の箇所では網膜分離は認めない．
e：黄斑円孔．
〔髙橋綾子，辻川明孝：Dome-shaped macula と inferior staphyloma：岸章治，吉村長久（編）：黄斑疾患診療 A to Z，pp315-319，医学書院，2014 より改変〕

参考文献

1) Gaucher D, Erginay A, Lecleire-Collet A, et al：Dome-shaped macula in eyes with myopic posterior staphyloma. Am J Ophthalmol 145：909-914, 2008
2) Ellabban AA, Tsujikawa A, Matsumoto A, et al：Three-dimensional tomographic features of dome-shaped macula by swept-source optical coherence tomography. Am J Ophthalmol 155：320-328 e322, 2013
3) Caillaux V, Gaucher D, Gualino V, et al：Morphologic characterization of dome-shaped macula in myopic eyes with serous macular detachment. Am J Ophthalmol 156：958-967 e951, 2013
4) Liang IC, Shimada N, Tanaka Y, et al：Comparison of Clinical Features in Highly Myopic Eyes with and without a Dome-Shaped Macula. Ophthalmology 122：1591-1600, 2015
5) Imamura Y, Iida T, Maruko I, et al：Enhanced depth imaging optical coherence tomography of the sclera in dome-shaped macula. Am J Ophthalmol 151：297-302, 2011

〈辻川明孝〉

第5章

病的近視診療に必要な
その他の知識

I 病的近視の眼位異常

　進行性強度近視（以下−6 D 以上のものを指すことにする）においては，成人以降も眼軸が延長し，Saka らによれば，平均 0.13 mm/年であり，最大は 1 mm/年にもなるという．一方，眼窩容積は 22 歳で最大となり，以後ほとんど変化はないとされる．

　以上の解剖学的観点からも，進行性の強度近視（病的近視と同義）においては，眼球と眼窩容積の不均衡が年齢とともに顕著になることは明らかで，その最たるものは次項で取り上げられる固定内斜視（p.228 参照）である．

　固定内斜視は文字どおり，高度に眼軸が延長し，眼球が内下転位に固定して眼球運動が制限されるものを典型とするが，通常，眼位ずれが大きく，矯正視力も低下しているため，複視が主訴になることは少ない．

　これに対し，進行性強度近視のなかでも固定内斜視のように極度に高度な近視でなく，中等度からやや高度の強度近視に起因する眼位ずれは，ある時点から遠方複視を自覚し始めるのが特徴で，原因が眼球と眼窩容積の不均衡にあるとは気づかず，原因不明の複視，開散不全，もしくは間欠性内斜視などとして放置されがちであった．

　われわれは，眼球と眼窩容積の不均衡による開散不全を報告し，これを眼窩窮屈病（crowded orbital syndrome）としてまとめ，認識してはどうかと提唱している．

　日本人には強度近視が多く，−6 D 以上と定義すると，人口ベースの研究で 6〜8％に及ぶので，眼窩窮屈病は決して珍しいものでないが，それと気づかれずにきたものと思われる．

　神経眼科領域でも，複視の原因の重要な部分となっているので，ここで取り上げて，眼科医の注意を喚起したい．

I.　眼窩窮屈病とは

1. 臨床的特徴

　画像診断，血液所見，またテンシロン試験のごとき負荷試験をしてもなお，原因が同定できない非麻痺性の複視は，神経眼科外来において少なからず経験する．そうしたなか

表1　眼窩窮屈病に気づき始めた最初の 7 例の臨床データ

症例）	屈折*	眼軸長	眼位**	vertical deviation
年齢/性	右/左（D）	右/左（mm）	Near/Far（PD）	
1）65/女	−9.0/−6.75	27.5/25.8	EP8/ET30	Yes
2）65/女	−7.0/−6.75	25.5/25.6	XP6/ET6	No
3）57/女	−9.5/−8.75	27.2/26.8	EPT6/ET18	Yes
4）56/男	−13.75/−13.25	29.0/29.1	EP6/ET16	No
5）74/女	−11.25/−9.75	26.8/26.3	ET20/ET30	No
6）42/女	−15.75/−15.75	30.6/29.9	XP4/ETP8	No
7）55/男	−7.5/−6.0	26.6/25.8	XT8/ET10	Yes

＊ Spherical equivalent.　＊＊交互遮閉試験，E＝Eso，X＝Exo，P＝Phoria，T＝Triopia

に，しばしば比較的中等度ないし高度の近視例が背景に存在することにわれわれは気づき，眼窩窮屈病と命名した．

　表1は本例に気づき始めた最初の連続 7 例の臨床データである．現在はすでに 200 例以上を経験しているが，この最初の 7 例の特徴を逸脱するものはほとんどない．表1から特徴を取り上げ，若干解説を加えてみよう．

① 女性に多い：おそらく骨格が小さいために，眼窩容積が少ないことが重要と考えられる．臨床的にも，男性の場合でも頭蓋骨が細い例が多い印象である．また，強度近視にもかかわらず，眼球突出が目立たない症例が多いのも特徴であろう．

② 複視の自覚は中年以降が多い：多くの症例で，最初の遠方視複視の自覚は 30〜50 歳頃で，当初は間欠的である．複視は 50 歳を過ぎたあたりから次第に常時自覚するとともに，2, 3 メートル程度の距離でも自覚する場合がある．年齢とともに眼位ずれが増大するとともに，融像能力が低下することも原因であろう．

③ 近視の程度は−6〜−16 D，眼軸長が 26〜31 mm，すなわち中等度からやや高度の強度近視である：極度の強度近視では矯正視力が低下し，そもそも両眼視していないため複視を自覚する可能性は低い．こうした例は，臨床的には固定内斜視に近くなる．

④ 遠方視眼位が近方視眼位より内斜よりである（少なくとも 10 PD の差），もしくは，遠方視眼位は内斜視（esotropia）か内斜視位（esophoriatropia）：遠方視での複視が生じ，近方視では複視が生じにくいことは，開散不全の特徴を示している．神経生理学的に，輻湊は能動的な神経活動であるのに対し，開散はその中枢がなく，輻湊の抑制という非能動的な神経活動の過程を経るからである．

⑤ 遠方視複視を説明できるほかの特定の疾患が同定できない（重症筋無力症，甲状腺眼症，脳幹部病変など）．

2. 画像診断における特徴

　各直筋の付着部からの走行と眼球の中心との関係を調べると，4 直筋は眼球を 4 等分にするように走行しているのではないことがわかる．つまり，上直筋と外直筋の間が，空間的に最も離れている（図1）．上直筋，外直筋の重心と，眼球の中心とがなす角を EOM angle（脱臼角）と名づけて，正常眼 10 例でこれを測定してみると，97.9±3.8°となる．も

I　病的近視の眼位異常　　**221**

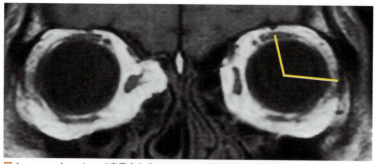

図1 coronal section で定義される EOM angle（脱臼角），健常例

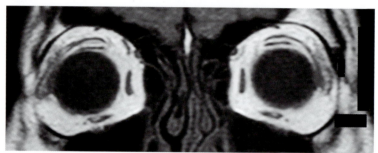

図2 複視のない強度近視

し直筋の走行部位がきれいに4等分されているなら90°であるはずである．この数値は，複視を示さない強度近視例においても脱臼角はほぼ同じで，99.2±2.8°（n＝20）であった（図2）ので，屈折によらず，上直筋，外直筋間にはより大きな空間が存在するという事実を反映している．

　眼窩窮屈病では上直筋走行が鼻側に，外直筋が下側により偏位し，脱臼角が開大する．われわれの報告した20例の集計ではその角度は112.9±9.7°で，対照との間に有意差があった．脱臼角は，測定断面が多少前後してもほとんど同じであり，105°を超えたものは脱臼角は明らかに大であると判定してよく，眼窩窮屈病の有力な診断根拠となる（図3，4）．ただし，読影医はそこまでは検討していないので，眼窩内は異常なしとして返信されるのが通常だから，眼科医としては自身で読影，測定するくせをつけるべきである．

　眼軸長が延長しても，眼窩容積に十分余裕があれば複視は出現しないのではないかとの仮説を証明するために，以下のような測定を行った．すなわち眼窩容積を代表する数値として，水晶体の存在がわかる断面（偽水晶体，無水晶体例は本測定から除外）において，水晶体断面の重心から，眼窩先端までの距離を測定した．正常対照（強度近視でない対象者）では45.5±1.6 mm に対し，眼窩窮屈病では44.6±2.6 と短く有意差はなかった．しかし，複視のない強度近視では49.9±2.0 mm と仮定して求めると，明らかに長く，有意差があった（$p<0.05$）．

　以上より，開散不全を示す進行性強度近視においては，脱臼角が拡大しているが，眼窩容積は正常対照と同程度であり，この不均衡が眼位ずれ，開散不全の原因と考えられ，「眼窩窮屈病」の命名が理にかなったものであると考えることができる．

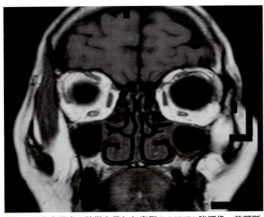
図3 眼窩窮屈病の特徴を示した症例のMRIT1強調像，前額断
対象（図2）に比して，上直筋が鼻側へ，外直筋が下側へ偏位している．

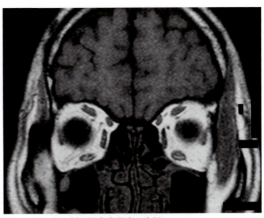
図4 図3とは別の眼窩窮屈病の症例
図3よりも後方の前額断で，同様の傾向が明確にわかる．

ただし，実際には外眼筋のトーヌスの低下，またDemerらが指摘しているような外眼筋のたるみ（sagging eye）なども発現メカニズムとして考慮すべき要因である可能性はある．

II. 眼窩窮屈病のバリエーション

1. 上下ずれが強い例

表1には上下ずれがみられるものが散見されているが，交互遮閉試験で遠方視が3プリズム以上上下ずれがあるものを，われわれは類斜偏位として別に扱っている．斜偏位は元来，脳幹や基底核の障害（出血や梗塞）などで生ずる麻痺のない上下ずれで，外斜を伴うことが多いが，内斜もありうる．それゆえ，実は眼窩窮屈病なのに，斜偏位と診断されている症例にときどき出会う．

この場合も，遠方視複視つまり開散不全が存在するのが特徴で，脱臼角も開大している．ただ，一般に，水平ずれよりも垂直ずれのほうが代償が難しいことから，比較的近方視でも複視を自覚する例もある．この型は，水平ずれだけの症例より頻度としては少ないが（およそ1/4），なぜ上下ずれが生じやすいのかはよくわからない．上下の空間に余裕がある場合に上下ずれが生じやすいのではないかとの仮説に基づいて症例を集積中である．

2. 固定内斜視に近い例

眼窩窮屈病の診断では，鑑別上，外転神経麻痺を除外するため，外転制限のないものを典型として挙げている．

眼窩窮屈病症例のHessスクリーンテストの結果をみると，図5aでは制限が同定できないが，図5bの症例では両外転制限が示唆される．このように，実際の症例では，視診では制限が確認できなくても，Hess検査をすると両外転制限がみられる例に遭遇する．当然眼球が上直筋，外直筋の間の開大した空間に嵌頓してくれば，眼球運動制限が生じる

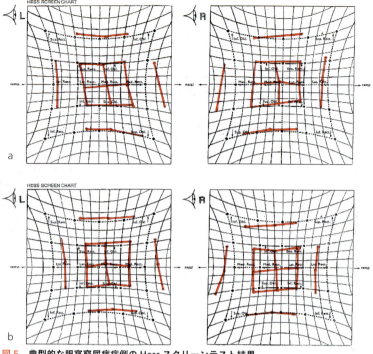

図5　典型的な眼窩窮屈病症例のHessスクリーンテスト結果
2例とも眼窩窮屈病であるが，Hess上はaでは制限が固定できないが，bでは両外転制限がわずかに存在する．

ので，「眼窩窮屈病では眼球運動制限がない」といういい方は正しくない．むしろ，「別の原因による外転神経麻痺または外転制限を除外する」としておくのが妥当かと考える．

さて，外転制限があって，眼球位置が内転位，または内下転位になれば固定内斜視との鑑別が難しくなる．これはしかし定義上の問題で，固定内斜視を眼位が完全に固定して眼球がほとんど外転しない状態をいうなら，その中間の状態は眼窩窮屈病の重症型とすればよいし，固定内斜視の概念を広げて，必ずしても眼位が固定していないものを含めれば，固定内斜視の軽症型とすればよい．いずれにせよ，メカニズムとしては同じスペクトラムにあるものと考えられる．

3. 強度近視のない眼窩窮屈病

眼球の容積と，眼窩容積の齟齬，不均衡が眼窩窮屈病の原因だとすれば，理論的には眼球容積が正常でも眼窩容積が狭ければ，同じ病態が生ずるはずである．事実，そのような症例も稀に経験するので，今後の症例蓄積を待ちたい．また，眼窩容積をもう少し精密に測定する方法があれば，より明確になってくるであろう

III. 治療

1. 初期治療

　初期であれば，プリズム眼鏡で補助すれば十分である．進行は緩徐のため，頻繁に新作する必要もない．
　プリズム眼鏡による対応の範囲を超えれば，斜視手術が行われる．単眼または両眼の内直筋後転が選択肢である．外転制限が出現しだしている例，上下ずれが大きい例，脱臼角が大の例では，上直筋-外直筋移動術が第一選択肢となる（図6）．

2. 上直筋-外直筋移動術

　両眼同時手術なら術後の上下ずれは生じないはずだが，単眼の上直筋-外直筋移動術では，術後，手術眼が上斜しやすい．この手術は，通常全身麻酔下で行うため，その程度をあらかじめ推定することは難しく，同時に下直筋前転などを加えることにも躊躇がある．われわれは，手術が2期的（局所麻酔下の上下ずれの修正）になりうることをあらかじめ説明している．

3. 複視が除去できない症例に対して

　症例のなかには，いかなる手段を講じてもどうしても複視が除去できず，混乱視に陥る例もある．このような場合，医師は放置せずに，積極的に単眼視での生活を勧めるべきで

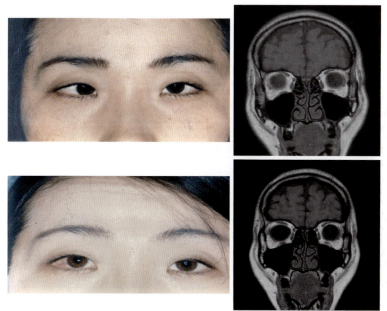

図6 軽度の右外転制限を有する眼窩窮屈病の右眼上直筋-外直筋移動手術前後の眼位写真とMRI前額断

術後1週間で外見眼位は良好である．APCTでは右上斜位になっているが，2期的手術は必要としなかった．MRIでも右眼の上直筋鼻側偏位，下直筋下方偏位が術前に比して明らかに改善している．

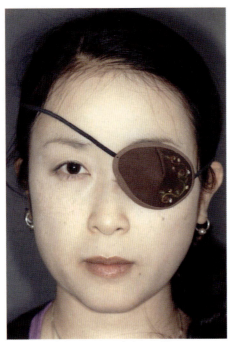

図7 患者自身が開発したデザイン眼帯

ある．そうした症例に対しても，両眼開放していないと弱視になるからなどと遮閉を禁ずる医師がいるようであるが，これは成人においては全く根拠がなく，不合理である．むしろ，複視・混乱視により，頭痛，眼痛，肩こり，眼精疲労，気分障害などが出現し，日常生活に著しい不都合が生じている場合があり，単眼視にすることでこれらが明らかに軽減する症例を多数経験している．

単眼視にするには，通常の眼帯でも目的は達成できるが，外見が悪い，耳の後ろの皮膚が荒れるなど不都合が生じやすいので，患者自身が開発したデザイン眼帯を紹介している（図7）．

また遮閉眼鏡も当然適応であるが，これも遮閉していることが外見上わかってしまい困るという声があり，私たちは外見的には遮閉が目立たない遮閉眼鏡（オクルア®，東海光学）を開発し，特許を取得して製品化した（図8）．

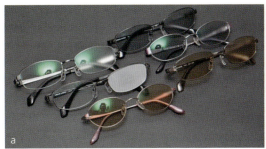
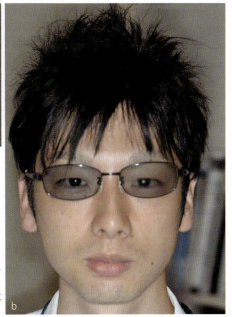

図8 遮閉眼鏡
a：従来の遮閉眼鏡（左段中央）と左眼を遮閉したオクルア®（その他の5点）．
b：オクルア®（左眼）を装用したところ．外見上，遮閉は目立たない．

参考文献

1) Saka N, Ohno-Matsui K, et al：Long-term changes in axial length in adult eyes with pathologic myopia. Am J Ophthalmol 150：562-568, 2010
2) Kohmoto H, Inoue K, Wakakura M：Divergence insufficiency associated with high myopia. Clin Ophthalmol 5：11-16, 2010
3) 若倉雅登：軽症甲状腺眼症，眼窩窮屈病，高次脳機能障害，神経薬物副作用について．臨床眼科 67：1458-1463, 2013
4) 太田通孝，岩重博康，林 孝雄，他：固定内斜視の画像学的研究．日眼会誌 99：980-985, 1995
5) 横山 連：固定内斜視の画像診断と手術．日本の眼科 74：461-464, 2005

（若倉雅登）

Ⅱ 固定内斜視に対する手術

　固定内斜視(convergent strabismus fixus)は，病的近視によって生じる斜視で，特有の眼球運動障害をきたす．眼球は内下転位に固定され，外転と上転方向に機械的運動制限を呈する．しかし，病的近視に起因する斜視がすべて固定内斜視になるわけではなく，程度の異なる中間段階が存在することには注意すべきである．眼球が正中を超えて外転，あるいは水平を超えて上転可能な症例では，外転神経麻痺を合併する麻痺性斜視と区別しにくいことがある．さらに軽症例では機械的運動制限がないために，一見共同内斜視と見誤るような例も存在する．本項では固定内斜視以外の中等度ないし軽症例を含めて，病的近視に起因する斜視を近視性斜視(myopic strabismus)と呼ぶことにする．

I. 診断

1. 画像診断

　筋円錐外への眼球の脱臼を最も明確に検出できるのは，冠状断 MRI である．ただし水平断 MRI も眼球の形状を把握し，眼軸長を大まかに知るのに役立つ．図1は両眼強度近視性斜視症例の眼位写真である．右眼は典型的な固定内斜視で，内斜視と下斜視が併存しているが，左眼はわずかな外転制限を有する軽度ないし中等度の強度近視性斜視である．図2は同症例の水平断 MRI で，両眼とも眼軸が長く，外直筋筋腹が下方に偏位しているため，内直筋と外直筋が同一スライス内に存在しない．筋腹の最も太い部分で比較すると，外直筋は内直筋より2スライス分(約6 mm)下方に偏位している．図3は同じ症例の冠状断 MRI で，上直筋と外直筋の間から眼球が耳上側に脱臼・偏位していることが明らかである．

　図4は別の症例の MRI から作成した3次元再構築像で，外直筋と上直筋は筋円錐外に脱臼した眼球に押しのけられ，外直筋は下方に，上直筋は鼻側に偏位している．外直筋は眼球後端部を下から支えるため，上転障害を引き起こし，同様に上直筋が眼球を鼻側から押すために，外転障害を生じる．これが近視性斜視における機械的眼球運動制限の原因である．

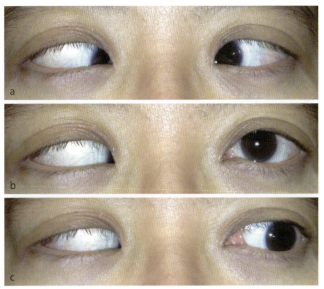

図1 両眼強度近視性斜視症例の眼位写真
32歳女性．a：右向き，b：正面視，c：左向き．右眼は固定内斜視で，眼球は内下転位に固定されてほとんど動かない．左眼はわずかに外転制限があるが，正中を超えて外転可能である．

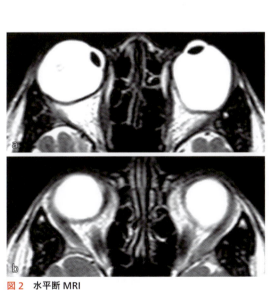

図2 水平断 MRI
a は眼球の断面が最大になるスライスで，内直筋がはっきり描出されている．b は上より 2 スライス分（6 mm）下方のスライスで，外直筋が描出されている．これらの 2 枚の画像から，この症例では内直筋と外直筋が同一平面になく，外直筋が内直筋より下方に偏位していることがわかる．

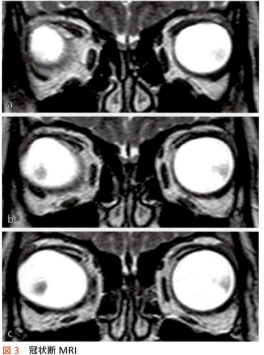

図3 冠状断 MRI
眼球と筋円錐の位置関係を示すために，連続した 3 枚のスライスを並べる．スライス厚は 3 mm である．上直筋と外直筋の間から眼球の後半部が筋円錐外に脱臼しており，特に右眼では内下転位に固定された眼球が両直筋の間に挟まれている．

II 固定内斜視に対する手術 229

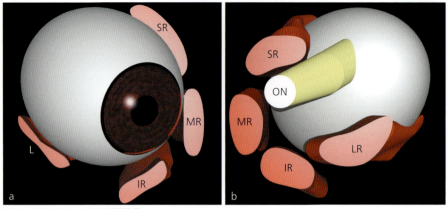

図4　MRIからの3次元再構築像
a：正面図，b：背面図．
SR：上直筋，MR：内直筋，IR：下直筋，LR：外直筋，ON：視神経．

眼球脱臼の程度が強いときは，外直筋が眼球のほぼ真下にまで来ることもある．直筋はプーリーによって眼窩壁に固定されているため，通常は横方向には滑らないが，進行した固定内斜視ではプーリーが破壊されているため，大きな偏位が生じ得る．

2. 軽症例の診断

最も進行した固定内斜視では，眼球は内下転位に固定され不動化するが，軽症例では，共同内斜視とほとんど区別がつかないため，画像診断の助けを借りないと確定診断がつかないことがある．

軽度の近視性斜視症例では興味深いことに固定内斜視とは違って，眼球脱臼の程度が眼位によって動的に変化することがある．図5はその一例で，眼位を変えて撮像した冠状断MRIである．正面視(図5b)では，外直筋が眼球の中心よりやや下方に偏位しているだけで，眼球脱臼はほとんどないが，右下向き(図5a)では，左眼が上外直筋の間を抜けて耳上側に筋円錐外に脱臼し，左下向き(図5c)では右眼が同様の状態になっている．したがって斜視角が40Δ以下で眼球運動障害が軽い症例では，このMRIのように，少なくとも正面視・右下向き・左下向きの3方向で撮像しないと診断が難しい．正面視だけを撮像したのでは，誤って共同内斜視と診断する可能性がある．

II. 手術

1. 手術手技の実際

近視性斜視の治療には，上外直筋縫着術が第一適応となる．本手術の目的は，上直筋と外直筋の筋腹を接着させて，筋円錐外に脱臼した眼球を整復することにある．図6aに示すように，まず上直筋と外直筋のそれぞれの付着部から15 mm後方の筋腹に，通常の前後転と同様，筋縁から異なる距離で1本の糸を2回ずつ通糸する．このとき糸を結紮し

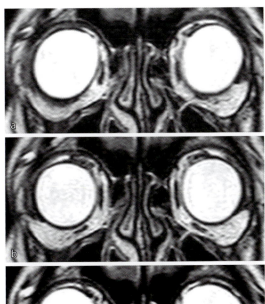

図5 眼位を変えて記録した冠状断 MRI
a：右下向き，b：正面視，c：左下向き．正面視では外直筋が眼球の中心より少し下方に偏位しているだけだが，眼球を内下転させると，眼球は上外直筋の間から筋円錐外に脱臼して耳上側に偏位する．正面視の画像だけを見たのでは，眼球脱臼がはっきりせず，診断を誤る可能性がある．

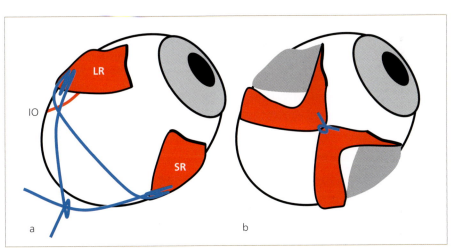

図6 上外直筋縫着の模式図
LR：外直筋，SR：上直筋，IO：下斜筋付着部．a：上直筋と外直筋の各付着部から15 mm後方の筋腹に通糸したところ．b：通糸した糸を結紮したところ．

てはならない．結紮すると，筋腹の結合ができなくなるためである．各直筋に通糸する際，筋幅の少なくとも半分は糸をかけずに残す．糸の結紮による筋の虚血やうっ血を避けるためである．しかし本手術で最も重要なポイントは，通糸を行う前に，各直筋を十分に周囲組織から分離することである．分離が不十分だと，糸を結紮したときに筋に無理な力がかかるため，直筋が縦に裂けたり，筋と腱の移行部で断裂したりすることがある．筋と周囲組織との分離が適切に行われていれば，2つの直筋を結合するのに強い力は必要ない．

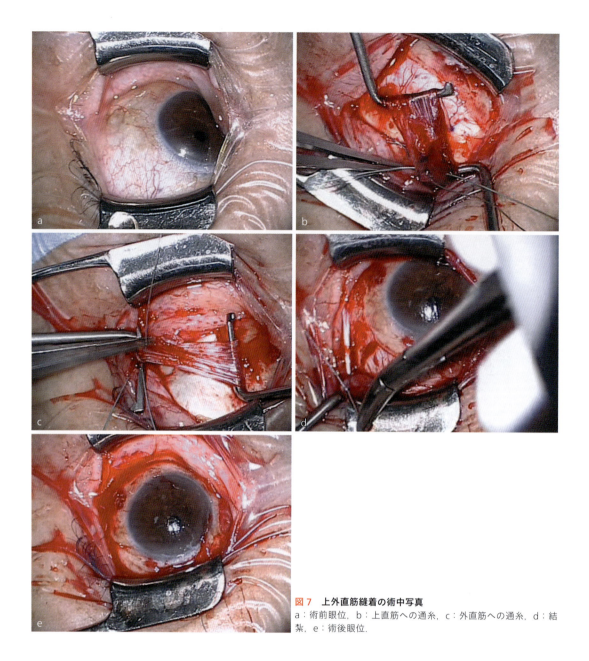

図7 上外直筋縫着の術中写真
a：術前眼位，b：上直筋への通糸，c：外直筋への通糸，d：結紮，e：術後眼位．

　図6bは，糸の結紮が終了した状態を示す．糸を結紮する際には両直筋が完全に接触していることを確認しなければならない．もし直筋間に隙間があって，間に縫合糸が露出していると，長期的には糸が食い込んで強膜を損傷する可能性があるからである．
　図7は，以上の操作を写真で示している．手術前，眼球は内下転位をとっている（図7a）．上直筋（図7b）と外直筋（図7c）をそれぞれ2本の斜視鉤で引き，筋腹に通糸してから糸を結紮すると（図7d），眼球が上外直筋の結合部に押されて，筋円錐内に整復される．糸を締めていくと眼球は徐々に正面を向き始め，最後に斜視が消失する（図7e）．図8は，上外直筋縫着前後のMRI冠状断像である．術後は眼球の脱臼がなくなり，眼球が筋円錐内に戻っていることがわかる．

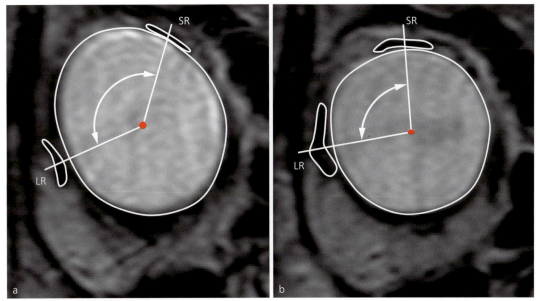

図8 上外直筋縫着術前後の冠状断 MRI
a：術前，b：術後．右眼を内下転させたときの画像を示す．この症例の眼球脱臼角は，術前130°が術後95°に改善し，術後眼球は筋円錐内に整復されている．SR：上直筋，LR：外直筋．

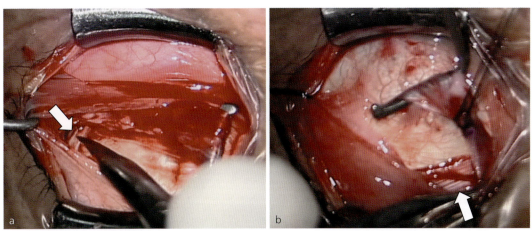

図9 近視性斜視の斜筋位置異常
a：外直筋と下斜筋，b：上直筋と上斜筋．下斜筋の付着部と腱（a 矢印）は，外直筋が下方に偏位しているため，外直筋の上縁よりさらに上方にある．正常ではおおむね外直筋下縁付近にみられる．上斜筋の付着部と腱（b 矢印）は，上直筋が鼻側に偏位しているため，上直筋よりも耳側にある．正常では上直筋に覆われて見えない．

　最後の注意点として，上外直筋縫着には，通常の手術にはない局所解剖上の問題がある．眼球が内下転して，その後半部が耳上側に偏位しているため，通常は直筋に隠れて見えないはずの下斜筋と上斜筋の付着部と腱が露出している（図9）．直筋を周囲組織から分離するときに，誤ってこれらの腱を切除したり，直筋と一緒に斜筋に通糸したりすることがないよう注意が必要である．

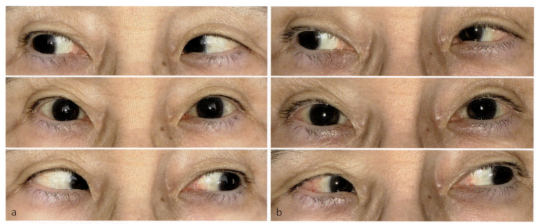

図10 軽症例の術前後の眼位
67歳女性．a：術前，b：術後．上：右向き，中：正面視，下：左向き．外転制限がほとんどなく，一見共同内斜視と区別しにくい症例である．両眼同時に両側上外直筋縫着術を行った．内直筋後転は実施しなかった．術前は右眼が約40Δの内斜視であるが，術後はほぼ正位である．術前は複視があって立体視不能だったが，術後は，近見40秒，遠見120秒の立体視を得た．

2. 軽症例の手術適応

　強度近視性斜視には，斜視角が40Δ以下で機械的運動制限がほとんどない症例も存在する．軽症例だからといって通常の前後転あるいは内直筋後転を行っても斜視はほとんど改善しない．たとえいったん斜視角が減少したとしても，長期的にみると斜視角が再び増大する．したがってたとえ小斜視角であっても，眼球脱臼あるいは外直筋と上直筋の偏位があれば上外直筋縫着術を施行すべきである．両眼性症例にはもちろん両眼同時手術を行う．術後に多少外斜視となっても，ほとんどの症例では斜位を保ち，網膜循環障害が軽度で視力がある程度良好に保たれていれば，立体視を獲得する例もある．

　図10は軽症例の眼位写真である．両眼とも外転障害はほとんどなかったが，冠状断MRIで外直筋の下方偏位と眼球脱臼が認められたため，全身麻酔下で両側上外直筋縫着術を行った．内直筋後転は実施していない．術前は約40Δの右内斜視で，複視を自覚しており，立体視不能だったが，術後にはほぼ正位となり，近見40秒，遠見120秒の立体視を獲得した．

3. 内直筋後転のタイミング

　筆者は上外直筋縫着と同時に内直筋後転を行うことはほとんどない．なぜなら術後に予期しない過矯正を生じて，対処に困る外斜視の進行に悩まされることになりかねないからである．ましてや上外直筋縫着前に7 mmを超える大量内直筋後転を行うべきではない．上外直筋縫着直後にひっぱり試験が陽性であっても，術後数週間で眼位と眼球運動は改善されることが多いので，内直筋後転を行うのは少なくとも数か月待つべきである．また内直筋後転は，術後のひっぱり試験やMRI所見から，内直筋の拘縮が明らかな症例にのみ行うことが望ましい．万一術後のMRIで眼球脱臼が残存していたら，上外直筋縫着自体の再手術を検討するほうがよい．

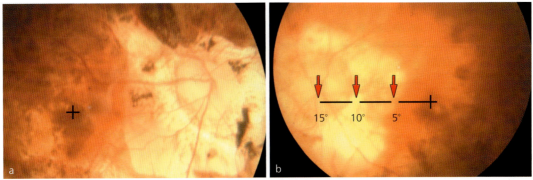

図11 近視性斜視の眼底写真
a:右眼底(固視眼), b:左眼底(斜視眼). 両眼に peripapillary atrophy(PPA)を有している. 固視眼の中心窩(a, +印)に対応する斜視眼の道連れ領が PPA に一致するため, 5〜10°の内斜視が残存していても, 複視を自覚しない.

III. 術後の長期経過

　筆者の症例から, 上外直筋縫着後3年以上経過を追えた14例をみると, 2例を除いては術後の斜視角は安定しており, 近視性斜視の再発は認めなかった. 再発症例のうち1例は術前24°の内斜視を呈した片眼の近視性斜視である. 術後しばらくは正位を保っていたが, 1.5年後に20°の内斜視が再発した. 再発時に眼球脱臼や眼球運動制限はなかったので, 共同内斜視の急性増悪と考え, 非近視眼の水平前後転を行った結果, 内斜視は消失した. もう1例は両眼の固定内斜視で, 術前100°の内斜視が, 手術直後は6°まで減少していた. ところが術後1年から内斜視の斜視角が20°まで増加した. 術後の MRI をみると, 内下転時に眼球脱臼が生じていた. 上外直筋縫着では眼球脱臼の整復が不十分であった例である.

IV. 近視性斜視と両眼視機能

　近視性斜視患者は, 眼位の矯正に成功しても, 立体視を得られないことが多い. その理由の1つは, 近視性黄斑変性による片眼または両眼の視力低下である. また, 黄斑変性のない片眼強度近視でも, 視力の左右差が正常な両眼視を阻害する. 近視性不同視弱視も両眼視を妨げる要因となる. しかし, 網膜脈絡膜変性が黄斑以外にあるときは, また別の問題が生じる. 一般に近視性斜視患者は, 両眼視力が良好で, かつ小角度の内斜視が残存していても, 複視を訴えないことが多い. しかし, 上下斜視が残ったときは複視を自覚しやすい. これはなぜだろうか.

　図11 は両眼に peripapillary atrophy(PPA)を有する近視性斜視患者の眼底写真である. この例では, 内斜視の角度が 5〜15°の範囲内であれば, 固視眼の中心窩に対応する斜視眼の道づれ領が PPA 内に存在するため, 複視を自覚しにくい. これが, 小角度の残余内斜視があっても複視を訴えない理由かもしれない.

参考文献

1) 太田道孝, 岩重博康, 林 孝雄, 他：固定内斜視の画像学的研究. 日眼会誌 99：980-985, 1995
2) Herzau V, Ioannakis K：Zur Pathogenese der Eso -und Hypotropie bei hoher Myopie. Klin Monatsbl Augenheilkd 208：33-36, 1996
3) Krzizok TH, Kaufmann H, Traupe H：Elucidation of restrictive motility in high myopia by magnetic resonance imaging. Arch Ophthalmol 115：1019-1027, 1997
4) Yamaguchi M, Yokoyama T, Shiraki K：Surgical procedure for correcting globe dislocation in highly myopic strabismus. Am J Ophthalmol 149：341-346, 2010

（横山　連）

Ⅲ 病的近視に対する白内障手術

　病的近視は白内障の危険因子であり，白内障手術全体に占める割合は約 10～20％と少なくない．病的近視眼では前房の不安定性，Zinn 小帯脆弱の合併例などがあり，通常の白内障手術と比較すると難易度は高いと考えられる．さらに近視性脈絡膜新生血管（近視性 CNV）や近視性牽引黄斑症（myopic traction maculopathy：MTM）などの黄斑疾患，緑内障もしくは近視性視神経症，網膜周辺部変性や網膜裂孔などの周辺部眼底病変の併発があるため，術前評価の際に注意が必要である．その反面，病的近視眼に対する白内障手術は屈折矯正手術としてのメリットもあり，術後の患者満足度は高いと考えられる．本項では，病的近視眼における白内障手術についてポイントを概説する．

Ⅰ. 術前評価の注意点

　病的近視眼では前述のように黄斑部，視神経，周辺部眼底の評価が必要である．主には近視性 CNV や近視性牽引黄斑症の有無について，検眼鏡的観察に加え光干渉断層計（OCT）を施行しておくことが望ましい．これらは視力予後に直接影響することは自明であるが，視力は改善したものの歪視や変視症，中心暗点などが残存し，白内障除去および近視軽減の結果かえって自覚症状が増悪するケースもあるため，事前にその可能性をも説明しておく必要がある．また MTM の程度に応じては白内障単独ではなく硝子体手術との同時手術も検討する．

　また可能であれば緑内障および近視性視神経症の評価のため，視野検査も施行しておくことが望ましい．病的近視眼ではさまざまな視神経乳頭形状や，眼底所見では説明のつかない非典型的な視野障害を呈することも少なくなく，当科強度近視外来では静的視野検査および動的視野検査を双方施行し評価を行っている．また網膜周辺部変性，網膜硝子体癒着，網膜裂孔を伴う場合があり，周辺部眼底の観察も丁寧に行い必要に応じて予防的網膜光凝固を施行する．

　さらに一般的な術前検査として角膜屈折力および眼軸長を測定するが，病的近視患者はコンタクトレンズ装用者が多く，角膜形状変化に伴う測定誤差を避けるため検査前には一定期間装用を中止することが望ましい（現実的には日常生活に支障をきたすため装用中止は困難

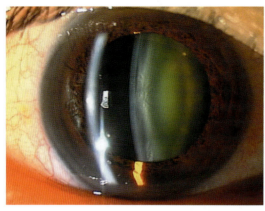

図1 前眼部所見
核白内障を認める．

という声がしばしば聞かれるが，目安としてハードコンタクトレンズは1週間，ソフトコンタクトレンズは3日間装用中止の旨を説明している）．また病的近視では比較的若年でも核白内障が多くみられ(図1)，核近視をきたしている可能性を考慮する．

オートレフケラトメーターおよび光学式眼軸長測定装置を用いることが多いが，後部ぶどう腫を伴う症例では眼軸長の誤差に注意が必要である．また白内障や固視不良により光学式眼軸長測定でシグナル対ノイズ比(signal to noise ratio：SNR)が低値となる例が散見され，必要時は超音波眼軸長測定(A-mode)も併用し慎重な測定を要する．なお長期のコンタクトレンズ装用歴に伴い，角膜内皮細胞密度の減少の可能性がある点にも注意する．

II. 白内障手術時の問題点および注意事項

病的近視眼に対する白内障手術における問題点として，深前房，前房の不安定性，Zinn小帯脆弱や断裂，眼位異常などが挙げられる．

1. 麻酔

通常は点眼麻酔にて施行可能であるが，前房深度の変化に伴う毛様痛への対策を考慮し必要に応じTenon囊下麻酔を併用する．

2. 創口作成

病的近視眼では瞼裂が広く，眼球を下転させずに創口作成が容易な症例が多い反面，通常どおりに前房穿刺すると早期穿孔をきたしうるので注意が必要である．また前房が深いと器具を眼内に挿入したときの角度がより直角に近くなるため角膜にゆがみを生じ視認性に影響しやすい．視認性確保の対策として，自己閉鎖可能だがゆがみを生じない程度に角膜トンネルの長さをコントロールする必要がある．

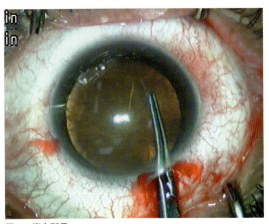

図2 術中所見
前嚢切開の大きさに留意.

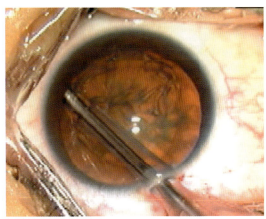

図3 チップ挿入時
虹彩下に灌流をかけ逆瞳孔ブロックを解除する.

3. 前嚢切開

　角膜径が大きくかつ瞳孔が極大散瞳することが多く，前嚢切開が大きくなりやすい（図2）．大きな前嚢切開の場合，術後に眼内レンズ前面に対する嚢のカバーが不完全となりレンズの傾斜や脱臼の原因となりうるため適切なサイズを念頭におき切開を行う．

4. ハイドロダイセクション

　強度近視眼では核白内障のほかに後嚢下白内障や後皮質中央部の混濁が主体の症例があり，特に連続円形切嚢（continuous curvilinear capsulorrhexis：CCC）が小さい場合ハイドロダイセクションの際に後嚢破損を生じるケースがあるため注意を要する．対策としてハイドロデリニエーションのみにする選択肢を考慮する．

5. 超音波チップ・I/Aチップ挿入時

　チップを挿入し眼内灌流を行うと，前房深度が急激に深くなり，虹彩根部や毛様体が牽引され毛様痛の原因となる．対策として灌流ボトル高を低めに設定し前房内に灌流液を徐々に注入する．逆瞳孔ブロックとは，瞳孔と水晶体前嚢が接着し灌流液の圧力で前房が著しく深くなる状態であり，その後縮瞳をきたしてしまうと手術続行が困難になる．まずチップ先端を虹彩と前嚢との間隙に挿入し灌流をかけることによりブロックを予防する（図3）．その他，明らかなブロックを認めずとも術中虹彩緊張低下症候群（intraoperative floppy iris syndrome：IFIS）様の虹彩の動揺や術中縮瞳を示す症例がみられるため注意を要する．

6. 超音波乳化吸引時

　通常眼の白内障と比較し前房が深いことが多く，溝掘りや核への打ち込みが不十分になりやすい．病的近視眼における核白内障は，核とそれ以外の部分で硬度が大きく異なりパンチアウトしやすいため後嚢破損に注意を要する．なお強度近視眼では硝子体液化が強い

ため，破嚢した場合は直ちに核落下する可能性が高い．

7. 皮質吸引時の注意点

　前房が深いため創口の直下の皮質吸引が困難となる場合があり，バイマニュアル法などの併用が有効である．

8. 手術終了時

　I/A チップを抜く際に M.Q.A®や指で軽く創口を押さえ前房虚脱を防ぐのが望ましい．前房虚脱した際には眼圧調整に加えて眼内レンズの前嚢縁での捕獲の有無および偏心の有無の確認が必要である．

III.　術後管理の注意点

　白内障術後の消炎にステロイドの結膜下注射や点眼を使用するが，病的近視眼ではステロイドレスポンダーが通常と比較し若干多い印象があり，また Chang ら(2011)は 65 歳以下の若い症例でレスポンダーのリスクが高いと報告している．緑内障(あるいは近視性視神経症)の既往がある症例は当然のことではあるが，術後は眼圧管理にも注意が必要である．また前述のように病的近視に特徴的な眼底病変を有する症例では術後の網膜裂孔・網膜剝離の発症や近視性 CNV の再発の可能性など考慮し，定期的な follow up が大切である．

IV.　病的近視患者における眼内レンズの選択方法

1. 眼内レンズの種類

　病的近視眼では前述のようにしばしば眼底病変を併発するため，術後眼底周辺部の視認性確保の点からは，光学径の大きな眼内レンズが望ましい．症例により多焦点眼内レンズの適応は考慮される．病的近視眼では角膜乱視を合併する症例が多く，必要に応じてトーリック眼内レンズを選択することも有用である．ただし病的近視眼では水晶体嚢が大きい傾向にあり，術後早期にレンズが回転し乱視矯正効果が低下する可能性があるため，術中に眼内レンズ後方および支持部周囲の粘弾性物質をしっかりと除去した状態でレンズの安定性を確認する必要がある．

2. 目標屈折度

　病的近視の白内障手術の対象は一般的な加齢性白内障の症例と比較し若年者が多い．目標屈折度数の設定として，遠方・近方・中間視のどれを優先するかが重要なポイントである．優先度はライフスタイルとともに多様化しており，職業や趣味(スポーツ・運転・パソコン作業・読書など)の聴取も必須である．また片眼手術か両眼手術か，これまでどのような屈折異常の矯正(眼鏡やコンタクトレンズあるいは未矯正)をしていたかなど，それぞれを考慮し総合的に判断する必要があり，術後の満足度にも直接影響する点である．

中心固視が可能であり矯正視力のよい症例では目標屈折度の希望は主に以下の3群に大別される.

① 遠見(裸眼で遠くを見たい)

② 0.5〜0.7 m の中間距離(パソコンを見やすく,家事を行いやすくしたい)

③ 0.3 m の近見(読書距離あるいは携帯電話を手元で見たい).

病的近視で視力不良(中心固視が困難)な症例では拡大効果を期待して−5.0 から−6.0 D 程度の近視残存を選択する場合もある.Hayashi ら(2007)は白内障手術後(単焦点レンズ)の50〜70歳代の症例を対象として,遠方(正視)矯正後に球面レンズを負荷して測定した視力と最適屈折度について検討している.−1.0 D から−3.0 D のそれぞれの屈折度数で近見(0.3 m)から遠見(∞)までの全距離視力,近見視力(0.3 m),近見最適距離を測定した結果,−1.0 D と−1.5 D では有効な近見視力が得られず,一方−3.0 D では中間距離視力が不十分であり,−2.0 D から−2.5 D では良好な近見視力と中間距離視力が得られるため,50〜70歳代の症例で目標屈折度数に適していると報告した.当科強度近視外来でも−2.0 D 前後の希望が以前より増加しており,また症例によってはモノビジョン法も有用であると考えられる.

片眼手術か両眼手術かの選択であるが,中高年者で水晶体に混濁を認める症例では,両眼手術を行うことが多い.若年者で僚眼の水晶体が透明な症例では,片眼手術を行う.術後の不同視を避けるため,術前にコンタクトレンズで矯正しており術後視力が期待できる症例では,患者の希望により正視あるいは僚眼のコンタクトレンズ装用下の屈折度と同等を目標とすることが多い.その際は僚眼に対し LASIK(laser *in situ* keratomileusis)や phakic IOL などの屈折矯正手術を行う選択肢も考慮する.以上のような希望がない場合は僚眼の屈折度数に合わせるか,不同視が生じない程度に近視を軽減する.術前のシミュレーションが望ましいが,通常約±2 D 以内の屈折差は許容されると考えられている.

なお筆者らの施設では,病的近視眼では高齢者においても約30%は眼軸長の伸展が継続し,高齢者や後部ぶどう腫を合併している症例でその傾向が顕著であることが確認されており,術後に再び近視化傾向を生じる可能性についても事前に説明しておく必要がある.

V. 術後屈折誤差について

1. 屈折誤差の因子

病的近視眼では術後の屈折誤差(遠視化)が起こりやすいことが報告されており,筆者らの施設での検討でも 31.00 mm 以上の超長眼軸長眼で平均+1.05 D の遠視側への度数ずれを認めた.病的近視眼では長眼軸および角膜曲率半径の拡大(角膜の平坦化)が遠視化に関与すると考えられている.筆者らの施設での検討でも 30.14 mm 以上で±1.0 D 以上の屈折誤差のリスクが大きい(オッズ比 10.8)との結果であり,多変量解析にて屈折誤差は眼軸長と相関が認められた(図4).

III 病的近視に対する白内障手術 **241**

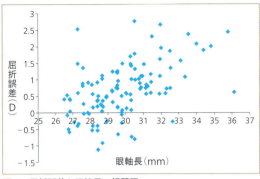

図4 屈折誤差と眼軸長の相関図

2. 眼内レンズの計算式

　眼内レンズの計算式の選択についてであるが，Wangら(2008)，Petermeierら(2009)，Bangら(2011)，により病的近視眼においてはHaigis式やSRK/T式が推奨されるとの報告が多い．第三世代の計算式であるSRK/T式では眼軸長，角膜曲率半径を用いて理論式で術後前房深度あるいはレンズ固定位置(effective lens position：ELP)を算出する．Haigis式は第四世代の計算式であり，光学式眼軸長測定装置(IOL Master)による術前前房深度と眼軸長を考慮して予測前房深度を算出しており，角膜曲率半径に依存しない．そのほかWangら(2011)やAbulafiaら(2015)は眼軸長による補正を行う方法を報告している．またdoctor-hill.comのサイトに強度近視眼を含め眼内レンズの計算式に関する知見が多く掲載されている(2017年2月時点：http://www.doctor-hill.com/iol-main/extreme_axial_myopia.htm)．

　今後より予測精度の高い計算式の確立が期待されるが，現時点では第三世代(SRK/T式など)あるいは第四世代(Haigis式など)の計算式を用い，また各施設での臨床データを基に経験的に補正をすることが望ましいと考えられる．なお眼軸長が30 mmを超える強度近視眼で用いられることの多い低度数の眼内レンズでは，同一レンズでもプラスレンズとマイナスレンズで推奨IOL定数(SRK/T式のA定数，Haigis式のa0)が異なり，注意を要する．

　なお近年ではすでに角膜屈折矯正手術を施行された症例が増えつつあり術後の屈折誤差の原因となりうるため，屈折矯正手術後眼用計算法を用いる必要がある．時に手術既往の自己申告がない症例に遭遇するため，初診時の問診が重要である．

3. 屈折誤差への対処

　屈折誤差が生じた場合，軽度でありまた患者の愁訴がない場合は経過観察も可能である．眼鏡やコンタクトレンズによる矯正以外の外科的対処法としては，下記のような方法が考えられる．

1) 眼内レンズの摘出および交換

　まず白内障手術を行う施設で一般的に施行可能な方法として，挿入した眼内レンズの摘出および交換を考慮するが，ある程度術者の経験や技量が必要となる．なお術後に長期経

過すると水晶体嚢と眼内レンズの癒着が強くなり Zinn 小帯へのダメージや後嚢破損のリスクを伴うため，原則として術後早期（可能であれば 2 週間以内）を目安とする．新たに挿入する眼内レンズの度数計算に関する報告は少なく，近視・遠視誤差に対して最初に挿入した眼内レンズに屈折誤差の 1.3〜1.5 倍を足したあるいは引いた度数を用いる方法や，再度角膜曲率・眼軸長を測定して眼内レンズの素材に応じ補正する方法があるが，以前の眼内レンズと同じ位置に固定されるとは限らず，予測性は高くない．

2）追加レンズを挿入

追加レンズを挿入する（セカンダリーピギーバック）方法は Gayton ら（1999）により報告された．術後の屈折度数によってレンズ度数を算出するため，最初に挿入された眼内レンズ度数や眼軸長が不明でも施行可能である．近視化した症例に対しては，矯正したい等価球面度数をそのままレンズ度数（マイナス度数）として嚢外固定を行う．遠視化した症例に対しては，矯正したい等価球面度数×1.5 D あるいは矯正したい等価球面度数×1.4＋1 D をレンズ度数（プラス度数）とする．眼内レンズ交換と比較し，手術手技は容易であり予測精度は高い．ただし合併症としてレンズ間膜形成，色素散乱性症候群（pigment dispersion syndrome），瞳孔捕獲，ピギーバックレンズ偏位，度数ずれなどが起こりうる．

3）エキシマレーザー

さらにエキシマレーザーによる追加屈折矯正（タッチアップ）の選択肢が挙げられる．PRK（photorefractive keratectomy）と LASIK に大別され，比較的矯正量の少ない症例で原則として白内障術後 3 か月以降に検討する．角膜屈折矯正手術の安全性や有効性は白内障術後においても確立されており予測精度も高いため，円錐角膜の除外や角膜厚の評価などは必要であるがエキシマレーザーを所有する施設では最も推奨される方法である．

病的近視眼において白内障手術は水晶体混濁の除去のみならず屈折矯正手術としての面も期待される時代となっている．前述した注意事項に留意し侵襲の少ない手術を施行することはもちろんであるが，術前に丁寧な測定評価を行い各症例に応じた最適な目標度数の設定とその遂行を心がけたい．

参考文献

1）大野京子：近視．所 敬，大野京子（編）：基礎と臨床，金原出版，2012
2）Wang L, Shirayama M, Ma XJ, et al：Optimizing intraocular lens power calculations in eyes with axial lengths above 25.0 mm. J Cataract Refract Surg 37：2018-2027, 2011
3）Abulafia A, Barrett GD, Rotenberg M, et al：Intraocular lens power calculation for eyes with an axial length greater than 26.0 mm Comparison of formulas and methods. J Cataract Refract Surg 41：548-556, 2015
4）Sáles CS, Manche EE：Managing residual refractive error after cataract surgery. J Cataract Refract Surg 41：1289-1299, 2015

（長岡奈都子）

IV 病的近視に対する 有水晶体眼内レンズ

　わが国において屈折矯正手術の中心であった laser *in situ* keratomileusis（LASIK）の症例数は 2008 年の 40 万件をピークに減少しているが，その一方で有水晶体眼内レンズの症例数は強度近視を中心に増加している．これは強度近視の LASIK では術後良好な裸眼視力が得られても，角膜切除量が多いためにハローやグレア，コントラスト感度低下などの問題があるが，有水晶体眼内レンズでは矯正度数に依存することはなく術後視機能の低下が少ないためである．また有水晶体眼内レンズの良好な矯正精度と長期安全性が確認されたことから，その適応は単に強度近視で LASIK には角膜厚が足りない症例だけではなく，LASIK による術後視機能の低下が危惧される症例や角膜形状不正で LASIK に不向きな症例に対しても積極的に施行されるようになった．

　有水晶体眼内レンズには，虹彩支持型の Artisan® や Artiflex®（いずれも OPHTEC 社製）と隅角支持型の AcrySof® Cachet®（Alcon 社製），後房型の ICL®（implantable collamer lens；STAAR Surgical 社製）がある（図 1）．Artisan® は 1978 年に Worst が発表した Iris Claw Lens に始まり，何度か改良が重ねられ現在の形状に至っている．一方 ICL® は 1986 年にロシアの Fyodrov がシリコーン素材で初めて開発し，その後 1993 年に Zaldivar が現在の素材 Collamer® で手術を開始した．これらはレンズの固定場所が虹彩か隅角か毛様溝かが異なるだけではなく素材も光学部径も異なるが，いずれも術後裸眼視力や屈折度に関しては良好な手術成績が報告されている．しかし隅角固定型の AcrySof® Cache® はレンズの回転や角膜内皮障害が問題となり，また Artisan® は弱い虹彩把持や外傷によるレンズの脱落や長期的な角膜内皮細胞の減少が，そして Artiflex® もシリコーン素材による慢性的な虹彩炎や pigment dispersion が問題となり，有水晶体眼内レンズは世界的に虹彩支持型の Artisan® から後房型の ICL® に移行してきた．ICL® は 2016 年までに全世界でのべ 60 万症例，わが国でも 2 万症例に施行されている．

　ICL® は 2005 年に米国 FDA に承認され，わが国においても厚生労働省から 2010 年に ICL® が，そして 2014 年には北里大学清水公也先生が考案したホール ICL®（KS-AquaPORT™）が承認された．ホール ICL® の世界的普及に伴いホールのない従来の ICL® は 2016 年に製造中止になり全面的にホール ICL® へと移行した．またさらに 2016 年には光学部径を拡大した新しいホール ICL®（EVO＋®）が登場し，さらなる視機能の改善が期待されている．

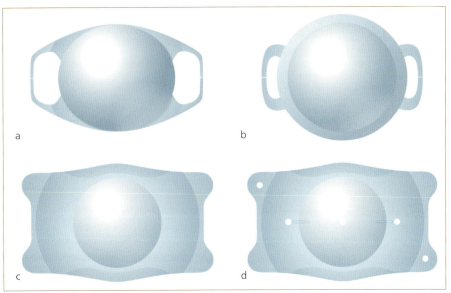

図1　有水晶体眼内レンズの種類
a：Artisan®（OPHTEC社製），b：Artiflex®（OPHTEC社製），
c：ICL®（STAAR Surgical社製），d：ホールICL（KS-AquaPORT™）．

I.　Artisan®とICL®の規格およびレンズの度数決定

　Artisan®および乱視付きのArtisan® Toricの素材はポリメチルメタクリレート（PMMA）で，全長は8.5 mm，光学部径は6.0 mmである．球面度数は－1.0～－23.50 D，円柱度数は－1.0～－7.50 Dまであるが，球面度数が－16 D以上やArtisan® Toricでは光学部径は5.0 mmと小さくなる．またArtiflex®および乱視付きのArtiflex® Toricは光学部が疎水性ポリシロキサン，支持部がPMMAで，Artisan®と同じく全長は8.5 mm，光学部径は6.0 mmである．球面度数は－2.0～－14.50 D，円柱度数は－1.0～－5.0 Dである．トーリックレンズの選択においては，Artisan®は上方強角膜切開創からの挿入のため，惹起乱視を考慮して直乱視症例では1.50 D以上から乱視付きのArtisan® Toricを選択し，それ以下の場合は惹起乱視で軽減が図れる．一方倒乱視症例では逆に0.75 Dから積極的にArtisan® Toricを選択するとよい．またArtiflex®およびArtiflex® Toricは3.0 mmの角膜切開創から挿入可能なので惹起乱視は少ない．次にレンズの度数決定では，自覚屈折度，角膜曲率半径，前房深度，目標屈折度を所定の用紙に記入してOPHTEC社に送ると推奨レンズ度数が送られてくる（図2）．

　一方ICL®は素材がヒドロキシエチルメタクリレート（HEMA）とコラーゲンの共重合体（Collamer®）で生理食塩水保存であり，全長は12.0 mmから0.5 mm間隔で13.5 mmまでの4種類，光学部径は度数が大きくなると小さくなり4.65～5.50 mmで，球面度数は－3.0 D～－23.0 D，円柱度数は＋1.0 D～＋6.0 Dまである．ホールICLは平衡食塩水（BSS）保存であり，全長は12.1 mm，12.6 mm，13.2 mm，13.7 mmの4種類，光学部径は4.90～5.80 mm，球面度数は－3.0 D～－18.0 D，円柱度数は＋1.0 D～＋4.5 Dまである．ICL®の度数決定はオンライン計算システムのOCOS（Online Calculation & Ordering System）

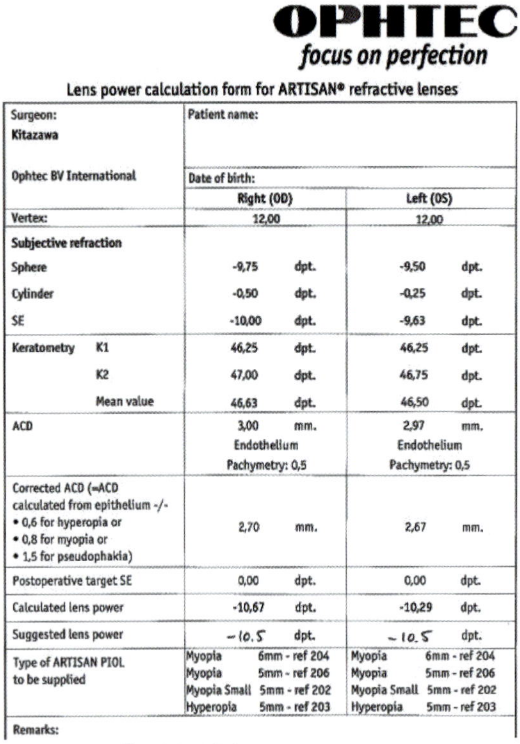

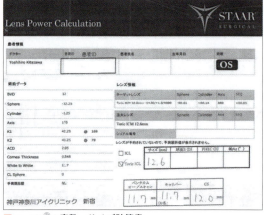

OPHTEC
focus on perfection

Lens power calculation form for ARTISAN® refractive lenses

Surgeon: Kitazawa Ophtec BV International	Patient name:	
	Date of birth:	
	Right (OD)	Left (OS)
Vertex:	12,00	12,00
Subjective refraction		
Sphere	-9,75 dpt.	-9,50 dpt.
Cylinder	-0,50 dpt.	-0,25 dpt.
SE	-10,00 dpt.	-9,63 dpt.
Keratometry K1	46,25 dpt.	46,25 dpt.
K2	47,00 dpt.	46,75 dpt.
Mean value	46,63 dpt.	46,50 dpt.
ACD	3,00 mm. Endothelium Pachymetry: 0,5	2,97 mm. Endothelium Pachymetry: 0,5
Corrected ACD (=ACD calculated from epithelium -/- • 0,6 for hyperopia or • 0,8 for myopia or • 1,5 for pseudophakia)	2,70 mm.	2,67 mm.
Postoperative target SE	0,00 dpt.	0,00 dpt.
Calculated lens power	-10,67 dpt.	-10,29 dpt.
Suggested lens power	−10.5 dpt.	−10.5 dpt.
Type of ARTISAN PIOL to be supplied	Myopia 6mm - ref 204 Myopia 5mm - ref 206 Myopia Small 5mm - ref 202 Hyperopia 5mm - ref 203	Myopia 6mm - ref 204 Myopia 5mm - ref 206 Myopia Small 5mm - ref 202 Hyperopia 5mm - ref 203
Remarks:		

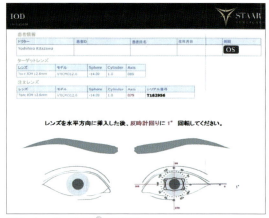

図 2　Artisan®の度数計算書

図 3　ICL®の度数，サイズ計算書

図 4　トーリック ICL®の回転図
作製されたレンズの固定軸が示されている．

を用いて自覚屈折度，角膜曲率半径，角膜厚，前房深度，White to White（角膜輪部間距離：WTW）を入力すると推奨度数が表示され（図 3），トーリックではレンズ固定の回転図が添付される（図 4）．またトーリックとノントーリックの使い分けは，耳側角膜 3.0 mm 切開が基本なので惹起乱視を考慮して直乱視では 0.75 D から，また倒乱視では 1.25 D から使用するとよい．さらに手技に慣れてくると 1.0 D までの直乱視は上方角膜切開で惹起乱視を利用して軽減することも可能である．

II.　適応選択と術前検査

　手術の適応は日本眼科学会による屈折矯正手術のガイドラインでは，年齢は 18 歳以上（未成年者は親権者の同意を必要とする），水晶体の加齢変化を考慮し老視年齢には慎重を要するとなっているが，近年は多焦点眼内レンズを使用した refractive lens exchange（RLE）も施行されるようになり，RLE との境界を考慮すると ICL®の適応は 50 歳代半ばまでと考えられる．また屈折度に関しては 6 D を超える近視で，15 D を超える強度近視は要慎重と

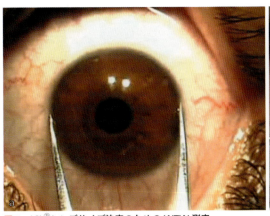
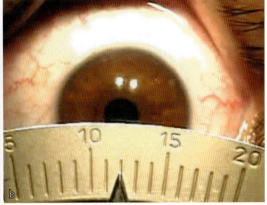

図5 ICL®レンズサイズ決定のための WTW 測定
手術用顕微鏡下でキャリパーを用いて角膜輪部間距離(WTW)を測定し，顕微鏡下で目盛を読み取る．この症例の WTW は 12.0 mm である．

なっているが，これは今までは LASIK の適応外症例が中心であったためである．しかし近年は ICL®の厚労省の承認を受け手術に対する安心感が広がり，LASIK が可能な症例でも自ら ICL®を希望する症例も増えており，今後は適応の低度数化が予想される．このほか前房深度 2.8 mm 以上，角膜内皮細胞数 2,000 個/mm² 以上が推奨されるが，緑内障や円錐角膜症例などは要慎重となっている．またわが国において有水晶体眼内レンズを執刀するにはライセンスが必要で，そのためには術者は日本眼科学会専門医であり，日本眼科学会の指定する屈折矯正手術講習会および製造業者が実施する講習会の両者を受講することが必要である．2016 年 8 月の時点でわが国の ICL®ライセンス取得者は 176 名である．

　次にレンズの度数決定のために必要な検査は，前述の他覚および自覚屈折度，角膜曲率半径，角膜厚，前房深度であるが，ICL®ではこのほかレンズサイズ決定に WTW の測定が重要である．WTW の測定では Orbscan®での器械的測定が推奨されるが，Pentacam®や IOLMaster®などでも測定可能である．しかしこれらの機器測定は時として誤差が大きく，最終的には術者がキャリパーを用いて顕微鏡下で測定した値が最も信頼性が高い(図5)．ICL®において WTW の測定が重要となるのは，WTW と前房深度でレンズのサイズが決まるためである(図6)．ICL と水晶体との距離を vault と表現するが，適切なサイズの ICL®が挿入されると vault は 0.5～1.5 CT(corneal thickness)，つまり約 250～750 μm であるが(図7)，レンズが大きすぎると high vault となり前房が浅くなり緑内障が危惧され，逆にレンズが小さすぎると low vault となりレンズと水晶体が接することで白内障が危惧される．

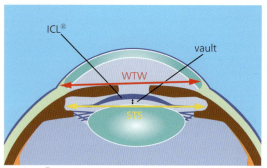

図6 ICL®のサイズ決定の原理
ICL®のサイズは，測定されたWTWから実際にレンズが固定される毛様溝間距離，Sulcus to Sulcus(STS)を推測する専用のノモグラムで決定される．

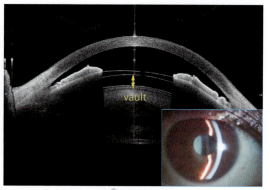

図7 vault（水晶体とICL®の距離）の評価
vaultは角膜厚(corneal thickness：CT)を基準に0.5 CT(250 μm)＜vault＜1.5 CT(750 μm)をnormal vault，low vault＜0.5 CT(250 μm)，high vault＞1.5 CT(750 μm)と表す．

III. 手術の実際

　基本的には内眼術者であればICL®の手術は可能であるが，前房内操作でのラーニングカーブがある．具体的には内眼手術では本来操作をしてはいけない前房内で操作をしなければならないこと，そして3.5 mmの前房内の限られたスペースで角膜内皮の保護と透明水晶体の保護という上下両方向に注意が必要である．Artisan®は前房内で虹彩を把持する形で固定し，ICL®はfoldableなので前房内で展開させ水晶体に触れることなく支持部を虹彩下に入れる必要がある．次にArtisan®では虹彩固定後に虹彩切除を施行する．またICL®では術前にアルゴンレーザーやYAGレーザーで10時と2時の2か所に虹彩切開を行うか，または術中に鑷子や硝子体カッターなどで虹彩切除をする必要がある．術前の虹彩切開に比べ術中の虹彩切除は難しいが，これは散瞳状態でICL®を挿入した後は縮瞳薬でもすぐに縮瞳しないこと，またICL®挿入切開創は耳側角膜で，虹彩切除は上方1 mmのサイドポートから施行しなければいけないためである．しかしホールICL®の登場により，現在は術前の虹彩切開や術中の虹彩切除は全く不要になった．

　術前処置は，Artisan®ではピロカルピン塩酸塩(1％サンピロ®)点眼で縮瞳，ICL®ではトロピカミド(ミドリンM®)，フェニレフリン塩酸塩(ネオシネジンコーワ®)で8～9 mmの散瞳を確保し，白内障手術時と同じ前投薬のほか，ポビドンヨードなどで洗眼消毒を行う．麻酔は4％点眼用キシロカイン®のみで十分である．またトーリックレンズでは正確な乱視矯正のためにaxis registrationが重要である．まず術前に0～180°を目標にマーキングを行い，TMSなどの角膜形状解析装置で撮影しマーキングの位置(角度)を基準点として(図8)，術中に角度ゲージで眼内レンズの軸合わせを行う(図9)．また近年，白内障手術のトーリックIOL時に使用されているサージカルガイダンスを用いると，乱視の軸合わせが正確かつ簡便に行える．

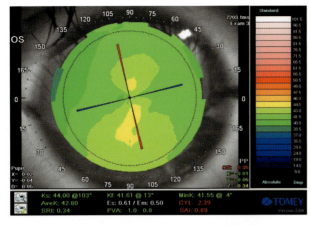

図8 トーリックICL®挿入時の術前マーキング
0〜180°を目安にネスコデルマークなどでマーキング後にTMSなどの角膜形状解析装置で撮影し基準点とする。この写真は左眼であるが、鼻側はマークの上が180°であり、耳側はマークの下が0°になっている。

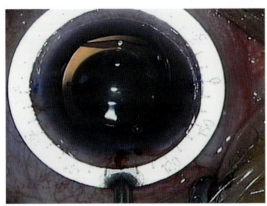

図9 トーリックゲージによる軸合わせ
術中に基準点をもとにトーリックゲージを合わせICL®の固定軸を確認する。

IV. Artisan®とICL®の臨床成績

2006年7月〜2015年6月までの期間に神戸神奈川アイクリニックで病的近視眼に対して手術を施行し、術後1年以上経過観察をしたArtisan®569例1,052眼およびICL®1107例2,048眼の術後結果を示す(いずれもトーリックを含む)。対象の年齢はArtisan®およびICL®でそれぞれ20〜53歳(37.2±7.2歳:平均±標準偏差)および20〜47歳(31.3±6.6歳)、屈折度は病的近視を−8.0 D以上とし、球面はそれぞれ−8.00〜−22.50 D(−12.05±2.39 D)および−8.00〜−19.25 D(−10.71±1.91 D)、円柱はそれぞれ0〜−6.0 D(−1.46±0.97 D)および0〜−7.0 D(−1.36±0.96 D)であった。術後3、5年における観察対象数は、Artisan®およびICL®でそれぞれ400眼および216眼、209眼および42眼であった。両群の比較にはstudent's t検定を使用し、$p<0.001$を有意とした。

1. 経時的変化

1)自覚屈折度

球面屈折度の経時的変化は、術後早期から安定し術後1年でArtisan®およびICL®でそれぞれ+0.19±0.46 D、+0.13±0.37 Dであったが、以後軽度近視化し術後5年ではそ

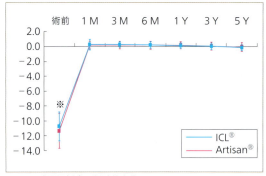

図10 球面屈折度の経時的変化
球面屈折度はArtisan®およびICL®ともに術後1年までは安定していたが，それ以降は経時的に軽度近視化した．※は$p<0.001$（student's t検定），以下同様．

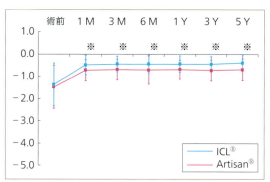

図11 円柱屈折度の経時的変化
円柱屈折度はArtisan®およびICL®ともに術後5年まで変化なく安定していた．

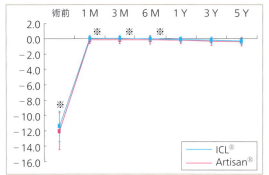

図12 等価球面屈折度の経時的変化
等価球面屈折度はArtisan®およびICL®ともに術後1年までは安定していたが，それ以降は経時的に軽度近視化した．

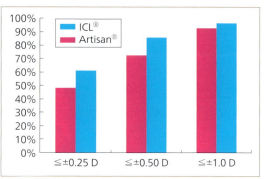

図13 術後3年の矯正精度
±0.25 D以内，±0.50 D以内，±1.00 D以内の割合は，ICL®のほうがArtisan®よりも高く良好である．

れぞれ−0.04±0.59 D，−0.11±0.42 Dであった（図10）．円柱屈折度も術後早期から安定し術後5年まで変化なくArtisan®およびICL®でそれぞれ−0.69±0.49 D，−0.39±0.33 Dであり，全期間においてICL®のほうが有意に小さかった（図11）．また等価球面屈折度の経時的変化も術後早期から安定し，術後1年でArtisan®およびICL®でそれぞれ−0.15±0.43 D，−0.09±0.36 Dであったが，以後球面屈折度の軽度近視化により術後5年ではそれぞれ−0.38±0.55 D，−0.31±0.40 Dであり，術後6か月まではICLが有意に正視に近かった（図12）．

術後3年の矯正精度は，Artisan®およびICL®で±1.0 D以内がそれぞれ92.8％および96.3％，±0.5 D以内は72.4％および85.6％，±0.25 D以内は48.2％および61.1％でいずれもICL®のほうが良好であった（図13）．

2）裸眼視力

裸眼視力の経時的変化は，術後早期から安定し術後1年でArtisan®およびICL®でそれぞれ1.35，1.49と良好であったが，以後近視化に伴い術後5年ではそれぞれ1.24，1.30と軽度低下し，術後5年を除き全期間においてICL®のほうが有意に良好であった（図14）．術後3年の裸眼視力1.0以上の割合はArtisan®およびICL®でそれぞれ84.0％および

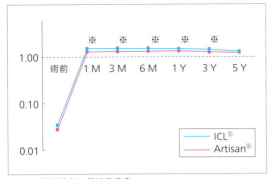

図14 裸眼視力の経時的変化
裸眼視力はArtisan®およびICL®ともに術後1年までは安定していたが，それ以降は経時的に軽度低下した．

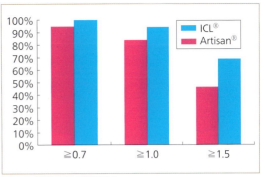

図15 術後3年の裸眼視力
術後裸眼視力が0.7, 1.0および1.5以上の症例の割合は，ICL®のほうがArtisan®よりも高く良好である．

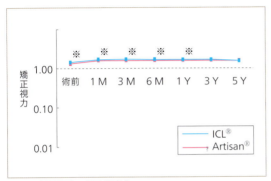

図16 矯正視力の経時的変化
矯正視力はArtisan®およびICL®ともに術前に比べ術後1か月で軽度上昇し，それ以降術後5年まで変化はなかった．

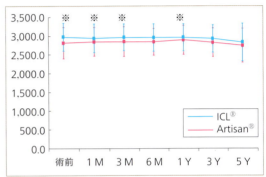

図17 角膜内皮細胞数
角膜内皮細胞数はArtisan®およびICL®ともに術前から術後5年まで変化はなかった．

94.4％で，1.5以上の割合も46.4％および68.8％でICLのほうが良好であった（図15）．

3）矯正視力と手術の安全性・有効性

　矯正視力の経時的変化は，術前のArtisan®およびICL®でそれぞれ1.34, 1.44に対して術後1か月以降上昇して安定し，術後5年ではそれぞれ1.58, 1.57であった（図16）．

　手術の安全性を表すSafety Index（術後矯正視力/術前矯正視力）は，術後3年でArtisan®およびICL®でそれぞれ1.23, 1.20で有意差はなく同等に安全といえるが，手術の有効性を表すEfficacy Index（術後裸眼視力/術前矯正視力）はそれぞれ0.97, 1.03で，ICL®のほうが有意に有効であった．

4）角膜内皮細胞数

　角膜内皮細胞数の経時的変化は，術前はArtisan®およびICL®でそれぞれ2,824.0個/mm^{2}および2,978.1個/mm^{2}で，術後5年では2,755.3個/mm^{2}および2,837.5個/mm^{2}であり，全症例の平均値では有意な減少はなかった（図17）．しかしArtisan®では角膜内皮細胞が激減したためにレンズ抜去を余儀なくされた症例が16例26眼あった（後述の合併症で記載）．Artisan®では角膜内皮細胞は長期的に変化がほとんどないという報告もあるが，経

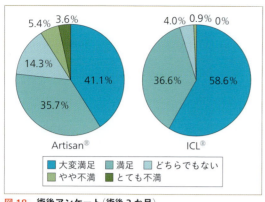

図18 術後アンケート（術後3か月）
設問「手術前の眼鏡やコンタクトレンズと比べて今の視力に満足していますか？」

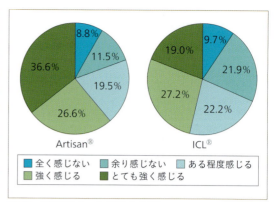

図19 術後アンケート（術後3か月）
設問「ハローやグレアを感じますか？」

時的に減少するという報告も多い．Artisan®で角膜内皮細胞が減少する原因は，浅前房や外傷によるレンズの脱落のほか，レンズの固定不良で房水の乱流が起こることなどが考えられているが，虹彩の把持状態が良好でも角膜内皮細胞が激減する症例もあることを念頭に長期的な経過観察が重要である．

2. 満足度

術後3か月の満足度アンケート調査では，「手術前の眼鏡やコンタクトレンズと比べて今の視力に満足していますか？」という設問にArtisan®では「大変満足」と「満足」を合わせると76.8％であったのに対して，ICL®では両者を合わせると95.2％と高い満足度が得られていた（図18）．また「ハローやグレアを感じますか？」という設問では，「とても強く感じる」と「強く感じる」を合わせると，Artisan®では63.2％と高かったのに対してICL®では46.2％であった（図19）．

3. 術中合併症

Artisan®の術中合併症は，レンズの虹彩把持または虹彩切除時に時として出血が起こるが自然吸収される．一方ICL®では特にホールICL挿入時にレンズが稀に翻転挿入されることがあり，この場合は一度摘出して再挿入が必要となる．またどちらのレンズも水晶体に強く触れると外傷性白内障を起こすことがあり注意が必要であるが，わずかの混濁は進行性がなく経過観察のみで問題ない．また角膜内皮細胞に触れると一過性に局所の浮腫を起こすが，これも経過観察で改善される．

4. 術後合併症

術後合併症はレンズの固定場所に影響を受け，Artisan®は虹彩固定のために，またICL®は毛様溝固定のために起こるものが多い．Artisan®およびICL®の術後合併症とその発生率をまとめた（表1）．

表1　術後合併症

	Artisan®	全 ICL®	ホール ICL®
緑内障発作	1（0.10）	7（0.34）	0（0）
予防的虹彩切開・切除	13（1.24）	20（0.98）	0（0）
再固定（脱落，脱臼）	5（0.48）	3（0.15）	1（0.11）
（外れかけ）	33（3.14）	0（0）	0（0）
（軸ずれ修正）	3（0.29）	32（1.56）	14（1.60）
入れ替え（度数交換）	2（0.19）	4（0.20）	1（0.11）
（サイズ変更）	0（0）	24（1.17）	3（0.34）
レンズ抜去（白内障）	12（1.14）	4（0.20）	0（0）
（内皮細胞減少）	26（2.47）	0（0）	0（0）
（希望で）	2（0.19）	1（0.05）	0（0）
白内障手術	12（1.14）	4（0.20）	0（0）
重篤な虹彩炎，眼内炎	1（0.10）	2（0.10）	2（0.23）
全例	1,052 眼	2,048 眼	876 眼

Artisan®および ICL®の術後合併症の比較を示した.

1）緑内障発作と予防的虹彩切開・切除

　緑内障発作は Artisan®の 1 眼（0.1%）に対して ICL®では 7 眼（0.34%）と多くみられたが，ホール ICL に限ると 0%であり，レンズ中央のホールが眼圧上昇予防に有効に機能している．また緑内障発作予防のために虹彩切開や虹彩切除を施行した割合は，Artisan®の 13 眼（1.24%）に対して ICL®でも 20 眼（0.98%）あったが，ホール ICL では 0%であった.

2）再固定，レンズの入れ替え

（1）レンズの脱落，脱臼

　Artisan®では虹彩把持が外れかけるとハローやグレアの訴えが強くなり，そのまま長期放置すると眼球運動に伴うレンズの振盪により角膜内皮細胞の減少が起こる．さらに時間が経つと自然に，または何らかの外傷でレンズが脱落することがあり，その場合は早急に再固定しないとレンズが内皮に触れて角膜内皮細胞の減少が急速に起こる．そのため虹彩把持がゆるい症例や経時的に把持が少なくなっている症例を見た場合は，速やかに再固定する必要がある．Artisan®で脱落および虹彩把持がゆるく再固定した症例は 38 眼（3.62%）にみられた．また ICL®ではごく稀であるが強度の眼外傷により前房への脱臼が 3 眼（0.15%）にみられた.

（2）軸ずれ再固定

　Artisan®と ICL®のどちらも乱視付きのトーリックレンズでは固定時の軸ずれが大きいと術後裸眼視力に影響する残余乱視が生じる．軸ずれは 5 度以内であれば問題ないが，10°ずれると約 30%乱視矯正効果が落ちるので前述の Axis Registration で正確な軸合わせをすることが重要である．Artisan® Toric では乱視の軸ずれ再固定は 3 眼（0.29%）と少なかったが，トーリック ICL®では 32 眼（1.56%）と多かった．これは Artisan®が虹彩固定の

ため術中の axis registration での乱視軸合わせがしっかりできていれば，術後に乱視度数は変化することがないのに対して，ICL®ではサイズが小さいと low vault でレンズの回旋が起こるためである．またこの場合は再固定しても再度回旋してしまうのでサイズアップした ICL®への入れ替えが必要になる（後述）．

（3）レンズの入れ替え

　術前の視力検査と度数決定をしっかりすれば度数交換のための入れ替えは稀であるが，Artisan®で 2 眼（0.19％），ICL®で 4 眼（0.20％）要した．また ICL®では low vault や high vault のためのサイズ変更での入れ替えが 24 眼（1.17％）あったが，ホール ICL に限ると 3 眼（0.34％）と少なかった．これはホールがあるために緑内障発作や白内障の合併症が少なく，入れ替えが必要となるのはトーリック ICL®で low vault のために回旋しサイズアップする場合のみである．

3）レンズ抜去

　白内障のためにレンズを抜去した症例は Artisan®で 12 眼（1.14％），ICL®で 4 眼（0.20％）あった．白内障が起きてもどちらのレンズでも IOL マスターや超音波 A モードでの IOL 度数計算は可能であり，レンズ抜去と同時に通常どおりの白内障手術が可能である．角膜内皮細胞減少のためにレンズを抜去した症例は ICL®では 0％であったが，Artisan®では 1,000 個/mm² を下回りレンズの摘出を余儀なくされた症例が 26 眼（2.47％）にみられた．これらの摘出例はレンズの脱落の既往もなく固定状態も問題なかった．このほかハローやグレアが気になり，見え方の違和感で自らレンズ抜去を希望した症例が Artisan®で 2 眼（0.19％），ICL®で 1 眼（0.05％）あった．有水晶体眼内レンズでは LASIK に比べハローやグレアの訴えが少ないが，それは LASIK に比べ術後高次収差の増加が少ないためである．これは水晶体の凸レンズに対して眼内レンズの凹レンズが挿入されることで，ダブレットレンズ効果を生むためとされている．ダブレットレンズ効果は，ハローやグレアのみならずコントラスト感度の低下を抑えることにも有効に作用している．ハローやグレアの訴えは LASIK では瞳孔径とレーザーの照射径に依存するが，有水晶体眼内レンズでは瞳孔径とレンズの光学部径に依存するので暗所瞳孔径には注意が必要である．

4）裸眼視力不良と追加手術

　術後裸眼視力は，強度から最強度近視では有水晶体眼内レンズのほうが LASIK よりも良好な裸眼視力が得られるが，必ずしも全例が 1.0 以上になるわけではない．術前完全矯正の眼鏡またはコンタクトレンズで生活していた症例は見にくさを訴える．度数ずれが大きい場合は前述のレンズ交換を行うが，ほとんどの場合の残余屈折異常は乱視であることが多く，その際には角膜形状や角膜厚に問題がなければ LASIK の追加手術（Bioptics）で裸眼視力のさらなる向上が可能である．Bioptics を行った症例は Artisan®49 眼（4.66％），ICL®19 眼（0.93％）であった．

　屈折矯正手術の中心であった LASIK がわが国で近年減少傾向にあるのは，リーマン

ショック，デフレーションなどの経済要素に加え，感染症多発事件などのネガティブイメージの増加や厚労省の LASIK に対する注意喚起などが関与している．さらには LASIK の矯正精度と適応限界，ドライアイ，ハロー・グレア，コントラスト感度の低下や kera-tectasia などの不可逆的合併症が解決できないことも影響している．

一方，有水晶体眼内レンズは LASIK などのレーザー角膜屈折矯正手術に比べ矯正精度も術後視機能も優れることから症例数が増加傾向にある．Artisan® と ICL®いずれの有水晶体眼内レンズでも良好な裸眼視力が得られるが，前房型の Artisan®では長期的な角膜内皮細胞の減少が最大の懸念事項であり，現在は世界的に後房型の ICL®が主流になっている．この ICL®が増加傾向にある理由は，LASIK の普及に伴う ICL®の認知度上昇，LASIK の問題点の多くは ICL®で補完できること，さらに万一の場合は抜去できるというリバーシブルであることでの安心感が ICL®を受ける患者心理を後押ししている．また医師側も LASIK のような膨大な投資が不要であることに加え，ICL®の効果と安全性への理解が進み，白内障術者であれば誰でも執刀可能であること，そして何より術後合併症の管理の容易さがライセンス取得者増加につながっている．またホール ICL®は従来の ICL®に比べて術後眼圧上昇がなく，サイズ不適合による入れ替えも少なく，従来の ICL®以上に安心して使用できる．ただしホール ICL®でもサイズ決定の方法はさらに改善すべき課題であるが，将来は ICL®固定部位の毛様溝間距離(sulcus to sulcus：STS)からのサイズ決定が容易にできることが望ましい．

最後に ICL®はホール ICL®の開発により緑内障や白内障の発症は激減し，安心して推奨できる手術であるといえるが，角膜内皮細胞や長期の合併症に対しては今後さらに慎重な経過観察が必要である．

参考文献

1) 清水公也：後房型 Phakic 眼内レンズ．眼科手術 21：419-423, 2008
2) Stulting RD, John ME, Maloney RK, et al：Three-year results of Artisan/Verisyse phakic intraocular lens implantation. Results of the United States Food And Drug Administration clinical trial. Ophthalmology 115：464-472, 2008
3) 北澤世志博：Phakic IOL の長期予後 Artisan Lens. IOL & RS 27：285-290, 2013
4) Tahzib NG, Nuijts RM, Wu WY, et al：Long-term study of Artisan phakic intraocular lens implantation for the correction of moderate to high myopia：ten-year follow-up results. Ophthalmology 114：1133-1142, 2007
5) 相澤大輔，清水公也：Phakic IOL(後房型)．IOL & RS 19：141-144, 2005

(北澤世志博)

V 病的近視の QOL

　一般に，近視が社会に与える影響は，実際よりも低くみなされがちである．しかし，矯正されない屈折異常による視覚障害者は，2010 年の時点で，世界に 1 億 800 万人いると推定されている．矯正されない屈折異常は，世界の遠見視力障害の原因疾患の第 1 位であり，失明の原因疾患の第 2 位である．一方で，世界の近視人口は，2000 年の時点で 14 億 600 万人，強度近視人口は 1 億 6,300 万人と推定されている．しかし 2050 年にはその数はそれぞれ，47 億 5,800 万人，9 億 3,800 万人にまで増加すると推測されている．このため，今後，世界の視覚障害における近視の重要性は，ますます高まると考えられる．

　近視は小児期に進行するため，近視が適切に矯正されない場合は，長い人生を通して生活の質(QOL)の低下を招く．QOL 低下に起因する疾病負担を軽減するための医療政策を打ち立てる点からも，近視と健康関連 QOL に関する研究は重要である．また，2009 年の報告では，矯正されない近視や，その他の屈折異常による医療経済的疾病負担は，米国だけで年間 202 億ドルにまで及ぶと報告されている．矯正されない近視や，その他の屈折異常の管理は，医療経済学的観点からも重要な課題である．病的近視に限定した QOL の報告は非常に少ないため，本項では，これまでに報告された近視と健康関連 QOL に関する知見をまとめる．

I.　健康関連 QOL とは

　従来の疫学研究や臨床研究では，医療介入による治療効果は，客観的な「検査所見」を基に，治癒率，生存率，再発率などの客観的なアウトカム，すなわち医師立脚型アウトカムで評価されてきた．しかし，先進国においては，平均寿命が 80 歳を超えるようになった昨今，生きている間の時間をどう過ごすかといった，患者側の主観的な視点，すなわち患者立脚型アウトカムを用いて，医療介入を評価しようとする考え方が重要視されるようになった．その代表的な指標として健康関連 QOL がある．

　QOL を数値化する尺度には，包括的尺度と疾患特異的尺度がある．包括的尺度は，測定対象を特定の疾患を持つ患者に限定しない尺度，すなわち全身疾患に汎用性のある尺度であり，かつ「健康人」を対象にしても利用可能な尺度である．一方で疾病特異的尺度

表1　QOL尺度の種類

種類			尺度例
インデックス型	効用値を直接測定	包括的	Person trade off Time Trade Off(TTO) Standard Gamble(SG) Rating Scale
	効用値を質問表から換算	包括的	Euro Quality of Life-5Dimension(EQ-5D) Health Utilities Index(HUI®) Assessment of Quality of Life(AQoL)
		眼疾患特異的	Vision and Quality of Life Index(VisQoL®)
プロファイル型		包括的	the 36-Item Short-Form Health Survey(SF-36)(縮小版：SF-12) World Health Organization Quality of Life assessment instrument(WHO-QOL) Pediatric Quality of Life Inventory(PedsQL)
		眼疾患特異的	Visual Function Index(VF-14)(縮小版：VF-11) National Eye Institute Visual Function Questionnaire-51(NEI-VFQ51)(縮小版：NEI-VFQ25) VisQoL Vision Core Measure 1(VCM1) Nursing Home Vision-Targeted Health Related Quality of life(NHVQoL) Refractive Status and Vision Profile(RSVP) Quality of Life Impact of Refractive Correction(QIRC) National Eye Institute-Refractive Error Quality of Life Instrument-42(NEI-RQL-42)

は，疾病に特異的な症状などについて評価する尺度である．

　またQOL尺度は，評価方法の違いにより大きくプロファイル型とインデックス型尺度に分類される．大多数の尺度はプロファイル型であり，「身体的機能」・「心理的機能」・「社会的機能」などのサブスケールを，おのおの0〜100点満点の範囲で評価する方式である．一方インデックス型は，0〜1の数値をとる効用値でQOLを評価する方式である．これらの尺度の詳細を**表1**に示す．

II.　近視とQOLに関するこれまでの報告

1. 小児・若年成人の近視とQOL

1）小児・若年成人の近視と健康関連QOLの報告

　シンガポールの11〜18歳の近視患者を対象に健康関連QOLであるPedsQLで評価した．結果，近視の有無や程度はPedsQLのスコアに影響しないが，屈折異常が矯正されず，視力良好眼での視力が0.5以下の場合，PedsQLの「総合得点」「社会的機能」「学校」のスコアは有意に低下した．また，TTOとSGを用い同国で算出された若年近視の効用値は非常に高く，これらには，裸眼もしくは適切な屈折矯正で良好な視力であること（視力良好眼で0.5以上），眼鏡・コンタクトレンズ装用者，高収入家庭，高学力，非イスラム教徒であることが関与していた．

V　病的近視のQOL　　257

2）小児・若年成人の近視と視覚関連 QOL および近視矯正と視覚関連 QOL の報告

　中国西昌市の 13〜17 歳を対象に，視覚関連 QOL を vision-specific functioning で測定した結果，近視が強いほど，また視力が低下するほどスコアは悪化した．同様に，メキシコで平均年齢 12 歳の学童を対象に RSVP を測定した結果，近視が強いほど，また視力が低下するほど，眼鏡装用でスコアが向上すると示された．また，台湾の 16 歳の近視患者を対象に，視覚関連 QOL を NEIVFQ-25 を用いて測定した．結果，近視患者は，正視や遠視患者よりも視覚関連 QOL スコアが低く，特に「近見視力による行動」「遠見視力による行動」の双方のスコアが低下していた．イラン医科大学の 18〜30 歳の医学生を対象に NEI/RQL-42 を用いて，正視，眼鏡装用者，コンタクトレンズ装用者，屈折矯正を受けた者の，視覚関連 QOL を計測した．結果，屈折矯正を受けた者は，眼鏡装用者，コンタクトレンズ装用者よりも高い QOL スコアを，グレア以外のすべてのサブスケールにおいて示した．このことから，屈折矯正手術は，近視患者の QOL 向上に有用と思われた．しかし，屈折矯正を受けた者の QOL スコアは，正視の対象者よりは低かった．

2. 成人の近視と QOL

1）成人の近視と健康関連 QOL の報告

　オーストラリアの 49〜98 歳を対象に，健康関連 QOL を SF-36 で測定した結果，片眼の矯正可能な視力低下は QOL のスコアに影響しないが，両眼性では「身体機能」「社会生活機能」「身体的健康の総合得点」のスコアが有意に低下した．同様に，両眼性の矯正可能な視力低下では，台湾の 65 歳を対象とした SF-36 の報告でも，「身体機能」が，カナダの貧困層の 15〜81 歳を対象とした報告でも「身体的健康の総合得点」が有意に低下すると報告されている．

2）成人の近視と視覚関連 QOL および屈折矯正と視覚関連 QOL の報告

　シンガポール在住のマレーシア人の 40〜80 歳を対象に，視覚関連 QOL を VF-11 で測定した結果，未矯正・矯正不良の近視は，「総合得点」や，「視覚に関する日常生活動作」のスコアを有意に低下させたが，眼鏡・コンタクトレンズによる適切な矯正をすればスコアは低下しなかった．しかし，VisQoL を用いたオーストラリアの 18 歳以上を対象とした報告では，たとえ眼鏡・コンタクトレンズで矯正しても，近視は「自己が損なわれている感覚」「日常雑事の対応困難」「仕事・家庭・社会生活での役割困難」「日常活動での自信喪失」などの精神面に関連する視覚関連 QOL の低下を招いた．同報告では，LASIK で合併症なく矯正された近視患者の視覚関連 QOL は，正常対照群と同等まで向上すると示されている．

　視覚関連 QOL 向上に対する適切な眼鏡装用の有用性を確証する報告がほかにもある．アメリカで 55 歳以上の老人ホーム入所者を対象に，未矯正の屈折異常への適切な眼鏡装用が，SF-36，VF-14，NHVQoL に与える影響を測定した結果，適切な眼鏡装用前後でSF-36 のスコアに変化はないが，VF-14 の「総合得点」，NHVQoL の「一般的見え方」，

「読書」「心理社会的苦難」「趣味・活動」「社会的交流」の各スコアが有意に改善した.

3）強度近視の健康関連 QOL および視覚関連 QOL の報告

本邦で 18 歳以上の－8 D 以上の強度近視患者を対象に，独自の QOL 調査票を用いて検討した結果，強度近視群では，矯正視力 0.8 以上かつ屈折値±3 D 以内の対照群と比較し，「眼に対する満足度」「生活全体に対する満足度」「日常生活活動能力」が有意に低下した.因子分析の結果から，強度近視による視力低下が日常生活遂行能力の低下を招き，それに起因するハンディキャップが，QOL の低下に寄与する構造が示唆された.

また，イギリスで 18～65 歳を対象に，VCM1 を用いて近視の程度と視覚関連 QOL の関連を測定した結果，－10 D 以上の強度近視は，より軽度の近視と比較して有意に QOL スコアが低下し，その程度は円錐角膜患者と同程度と示された.

III.　QOL を政策決定に生かす指標

1. 質調整生存年数

QOL の量的評価の方法には，「効用値」というインデックス型の尺度で QOL を評価する方法があることを先述した.これは QOL を一次元の概念（最悪値が 0,最良値が 1）として評価する方法であり，もっぱら医療経済研究の分野で用いられる.効用値で示される QOL と，生存年数を掛け合わせることで，疾病の個人への負担の指標である，質調整生存年数（quality adjusted life year：QALY）が算出される.完全な健康状態で生存する 1 年間の価値が 1 QALY,完全な健康状態で生存する 2 年間は 2 QALYs となる.例えば病気で効用値（QOL）が 0.4 の状態であれば，その状態で生存する 1 年間は 0.4 QALYs であり，その状態で生存する 2 年間は 0.8 QALYs となる.QALY をコストと組み合わせ cost/QALY などのアウトカム統合指標を作成し，医療政策分野における適切な資源配分の指標として用いられる.

2. 障害調整生命年

一方，QALY が疾病の個人への負担の指標であるのに対し，疾病の集団への負担を評価し，国際的な比較に利用すべく，QALY を改良し開発された指標が，障害調整生命年（disability-adjusted life years：DALY）である.DALY は早死によって失われた潜在的な年数の概念を拡張して，損なわれた健康や障害のために，失われた健康的な生活の年数も含めて算出される指標である.つまり，「早死により失われた期間」と「疾病により障害を余儀なくされた期間」の，双方の期間が含まれる.DALY はギャップ指標（人口集団の現実の健康と設定された目標との間のギャップを測定するもの）である.DALY は，損失生存年数（years of life lost：YLL）と障害生存年数（years lived with disability：YLD）の総和から算出される.例えば 1DALY は，1 年間の健康生活が失われたことと同等になる.**表 2** に QALY と DALY の比較をまとめる.

表2 QALY と DALY の比較

特徴	QALY	DALY
開発時期と定義	1970s：質調整生存年 生存年数×効用値(QOL)	1980-90s：障害調節生存年数 YLL：損失生存年数＋YLD：障害生存年数
開発元	イギリス国立医療技術評価機構	世界銀行，世界保健機関
指標の意味	生活の質で調整した生存年数	病的状態，障害，早死により失われた年数
値の意味	プラスの価値	マイナスの価値
障害の重み付け	完全な健康は1，死は0	完全な健康は0，死は1
年齢の重み付け	通常一定	小児・高齢者で低く，若年で高い
主な利用目的	臨床判断・医療政策分野における適切な資源配分の指標など	公衆衛生における政策立案など

3. 障害調整平均余命

　また，DALY 対して，障害調整平均余命(disability-adjusted life expectancy：DALE)と呼ばれる概念がある．広義の健康寿命の1つで，「完全健康」と等価である状態での生存期待年数を要約するものである．DALE は DALY などと異なり，期待される生存年数という理解しやすい指標であるため，専門外にも広く受け入れられている．健康度調整平均寿(余)命(health-adjusted life expectancy：HALE)と同義語であり，HALE の用語が用いられることも多い．世界疾病負担プロジェクトは，早死と障害など非致命的健康支障とによる影響力の情報を結合する指標である DALY と DALE の2つの指標を用いて，世界の疾病・傷害負荷を総合的に評価し保健研究における世界的な優先度を設定するための情報や，人口集団健康の世界的な動向について報告している．QALY，DALY，DALE(HALE)いずれの指標も算出には効用値を用いる．効用値の算出には，Rating Scale，person trade-off，TTO，視覚アナログ尺度などの指標が用いられる．

IV. 世界における近視の疾病負担

　世界疾病負担プロジェクトでは，世界 188 ヵ国における 1990～2013 年の 306 種の疾病に関する DALY および HALE の評価結果を報告している．人口増加と高齢化が，DALY 値の上昇に結びついているが，疾病負担には社会的人口統計状況とは関連しない，大きな変動が存在するとも示している．

　この調査報告結果において，23 年間にわたる評価結果から，世界の疾病負担は改善している，との結論であるが，人口増加・高齢化に伴い DALY 値が上昇している疾患も多い(表3)．1990～2013 年の間に DALY 値が上昇した上位疾患は，虚血性心疾患，下気道感染，脳血管疾患であった．後述する眼科疾患を含む感覚器疾患の全傷病カテゴリーにおいても，DALY 値は 1990～2013 年の間で上昇している．2013 年における DALY 値の上位の傷病カテゴリーは，DALY 値の単位を 1,000 人当り DALYs とした場合，1 位が虚血性心疾患(150,238.6)，2 位が下気道感染(113,363.1)，3 位が脳血管疾患(112,878.9)であり，感覚器疾患は 13 位(54,428.1)であった．内訳は，緑内障 807.5，白内障 2,916.7，黄斑変

表3 1990〜2013年の188か国，306の疾病原因の全年齢層のDALY値と年齢標準化DALY値，およびその変化率

	全年齢層のDALY値（1,000人当り）*			年齢標準化DALY値（10万人当り）*		
	2005	2013	Percentage change	2005	2013	Percentage change
全疾病原因	2,513,239.2	2,449,810.0	−2.5	41,072.6	35,523.9	−13.5
感染性，母体，新生児，栄養障害関連疾患	943,358.6	769,288.8	−18.5	14,031.9	10,606.9	−24.4
HIV/AIDS，結核	150,304.0	119,179.6	−20.8	2,344.3	1,656.0	−29.5
下痢，下気道感染，他の一般的感染性疾患	316,908.8	249,855.1	−21.1	4,762.3	3,488.6	−26.7
悪性新生物	180,409.6	197,093.5	9.3	3,289.8	3,001.7	−8.7
心血管疾患	308,887.0	329,705.6	6.7	5,907.1	5,206.3	−11.9
感覚器疾患	47 426.9	54 428.1	14.7	868.4	839.3	−3.4
緑内障	701.8	807.5	15.0	13.3	12.7	−5.1
白内障	2,592.9	2,916.7	12.5	54.1	49.0	−9.4
黄斑変性	516.8	725.6	40.4	10.8	11.9	10.6
矯正されない屈折異常	10,004.7	11,257.2	12.5	176.9	169.2	−4.4
加齢性または他の聴覚障害	28,010.5	32,579.7	16.3	521.4	507.3	−2.7
その他の視覚障害	1,690.5	1,793.5	6	29.8	27.1	−9.4
その他の感覚器疾患	3,909.6	4,348	11.2	62.1	62.2	0.1

性725.6，矯正されない屈折異常11,257.2，老人性難聴32,579.7，その他の視覚障害1,793.5，その他の感覚器疾患4,348.0であった．眼疾患の中では，矯正されない屈折異常が，最も高いDALY値を示している．矯正されない屈折異常に占める近視の割合は高い．また2050年までに世界の近視人口は47億5800万人まで激増すると予測されている．世界の疾病負担を軽減する観点からは，適切な近視の管理の啓蒙を推進することが，眼科医療において最優先すべき課題と考えられる．

V.　総括

近視が健康関連QOLに与える影響に関する研究報告はいまだ不十分である．しかし，視覚関連QOLは，近視の進行に伴い悪化することと，包括的な健康関連QOLは，両眼性の近視が適切に矯正されない場合，身体・社会機能面で障害されることが示唆される．適切な眼鏡・コンタクトレンズなどの屈折矯正で，近視患者の視覚関連QOLは改善しうるが，人種・文化・社会的背景によりその効力は異なる可能性も示されている．両眼性の未矯正の近視が，QOLを障害する一方で，現実的には不適切な矯正を受ける患者の高い割合や，低い眼鏡装用率を示す結果もまた報告されている．QOLの観点からは，たとえ矯正可能であっても，近視の放置や進行が与える負の影響は大きいことに留意すべきである．

近年，若年者の世界的な近視の増加と重症化は，東アジア諸国で著しい．一方でこうした諸国における，特に成人近視と健康関連QOLに関する研究や理解は乏しく，現状では屈折異常に特化したQOL尺度のほぼすべてが西洋諸国で開発されている．今後は，アジ

ア人に適した新しい尺度の開発や，国際的評価に耐えうる尺度を用いた，近視と健康関連QOL研究の推進が期待される．また近視は，さまざまな傷病のなかでも，世界的に疾病負担の大きな疾患のうちの1つである．世界人口に占める近視の有病率が高いこと，近視は小児期に進行するため，適切に矯正されない場合は，長い人生を通してQOLの低下を招くことが原因と思われる．今後，近視人口の激増は避けられないため，QOLの観点からは，適切な近視管理の啓蒙活動を推進することが，眼科領域において最優先に取り組むべき課題の1つと考えられる．

参考文献

1）Bourne RR, Stevens GA, White RA, et al：Causes of vision loss worldwide, 1990-2010：a systematic analysis. The Lancet Global Health 1：e339-349, 2013
2）Holden BA, Fricke TR, Wilson DA, et al：Global Prevalence of Myopia and High Myopia and Temporal Trends from 2000 through 2050. Ophthalmology 123：1036-1042, 2016
3）Smith T, Frick K, Holden B, et al：Potential lost productivity resulting from the global burden of uncorrected refractive error. Bull World Health Org 87：431-437, 2009
4）横井多恵：近視と健康関連QOL. 所　敬，大野京子編著：近視—基礎と臨床. pp153-155，金原出版，2012
5）GBD 2013 DALYs and HALE Collaborators, Murray CJ, Barber RM, et al：Global, regional, and national disability-adjusted life years（DALYs）for 306 diseases and injuries and healthy life expectancy（HALE）for 188 countries, 1990-2013：Quantifying the epidemiological transition. Lancet 386：2145-2191, 2015

（横井多恵，大野京子）

和文索引

あ
アフリベルセプト　7, **143**
悪性近視　30

い
インドシアニングリーン蛍光眼底造影　59
遺伝子　38

え
エキシマレーザー
―― による追加屈折矯正，白内障手術術後　243
―― を用いた屈折矯正手術　114
エクスプレス®　185
遠視化，白内障手術術後　241

お
オプトス　66
――，黄斑円孔網膜剥離　163
黄斑円孔網膜剥離　162
――，超広角眼底写真　163
―― の治療　167
黄斑部出血
――，眼底自発蛍光検査　48
――，単純型　127
――，フルオレセイン蛍光眼底造影　54
―― による瘢痕性萎縮病変　149
黄斑バックル手術，黄斑円孔網膜剥離　170
黄斑ピット，OCT　96
黄斑部 ICC，OCT　96
黄斑部合併症，傾斜乳頭症候群の　213
黄斑ぶどう腫　20
黄斑部病変　118
―― の進行過程　118
黄斑分離症　154

か
下方ぶどう腫　21
加齢黄斑変性，近視性 CNV との鑑別　143
開散不全，眼球と眼窩容積の不均衡による　220
階段状ぶどう腫　21
外層分層黄斑円孔を中心窩に伴う近視性牽引黄斑症　159
角膜形状測定装置　107
角膜厚　106
――，強度近視眼の　107
核白内障　22
隔壁ぶどう腫　21
学童近視　2
合併症，黄斑円孔網膜剥離の術中・術後　172
間欠性内斜視，病的近視による　220
眼位異常，病的近視の　220
眼窩窮屈病　220
―― の治療　225
―― のバリエーション　223
眼球形状異常の定量的解析　90
眼球形状解析，病的近視眼　90
眼球形状診断　88
眼球形状分類，3D MRI による　90
眼球と眼窩容積の不均衡による開散不全　220
眼軸長　20
―― 延長に関わる遺伝子　41
眼底形状解析，強膜曲率を用いた　98
眼底検査，黄斑円孔網膜剥離　162
眼底自発蛍光検査　46
――，黄斑円孔網膜剥離　166
――，傾斜乳頭症候群　212
眼内タンポナーデ，黄斑円孔網膜剥離　170
眼内レンズ
―― の計算式　242
―― の選択方法　240
―― の摘出および交換，白内障手術術後　242
―― の度数ずれ　115

き
逆瞳孔ブロック　114
強度近視（眼）　2
―― と高眼圧　200
―― における高次収差　112
―― に対するゲノムワイド関連解析　40
―― の microperimetry 所見　85
―― の角膜厚　107
―― の眼球の 4 つの形状　11
―― の前眼部 OCT 所見　113
―― の前眼部画像診断と屈折矯正手術　113
―― の前眼部画像診断と白内障手術　114
―― の有病率　34
―― の緑内障性構造変化　184
強膜
―― の観察，OCT　93
―― の組織病理像　23
強膜曲率を用いた眼底形状解析　98
強膜形状解析，OCT　93
強膜コーヌス　145
強膜全層離解，OCT　96
強膜内血管の観察，OCT　94
強膜変形　197
矯正視力の低下　3
極度近視　30
近視（眼）
―― と QOL　256
―― と緑内障の複雑な関係　182
―― に関する GWAS　41
―― の視神経乳頭へのストレスと病態　179
―― の疾病負担，世界における　260
―― の定義　29
―― の特徴，OCT　76
―― の分類，屈折に基づく　29
―― の分類，庄司らによる　29

近視（眼）の有病率　33
近視性黄斑症　22, **118**
―― と屈折度数の関連　32
―― の有病率　35
近視性牽引黄斑症　**154**, 156, 163
――, OCT　76
―― 外層分層黄斑円孔を中心窩に伴う　159
―― に対する硝子体手術　7
―― の自然予後　157
―― の治療　159
近視性視神経症　8, **197**
近視性斜視　228
―― と両眼視機能　235
近視性中心窩分離症, OCT　76
近視性脈絡膜新生血管（CNV）
　6, 120, **136**, 143, 149
――, microperimetry　85
――, OCT　76
――, インドシアニングリーン蛍光眼底造影　63
――, 眼底自発蛍光検査　49
――, 単純型黄斑部出血との鑑別　128
―― に関わる遺伝子　42
―― に対する抗 VEGF 療法　7
―― の画像診断　136
―― の予後　36
近視性網膜視神経症　177
近視性網膜脈絡膜萎縮
――, OCT　77
――, フルオレセイン蛍光眼底造影　52
―― の視力と視力予後　152
近視性網膜脈絡膜萎縮病変の進行パターン　151

く
くも膜下腔, 視神経周囲　188
屈折異常, 傾斜乳頭症候群　213
屈折矯正手術
――, エキシマレーザーを用いた　114
――, 強度近視眼の前眼部画像診断と　113
屈折誤差, 白内障手術術後　241
屈折度数　31
―― と近視性黄斑症の関連　32
屈折に基づく近視の分類　29

け
ゲノムワイド関連解析, 強度近視に対する　40
傾斜乳頭症候群　210
傾斜乳頭症候群, 蛍光眼底造影　212
―― の黄斑部合併症　213
―― の画像所見　210
―― の眼底写真　210
―― の検査　213
―― の色覚異常　213
―― の視野障害　213
血管新生型黄斑部出血, フルオレセイン蛍光眼底造影　54
血管内皮増殖因子阻害薬　136
健康関連 QOL　256
健康度調整平均寿（余）命　259
限局性萎縮病変　**119**, 146
限局性網膜脈絡膜萎縮
――, インドシアニングリーン蛍光眼底造影　63
――, フルオレセイン蛍光眼底造影　54

こ
コーヌス　22, **145**, 181, 188
――, フルオレセイン蛍光眼底造影　54
固視の評価, microperimetry　86
固定内斜視　220, **228**
―― の手術　230
―― の診断　228
抗 VEGF 療法　7
後極部渦静脈
――, インドシアニングリーン蛍光眼底造影　59
――, オプトス　67
後天性視神経ピット　190
後囊下白内障　22
後部硝子体剝離　23
後部硝子体剝離作製, 黄斑円孔網膜剝離　167
後部ぶどう腫　2, 13, 20, 150, **203**
――, オプトス　67
―― の新分類, 3D MRI と Optos® を用いた　206
―― の分類　20
後房型レンズ　113
虹彩緊張低下症候群, 白内障手術　239
高眼圧
―― と強度近視眼　200

―― の病的近視　177
高次収差　109
――, 強度近視眼における　112
格子状変性　22, 27
――, オプトス　69
国際メタ解析スタディグループ　118

し
視神経周囲くも膜下腔　188
―― の拡大　188
視神経周囲構造異常, 病的近視の　188
視神経乳頭
―― の組織病理像　27
―― へのストレスと病態　178, 179
視神経ピット, 後天性　190
視野障害, 傾斜乳頭症候群　213
視力不良, 有水晶体眼内レンズ術後合併症　254
篩状板欠損　15
耳側強膜短縮術, 黄斑円孔網膜剝離　170
耳側偏位型眼球　11, **90**
色覚異常, 傾斜乳頭症候群　213
色素コーヌス　145
色素変性　22, 27
敷石状変性　22, 27
敷石状網膜変性, オプトス　70
軸ずれ再固定, 有水晶体眼内レンズ　253
質調整生存年数　259
斜視　228
遮閉眼鏡　226
周辺部網膜, フルオレセイン蛍光眼底造影　58
庄司らによる近視の分類　29
硝子体手術, 黄斑円孔網膜剝離　167
硝子体融解　23, 27
障害生存年数　259
障害調整生命年　259
漿液性網膜剝離, 近視性 CNV との鑑別　143
上外直筋縫着術, 固定内斜視　230

す
皺襞ぶどう腫　21
スペキュラマイクロスコープによる角膜厚測定　107
スリットスキャン型角膜形状測定装置　107, 108

せ

セカンダリーピギーバック，白内障手術術後　243
世界疾病負荷プロジェクト　260
前眼部画像診断　106
前眼部光干渉断層計（OCT）　112
―― による角膜形状測定　108
―― による角膜厚測定　107
前眼部 OCT 所見，強度近視眼の　113
前房型・隅角支持型レンズ　113
前房型・虹彩支持型レンズ　113

そ

走査レーザー検眼鏡　81
損失生存年数　259

た

タッチアップ，白内障手術術後　243
ダイナミック検影法　110
脱臼角　221
樽型眼球　13, **90**
単純型黄斑部出血　120, **127**
―― 眼底自発蛍光検査　48
―― フルオレセイン蛍光眼底造影　58
単純近視　30
―― と病的近視の連続性と予防可能性　31
単純出血，近視性 CNV との鑑別　140

ち

中心窩周囲内境界膜剥離術　160
中心窩分離症　154
超音波測定法，角膜厚　106
超広角眼底撮影　**66**, 206
―― 黄斑円孔網膜剥離　163

つ，て

追加レンズ挿入，白内障手術術後　243
点状線状病変　147
―― フルオレセイン蛍光眼底造影　52

と

東京医科歯科大学分類，近視性牽引黄斑症　156

な

内境界膜剥離，黄斑円孔網膜剥離　168
内直筋後転術，固定内斜視　234

に

乳頭周囲ぶどう腫　20
乳頭周囲網膜脈絡膜萎縮　181, **197**
乳頭ピット　15

は

バンド状の dome-shaped macula　215
波面センサー　109
白内障手術　237
―― と強度近視眼の前眼部画像診断　114
―― の術前評価　237
―― の問題点および注意事項　238
白内障手術術後屈折誤差　241
斑状病変　147
―― 後極部　22
―― フルオレセイン蛍光眼底造影　54
斑状網膜脈絡膜萎縮，眼底自発蛍光検査　47
斑点状病変　147
―― フルオレセイン蛍光眼底造影　54
瘢痕性萎縮病変，黄斑部出血による　149

ひ

ビデオケラトスコープ　108
ピギーバックレンズ，白内障手術術後　243
びまん性萎縮病変　**119**, 146
びまん性病変，後極部　22
びまん性網膜脈絡膜萎縮
―― インドシアニングリーン蛍光眼底造影　61
―― 眼底自発蛍光検査　47
―― フルオレセイン蛍光眼底造影　52
被覆コーヌス　145
微小視野検査　81
鼻側乳頭の過剰牽引　27
鼻側ぶどう腫　21

〔右段〕

特発性脈絡膜新生血管，近視性との鑑別　141

鼻側偏位型眼球　11, **90**
光干渉断層計　73（➡ OCT も見よ）
―― 黄斑円孔網膜剥離　164
―― 前眼部
病的近視（眼）　**2**, 30
―― における合併病変のメカニズム　4
―― に対する現行の治療　7
―― によって生じる斜視　228
―― の新しい定義　5
―― の遺伝子　38
―― の疫学　29
―― の眼位異常　220
―― の眼球形状解析　90
―― の国際診断基準に関するメタ解析研究　6
―― の視神経周囲構造異常　188
―― の定義　29
―― の病理学　20
―― の緑内障　177
―― の緑内障診断の問題点　183
―― の緑内障の治療方針　185

ふ

フルオレセイン蛍光眼底造影　52
ぶどう腫　203
複視，病的近視による　220

へ

変性近視　30
偏心視域　86

ほ

ホール ICL®　244
紡錘型眼球　11, 90

ま，み

マクロ病理　20
ミクロ病理　23
脈絡膜血管の変化，インドシアニングリーン蛍光眼底造影　59
脈絡膜コーヌス　145
脈絡膜新生血管
―― フルオレセイン蛍光眼底造影　55
―― 関連黄斑萎縮　120
―― のサイズや治療結果に関わる遺伝子　43
―― の発症に関わる遺伝子　42
脈絡膜新生血管関連黄斑部萎縮　9
脈絡膜の組織病理像　23

和文索引　265

む, め

無血管領域, オプトス　70

面状病変　147
　——, フルオレセイン蛍光眼底造影
　　　54

も

毛細血管拡張, オプトス　70
毛細血管瘤, オプトス　70
網膜下液の眼内排液, 黄斑円孔網膜
　剥離　168
網膜感度の評価, microperimetry
　　　85
網膜血管の変化, オプトス　70
網膜色素上皮　46
網膜色素線条と lacquer crack の鑑
　別　126
網膜神経線維障害　197
　——, ridge のある症例　199
網膜内層欠損　201
網膜の組織病理像　23

網膜剥離
　——, ICC を伴った　174
　——, 黄斑円孔　162
網膜分離症　154
網膜裂孔, オプトス　69
網膜脈絡膜萎縮　47
目標屈折度, 白内障手術　240

ゆ

夕焼け様眼底　22
有水晶体眼内レンズ　113, **244**
　—— の入れ替え, 有水晶体眼内レ
　ンズ術後合併症　254
　—— の軸ずれ再固定　253
　—— の術後合併症　252
　—— の脱落, 脱臼, 有水晶体眼内
　レンズ　253
　—— の適応選択と術前検査　246
　—— の抜去, 有水晶体眼内レンズ
　術後合併症　254
有水晶体眼内レンズ手術の実際
　　　248

有病率
　——, 強度近視　34
　——, 近視性黄斑症　35
　——, 近視　33

ら, り

ラニビズマブ　7, **143**

リポフスチン　46
隆起を伴うぶどう腫　150
両眼視機能と近視性斜視　235
緑内障
　——, 病的近視の　177
　—— と近視の関係　182
緑内障性視神経症　177
緑内障発作, 有水晶体眼内レンズ
　　　253

れ

レトロモード眼底撮影　155
レンズ➡有水晶体眼内レンズを見よ
連鎖解析　38

欧文・数字索引

数字

3D MRI 11, **88**
　──, 傾斜乳頭症候群 212
　── と Optos® を用いた後部ぶどう腫の新分類 206
　── による眼球形状解析, 後部ぶどう腫 205
　── による眼球形状分類 90
　── による眼球の画像化 88
　── の撮影方法 89

A

AcrySof® Cachet® 244
AcrySof® Cachet® phakic IOL 113
arachnoid trabeculae 188
Artiflex® 113, **244**
Artisan® 113, **244**
　── の規格およびレンズの度数決定 245
　── の臨床成績 249

B

Bruch 膜
　── の孔 9
　── の断裂 124

C

CNV-related macular atrophy 120
cobblestone degeneration 70
compound staphyloma 204
conus 145
convergent strabismus fixus 228
crowded orbital syndrome 220
Curtin 分類 197, **204**

D

dark rim 63
diffuse atrophy 119
disability-adjusted life years (DALY) 259
dome-shaped macula 8
　──, OCT 77
　──, バンド状の 215
dynamic retinoscopy 110

E

enhanced depth imaging OCT (EDI-OCT) 8, **74**
EOM angle 221

F

fluorescein angiography (FA) 52
fourier domain OCT (FD-OCT) 73
fovea-sparing ILM peeling (FSIP) 7, **160**
Fuchs 斑 25, 136
fundus autofluorescence (FAF) 46
　──, 黄斑円孔網膜剥離 166

G

gamma zone 10
genome-wide association study (GWAS) 40
Gompertz 関数 31

H

Haigis 式 242
Hartmann-Shack 型波面センサー 110
health-adjusted life expectancy (HALE) 259
high myopia 2

I

Implantable Collamer Lens (ICL®) 113, **244**
　── の規格およびレンズの度数決定 245
　── の臨床成績 249
indocyanine green angiography (ICGA) 59
inferior staphyloma 21
inner retinal cleavage 201

intrachoroidal cavitation (ICC) 15, 96, **174**, **194**
　──, 傾斜乳頭症候群 211
　── を伴った網膜剥離 174
intraoperative floppy iris syndrome (IFIS) 239
inverted ILM flap 168

L

lacquer crack 6, 22, 24, 120, **123**, 146
　──, microperimetry 85
　──, myopic stretch line との比較 131
　──, インドシアニングリーン蛍光眼底造影 61
　──, 眼底自発蛍光検査 47
　──, フルオレセイン蛍光眼底造影 52
　── との鑑別 126
　── の画像所見 124
LASIK 114
　── の追加手術, 有水晶体眼内レンズ術後合併症 254
lattice degeneration 22

M

macular staphyloma 20
maia™ 83
META-analysis for Pathologic Myopia (META-PM) Study 6, 30
　──, 近視性黄斑症 118
microperimetry 81
Mishima-Hedbys 法 106
MP-1/MP-3 82
MRI, 固定内斜視 228
myopic choroidal neovascularization (mCNV) 6, 76
myopic foveoschisis (MF) 76
myopic maculopathy 118
myopic strabismus 228

267

myopic stretch line **131**, **133**, 119
—, lacquer crack との鑑別　126
myopic traction maculopathy
　（MTM）　7, **154**
MYP locus　38
MYRROR 試験　143

N, O

nasal staphyloma　21

OCT angiography（OCTA）　74, 138
optical coherence tomography
　（OCT）　8, **73**
—, 黄斑円孔網膜剝離　164
—, 傾斜乳頭症候群　211
— を用いた形状解析　93
Optos®　**66**, 206
—, 黄斑円孔網膜剝離　163

P

paravascular inner retinal defect
　　201
patchy atrophy　119
pathologic myopia　2
paving-stone degeneration　22, 70
peripapillary atrophy（PPA）
　　181, **197**, 235
peripapillary detachment of
　pathologic myopia（PDPM）
　　194
peripapillary staphyloma　21
photorefractive keratectomy
　（PRK）　114

pigmentary degeneration　22
Placido 角膜計　108
plicated staphyloma　21
posterior staphyloma　20, **203**
preferred retinal locus（PRL）　86
pro re nata（PRN）　143

Q

QOL　256
— を政策決定に生かす指標
　　259
QOL 尺度　256
quality adjusted life year（QALY）
　　259

R

RADIANCE 試験　143
refractive surprise　115
retinal pigment epithelium（RPE）
　　46
ridge　197
— のある症例における網膜神経
　線維障害　199
— を伴うぶどう腫　150

S

scanning laser ophthalmoscope
　（SLO）　81
Scheimpflug カメラ　108
septal staphyloma　21
spectral domain OCT（SD-OCT）　73
SRK/T 式　242
staphyloma　204

suprachoroidal separation　195
swept source OCT（SS-OCT）　8, **73**

T

tiered staphyloma　21
tilted disc syndrome（TDS）　210
time domain OCT（TD-OCT）　73
Tokoro らの分類，近視性黄斑症
　　118
Tscherning 型波面センサー　110

V

vascular endothelial growth factor
　（VEGF）　136
vault　247
VEGF 阻害薬　143

W

Weiss の神経線維係蹄　28
White to White（WTW）　246
white without pressure（WWP）
　　22, 27

Y

years lived with disability（YLD）
　　259
years of life lost（YLL）　259

Z

Zernike 多項式　109
Zinn-Haller 動脈輪，インドシアニ
　ングリーン蛍光眼底造影　61